麻醉科 MDT 病例精粹

主编　方向明

科学出版社
北　京

内 容 简 介

本书系统地介绍了多学科诊疗模式在复杂疾病中的应用和实践，内容不仅涵盖麻醉科的基础知识，还结合其他科室的手术特点，为麻醉科医师提供了全面的诊疗思路和方法。书中病例涵盖了妇产科、心血管、头颈部、骨科、胸科和腹部等不同种类的手术，每个章节都以具体的病例为载体，如先天性心脏病右心室双出口患者的剖宫产术、非ST段抬高心肌梗死患者的三尖瓣成形介入术等，具有很强的实用性和指导性。

本书适合麻醉科医师、相关科室的临床医师及医学研究生阅读，旨在提高其在诊疗手术患者时的专业水平和临床实践能力，为患者提供更安全、更有效的麻醉服务。

图书在版编目（CIP）数据

麻醉科 MDT 病例精粹 / 方向明主编 . -- 北京 : 科学出版社 , 2025. 3. -- ISBN 978-7-03-081471-5

Ⅰ. R614

中国国家版本馆 CIP 数据核字第 2025H29Z49 号

责任编辑：于　哲　戚东桂 / 责任校对：张　娟

责任印制：师艳茹 / 封面设计：龙　岩

科 学 出 版 社 出版

北京东黄城根北街 16 号

邮政编码：100717

http: //www.sciencep.com

三河市春园印刷有限公司印刷

科学出版社发行　各地新华书店经销

*

2025 年 3 月第　一　版　开本：787 × 1092　1/16

2025 年 3 月第一次印刷　印张：13 1/2

字数：286 000

定价：128.00 元

（如有印装质量问题，我社负责调换）

编著者名单

主　编　方向明

副主编　安肖霞　程宝莉　王宏伟　王嘉峰　谢郭豪

编著者　（按姓氏笔画排序）

于向洋　王冰朵　王瑜斐　文婷婷　尹家威
厉彩霞　李　会　李　玲　李慧玲　杨舒婷
肖淑媛　吴水晶　吴祎洁　宋　芳　宋胜文
张红刚　张雪迪　张雄信　陈浩明　周　瑞
赵　薇　赵文丽　郝　珂　胡霞蔚　钟玉珊
徐　涵　高国豪　诸绍君　黄丽霞　梅成杰
崔　萍　褚丽花　廉雪君

前 言

随着医学技术的不断进步和医疗模式的转变，麻醉学科在围术期危重患者救治中负责术前的全面评估，包括患者的整体健康状况、并存疾病、手术风险等，制订个性化的麻醉方案，术中监测患者的生命体征和处理紧急情况，如突发心搏骤停、困难气道、休克的救治，术后复苏和疼痛管理等，以确保手术成功、患者安全舒适。提供优质的麻醉服务资源，需要麻醉科医师与手术相关学科的医护人员紧密合作，整合多学科资源，推进新质生产力。多学科诊疗（multi-disciplinary team，MDT）模式是沟通的桥梁，用以确保患者治疗信息和服务的连续性。

本书整理了笔者所在医院近 3 年心脏病患者行剖宫产术、支气管胸膜瘘患者行瘘修补术、颌下间隙感染清创手术、血友病患者行髋关节置换术、卵巢癌并发肺栓塞后行开腹探查术等具有代表性的二十五例疑难复杂病例，凝聚着来自多个学科专家的共同智慧。多学科团队共同参与麻醉科领域的典型病例诊治展示了围术期跨学科合作救治中的重点和进展。这些案例不仅反映了麻醉科医师在围术期管理中的专业技能，也体现了手术相关学科专业人员协力服务人民生命健康，强化以患者为中心的服务理念，改进了围术期患者管理流程，不断提升医疗服务整体质量，优化患者体验。同时，在本书撰写过程中，每一位作者认真阅读相关文献、反复商讨围术期患者救治心得和进展。相信本书的完稿和出版，不仅有益于笔者所在医院麻醉学科医护人员的医教研能力的提升，也能够助力不同地区的医疗服务资源均质化，确保手术患者得到高质量的麻醉医疗服务。

我们希望通过这些病例的分享，使读者能够在实际案例中学习提高临床思维和操作技能，认识到 MDT 在提高患者诊疗护理质量中的关键作用，学习如何在实践中有效地进行团队合作。本书适合麻醉科医师、手术相关医疗专业人员阅读。期望每位读者通过学习和质疑这些病例的围术期 MDT 管理经验，探索麻醉科 MDT 病例的围术期诊疗思维，共同为患者提供更优质的医疗服务。

最后，我们要感谢所有参与 MDT 的专家和医院管理部门，同时，要感谢每一位患者对我们医疗服务的信任，让我们在每一次挑战中成长。

方向明

2024 年秋于杭州

目录

第一部分

概　述

第1章

麻醉科多学科诊疗模式概述

一、引言

1846年10月，美国牙科医师 William Morton 在麻省总医院乙醚麻醉的实施开启了现代麻醉学的发展历程。麻醉学的进步为手术相关学科的发展提供了支撑平台，既往难以开展的胸腹部大手术得以有效实施，现代医学正式进入安全无痛的发展时期。然而麻醉的实施存在不可控的风险，随着手术数量、难度系数和手术床利用率的急剧上升，1946年研究发现，美国、英国、澳大利亚、加拿大等国家的麻醉相关死亡事件发生率为1 ：804。在导致麻醉相关死亡事件的主要原因中，缺氧和循环衰竭分别占63%和37%。为了降低手术室内死亡率，麻醉医师的职责开始从保障患者无痛转向了保障患者安全。气道管理、机械通气等技术的发展及循环生理的监测调控，使手术室内死亡率得到了有效控制，从20世纪70年代至90年代，麻醉直接导致的死亡率从357/100万降至34/100万，麻醉相关的死亡率从650/100万降至143/100万。迄今，全球麻醉直接相关死亡率已经降至1/20万。

然而，手术麻醉的安全并不仅局限于手术室内死亡率，1990年的研究报道，围术期总体死亡率仍高达1176/1000万，由此产生了围术期死亡率（perioperative mortality rate，POMR）的概念，而且POMR与手术患者的美国麻醉科医师协会（American Society of Anesthesiologists，ASA）分级密切相关，ASA Ⅰ～Ⅲ级患者的POMR约为4793/100万，而ASA Ⅳ～Ⅴ级患者的POMR可高达93 268/100万，即约9.32%的发生率。而这一比例在不同国家与地区间有明显的差异，发展中国家与发达国家相比，POMR的数值更大。由此可见，由不同原因引起的围术期死亡仍是影响人类健康的重大事件，POMR已被世界卫生组织列入《全球100项核心健康指标》（2015版）之首，被认为是评价不同国家和地区医疗水平的重要指标。

据报道，2021年我国手术人次已超过8000万，这意味着我国居民的麻醉需求量极高，而人口老龄化又给麻醉学科带来了新的挑战。民政部发布的《2023年国家老龄事业发展公报》显示，截至2023年末，全国60岁及以上人口已占21.1%，65岁及以上人口占15.4%，并且这一比例呈现明显的逐年递增趋势。中国社会福利与养老服务协会、当代社会服务研究院与社会科学文献出版社联合发布的《中国银发经济发展报告（2024）》预测，我国在2030年前后65岁及以上老年人口占比将超过20%，步入严重老龄化社会，到2060年，老年人口的比例还将增至37.4%。老龄化社会意味着我们所面对的手术患者基础疾病发生率和ASA分级将越来越高，POMR对我国居民而言也必定将成为影响居民平均寿命的重要指标。因此，改善围术期预后被认为是当前麻醉学科一个重要的发展方向，麻醉医师不应只关注手术室内的患者安全，应该更加关注手术与麻醉给患者带来的长远影响，应该将诊疗目标从治疗疾病转向康复出院，这与国家《“健康中国 2030”规划纲要》所倡导的“以治病为中心”向“以人民健康为中心”转变目标是高度一致的。因此，围术期医学被认为是我国从麻醉大国走向麻醉强国的必经之路。关于如何提升围术期医疗质量，我国学者提出了几个践行围术期医学的关键词：加速术后康复、多学科合作、创新、培训等。加速康复和多学科合作能有效降低围术期患者死亡率和并发症发生率，为手术患者带来最大的获益。

二、多学科诊疗模式

随着现代医学专科的精细化发展，很多临床医师越来越集中在某一专科领域的单个病种上发展，这使得医疗工作者对某一特定问题的解析越来越清晰，但是患者可能需要接受包含多种技术的综合治疗，或者患有多种疾病需要被诊治，这种情况下患者需要周转于多个科室甚至是多所医院。20 世纪 70 年代，美国学者提出了整合医学的理念，尤其是以安德森癌症中心为代表，形成了一家集肿瘤多学科临床诊断、综合治疗及基础科研为一体的大型医院，旨在提升肿瘤综合治疗效果。基于此，现代医学进一步形成了 MDT 协作的新模式，这种模式是指针对某种临床疾病，由 2 个以上的学科会诊讨论，集几个专业学科的优势，对疾病诊断和治疗进行深入分析，最终为患者制订合理有效的个体化诊疗方案。由于肿瘤治疗的复杂性较高，MDT 最早也最常被用于肿瘤的诊治。一般而言，肿瘤 MDT 小组核心科室包括肿瘤内科、放疗科、放射科、血液科、病理科、核医学科、外科、护理，根据患者诊疗需求还可纳入的学科包括姑息治疗、麻醉重症、介入治疗、肿瘤药学、肿瘤服务、老年肿瘤学、康复学、免疫学、临床心理学、职业治疗、营养学、物理治疗、移植等。其他相关专业人士还包括初级保健医生、社区护士、社会工作者和疼痛专家。一般 MDT 协作是通过 MDT 会议（multi-disciplinary team meeting，MDTM）来完成的，其主要讨论内容包括回顾影像学和病理学资料，讨论最佳诊断和治疗方案、整合循证医学依据、临床试验入组等。

（一）MDT 的目标与优势

MDT 模式的主要目标是为患者提供个体化的治疗方案，其潜在优势包括以下方面。①避免不必要或重复的检验及检查：可以节省宝贵的治疗时间，及早启动相关的诊疗流程。②提供更准确的诊疗措施：经过多个相关学科的共同讨论可以获得一个更有效的治疗方案，联合决策通常比单个医师的决策更准确。③标准的治疗方案：多学科参与讨论时更容易引发对循证证据的讨论，因此无论最终患者收治于哪个科室，他都将接受一套依据相同的指南和标准联合制定的诊治方案。④促进多学科协作：讨论过程可促进每一位医师去理解其他学科的优点和局限性，从而使其在协作过程中更容易产生信任关系。⑤促进诊疗思维的培训：MDT 可为临床医师，尤其是初学者，提供良好的学习环境，参与者可以在一个相对开放的讨论环境中更为深入、全面地了解诊疗决策的制订过程。不同学科诊疗思维的碰撞对每一位医师个体而言都是一种自我提升的机会。⑥促进问题的反思：英国国家癌症独立咨询小组建议，每一例接受了积极治疗但是在 30 天内死亡的患者都应该接受 MDT 小组的回顾，从而总结经验，提高患者的安全系数，并且避免多余的治疗。

（二）MDT 会议的实施

MDT 会议需要占用大量的专家时间，其成本也随之增加，而患者数量之多无法保证每一名患者都接受 MDT。因此有大量研究探索哪些患者应该纳入 MDT 会议讨论及如何提升 MDT 会议的效率和效果。

多项指南提出，患者的筛选是提升 MDT 质量的重要因素，只有将合适的患者纳入 MDT 会议中讨论才能将有限的专家资源效果发挥至最大。病例的复杂性被认为是提交 MDT 讨论的重要因素，但是如何客观评估病例的复杂性是值得探索的问题。英国国王学院的 Soukup 研究团队通过文献检索和专家咨询建立 MDT 质量的影响因素，形成了包含病理、患者、治疗 3 个层面共计 27 条复杂性因素构成的 MeDiC 量表以评估病例的复杂性。英国帝国理工学院提议的 12 条核心能力，包括时间管理、交流沟通、鼓励发言、总结能力、促成治疗方案、病例优选能力、保持集中、促进讨论、冲突管理、引导能力、创建良好氛围、募集临床试验，将有益于组织高效的 MDT 讨论。

（三）MDT 的循证医学依据

MDT 为患者提供了不同学科参与的综合诊疗方案，从临床诊治、营养、社会心理支持等方面提供适合患者的个体化解决方案，从理论上显然可以使患者得到更好的治疗结局。然而 MDT 不仅是从理论上可使患者获益，已有大量的临床研究证实，MDT 与肿瘤患者的复发率和死亡风险降低有关。例如，Gaudioso 等从斯威尔帕克癌症登记系统中筛选了 300 例接受 MDT 的肺癌患者和 300 例配对对照患者，结果显示：MDT 组患者总体生存期（36.9 个月 vs 19.3 个月）、癌症特异生存期（48 个月 vs 28.1 个月）均显著延长，而且这种显著性差异仅存在于Ⅲ / Ⅳ级分期患者。瑞典一项研究纳入了 2010 年至 2017 年在全国癌症登记中心注册的全部局部进展期结肠癌患者，形成研究队列，按照纳排标准排除远处转移等患者后共纳入 3157 例患者，其中接受 MDT 的有 2663 例，未接受 MDT 的 494 例，MDT 组患者 3 年生存率显著高于对照组（80% vs 68%），Cox 回归分析显示，MDT 与患者生存率改善显著相关［风险比（HR）= 0.70，95% CI = 0.57 ～ 0.84］。另一项来自中国台湾的更大样本量的研究显示，在 MDT 和对照组两组各 9266 例的乳腺癌患者中，MDT 与乳腺癌复发率的相对危险度为 0.84（95% CI = 0.70 ～ 0.99）。这些研究均提示，MDT 协作与肿瘤患者的诊疗效果密切相关。因此，有学者提出，MDT 协作应成为肿瘤治疗的金标准，其对肿瘤患者生存期和复发率的影响已在多种肿瘤的诊疗中得到证实。但是受 MDT 特征的影响，很难开展随机对照临床研究，因此目前的循证数据还是以回顾性研究为主。

（四）MDT 在其他疾病诊疗中的应用

随着 MDT 模式在肿瘤治疗中得到巨大的成功，复杂的心血管疾病诊疗也相继引入了 MDT 模式。随着人口老龄化和心内起搏器等置入物增多，感染性心内膜炎的发生率和死亡率仍居高不下，其发病初期可能较为隐匿，同时可能伴发急性心力衰竭，以及免疫系统、神经系统和肾脏等的并发症，所以感染性心内膜炎的发病本身就具有一定的多学科特征。2020 年美国心脏病学会和美国心脏协会相关指南推荐，针对感染性心内膜炎，应建立 MDT 心脏瓣膜病小组。一项 meta 分析显示，MDT 与感染性心内膜炎患者的死亡率降低显著相关［相对危险度（RR）0.61，95% CI = 0.47 ～ 0.78］。另一项研究阐述了 MDT 在炎性肠病中的应用，随着 MDT 会议的开展，15% ～ 42% 的患者出现了诊断改变，其中最常见的变化是由于病理科医师的参与讨论，未确定性肠炎的诊断被改为克罗恩病，与之对应的是，28.6% ～ 38.5% 的患者用药方案发生了变化，还有 7.7% ～ 10.9% 的患者接受了手术治疗，可见 MDT 对炎性肠病诊治的重要性。实际上，目前医疗系统已经将 MDT 应用于各大系统的疾病，并且都使患者得到了明显的获益，尤其是在诊断不明、病情复杂、治疗效果不理想的情况下。

（五）MDT 的局限性

尽管 MDT 在疾病的诊治中表现出较大的优势，但是其也可能带来一些不利的影响。首先，对于患者而言，MDT 虽说在大多数情况下可缩短诊断时间，提升诊断准确率，但是实际情况中 MDT 讨论的结果也有可能发生偏差，尤其是 MDT 要求新增的检查结果与预期计划不一致时，此时诊断的时机就会发生延迟。有研究显示 4% ～ 16% 的患者并没有按照 MDT 方案来执行，此时患者就需要再去寻求其他学科或者下一次 MDT 会议的帮助，从而加重诊断的延误，延长诊疗时间。国外 MDT 会议的预约难度可能比中国更大，因此在排队等待 MDT 的期间必然也会影响疾病的诊治。其次，对于医师而言，并不是每一位医师都善于或者乐于在 MDT 会议中发表自己的意见，而部分 MDT 成员的语言风格可能会增加其他成员的心理压力，此时讨论结果可能会出现明显偏差，这需要 MDT 组长具备较强的组织协调能力，充分发挥每一位 MDT 成员的学科优势。再次，医疗决策的责任可能难以区分。大多数时候 MDT 可以为患者提供更好的诊疗方案，但是一旦出现不利的治疗后果时医疗责任由谁承担难以明确，因为这个决策可能并非责任医师的本意，这一顾虑可能会影响责任医师对 MDT 集体决策的最终执行。最后，MDT 协作的经济效益比是难以评估的，这就导致临床医师可能难以接受 MDT 会议的时间成本。例如，外科医师参与中晚期肿瘤患者的 MDT 会议时，可能会认为此类患者绝大部分都不可能接受手术治疗，因此对于此类患者而言 MDT 会议不应要求外科医师参与。但是肿瘤患者放弃外科治疗的决策本身就需要外科医师的参与，同时也会有部分患者在某些治疗窗口期的时候出现值得手术的时机，如果没有外科医师参与该次 MDT 会议，治疗结果可能不是最佳的。

因此，MDT 不仅是简单的多学科会诊，这一规则制度的建立还有很多问题需要解决，包括每一种特定疾病或患者群体的 MDT 学科组成、患者的筛选、会议的组织形式、MDT 决策的实施与评估、经济效益比等。

三、麻醉与围术期医学中的 MDT

随着人口老龄化和外科技术的进展，麻醉医师面对的患者群体越来越复杂，手术患者大都并存糖尿病、高血压、凝血系统异常等合并症，围术期风险和死亡率仍居高不下，因此，如同其他学科一样，麻醉学科也存在多学科诊疗的需求。对于外科医师而言，他们更关注的是围绕疾病的诊疗策略及手术难度，因此更倾向于发起由手术部位相关的其他学科外科医师、疾病相关的内科医师、放射科和病理科等其他辅诊科室医师组成的 MDT 团队；而从围术期医学的角度，麻醉医师所面对的人群中有如下几大类可能需要 MDT 的支持，包括高龄患者、复杂合并症的患者、加速康复外科。

（一）高龄患者的围术期 MDT

随着医疗水平的提升，人类平均寿命逐年递增，外科患者群体的平均年龄也随之上升。

美国一项研究显示，心胸外科、普外科、骨科和泌尿外科的手术患者群体中，患者年龄超过 65 岁的人群比例均超过 50%，其中心胸外科老年人比例最高，为 70.3%。与人口老龄化伴随而来的是，围术期并发症发生率明显升高，高龄患者很容易度过一个大手术的挑战，但是很难从重大术后并发症中存活下来。高龄患者面临着心肺等重要脏器功能储备下降、基础疾病增多、服用药物增多，以及老年衰弱等诸多问题的挑战，因此 MDT 协作是围术期高龄患者十分需要的诊疗模式。英国伦敦的盖伊和圣托马斯医院推行的老年手术患者积极医疗团队（proactive care of the older patients undergoing surgery，POPS）正是围术期 MDT 的典型代表，他们纳入了老年医学专家、老年护理专家、社工、职业治疗师和管理人员。外科医师接诊患者时会根据一个手术风险评估量表来决定患者是否需要接受正式的术前评估，术前评估门诊又会进一步使用老年综合评估工具来判断患者是否需要进入 POPS 路径。一旦启动 POPS 流程，MDT 团队会在整个围术期对患者进行追踪，以确保患者最终顺利康复。一项队列研究将老年手术人群分成了两组，分别给予 POPS 流程处理和常规处理，结果显示，尽管 POPS 队列患者并存疾病更多，但是该组患者并发症发生率更低（肺炎发生率 4% vs 20%，谵妄 6% vs 19%，制动时间延长 9% vs 28%）。多学科的参与可以帮助患者接受更多视角的帮助，同时也可以让围术期相关学科的医护人员更加重视老年与衰弱的问题，从而提升高龄患者围术期的整体康复质量。

（二）复杂合并症患者的围术期 MDT

除了高龄患者以外，越来越多的疑难复杂疾病患者可能接受手术治疗，例如，随着手术技巧和替代治疗的进步，各类慢性疾病患者的存活时间延长，他们接受急诊或择期手术治疗的概率也越来越高，麻醉医师必然会在围术期遇到罹患各类常见或罕见基础疾病的患者。从文献报道来看，最常见的是心脏病患者接受非心脏手术的 MDT，涉及心脏病学专家、脑血管病专家、重症医学专家、营养专家与康复专家。麻醉医师通常需要和心脏病学专家讨论患者接受手术治疗与心脏病患者发生心血管事件相比的风险获益比，请心脏专家提出改善心功能状态的方案与建议。心脏重症专家可以在必要的时候提供机械辅助装置的支持，如主动脉球囊反搏、体外膜肺等。MDT 会议也会增强外科医师对手术患者疾病状态的重视程度，使其更加理解并关注患者血压、血糖等的调整。MDT 讨论还可以为外科医师提供手术策略选择上的支持，如选择开放或者腔镜，选择分期手术或姑息性手术等。

（三）加速康复围术期 MDT

加速康复外科（enhanced recovery after surgery，ERAS）在现代围术期医学中的重要地位不言而喻，不仅可以缩短患者住院时间和降低医疗费用，更重要的是可以利用多种综合管理手段，降低围术期并发症和提高康复质量，增加手术安全性和舒适性。但是加速康复外科通常需要多学科的共同参与，是 MDT 发挥作用的重要场景，因此，也有学者提出了 ERAS-MDT 模式，其中包括麻醉医师、外科医师、康复专家、营养专家、手术室和病区护士等，通过优化围术期措施来达到 ERAS 的目标。一项基于德尔菲法形成的共识显示，MDT 模式是实现 ERAS 的核心要素，MDT 成员应围绕 ERAS 形成共同的学习和工作机制。

四、小结

麻醉与围术期 MDT 模式对保障手术患者围术期安全、减少并发症、提升康复质量、实现加速康复至关重要。中华医学会麻醉学分会提出，要在医院统一领导下建立门诊一站式麻醉与多学科评估、诊疗、预康复与随访中心，纳入麻醉医师、综合内科医师、神经内科医师、心内科医师、呼吸科医师、内分泌科医师、营养师、药剂师、麻醉护士等多科室医务人员，以患者为中心完成一站式评估与诊疗任务。但是总体而言，我国麻醉与围术期 MDT 仍处于较为初期的阶段，不同中心的实施现状和运转模式均有不同，需要全国麻醉学者继续摸索，建立适合大多数医院推行的麻醉与围术期 MDT 模式，最终实现以患者为中心，以手术患者快速康复出院、恢复健康状态的诊疗目标。

第二部分

妇产科手术

第 2 章

先天性心脏病右心室双出口患者行剖宫产术

一、病例简介

【一般情况】患者，女性，28 岁，身高 160cm，体重 60kg。

【主诉】停经 29^{+2} 周，自觉心悸 2 天余。

【现病史】患者停经 29^{+2} 周，2 天前自觉心悸、心搏加快，于当地医院就诊。心脏彩超提示先天性心脏病，双心房及右心室增大，室间隔缺损，右心室双出口，右位主动脉弓，主动脉弓缩窄，室间隔及右心室壁增厚，肺动脉增宽，右冠状动脉异常起源于肺动脉，冠状静脉窦扩张，三尖瓣中 – 大量反流，二尖瓣、肺动脉瓣少量反流。为求进一步诊治，转入笔者所在医院。

【既往史】患者自幼活动后心悸、气短，伴有口唇及甲床发绀。无高血压、糖尿病等慢性疾病，无药物、食物过敏史，无手术史。

【体格检查】体温 36.8℃，脉搏 94 次 / 分，呼吸 20 次 / 分，血压 103/52mmHg，鼻导管吸氧下血氧饱和度 80%。患者腹部膨隆如孕周，面颊、口唇、四肢末端发绀，杵状指，无腹痛，无阴道出血、流液，双下肢水肿，无颈静脉怒张。

【辅助检查和检验结果】

1. 心电图　窦性心律；P 波改变；一度房室传导阻滞；左心室高电压；ST–T 改变。

2. 经胸超声心动图　室间隔厚度（IVSD）12mm，左心室舒张末内径（LVEDD）50mm，左心室短轴缩短率（FS）33%，E/A（舒张早期二尖瓣血流峰值速度 / 心房收缩期二尖瓣血流峰值速度）大于 1，左心室后壁厚度（LVPWD）12mm，左心室收缩末内径（LVESD）33mm，左心室射血分数（LVEF）61%。四腔心大小：左心房 52mm × 64mm，右心房 54mm × 50mm，三尖瓣环横径 32mm，右心室横径 44mm，右心室前壁厚度 8mm、侧壁厚度 9mm。肺动脉瓣环处内径 36mm，肺动脉主干内径 43mm，左肺动脉 22mm，右肺动脉 9mm。

（1）全心增大，各腔内未见明显异常回声，室间隔与左心室后壁部分同向运动，右心室心肌增厚，肌小梁增多，左心室心肌增厚。

（2）室间隔水平可探及连续性中断，范围约 23mm × 19mm，位于主动脉下方。彩色多普勒血流成像（CDFI）：收缩期室间隔水平可及双向分流，红色左向右过膈血流束最大流速（V_{max}）为 1.68m/s。压力阶差（PG_{max}）为 12.2mmHg，蓝色右向左过膈血流束 V_{max} 为 4.2m/s，GP_{max} 为 71mmHg，房间隔连续完整。

（3）主动脉瓣回声正常，启闭可。二尖瓣回声正常，开放可，关闭欠佳。三尖瓣回声正常，开放可，关闭欠佳。肺动脉瓣回声正常，开放可，关闭欠佳。CDFI：三尖瓣可见中等量反流信号，V_{max} 为 5.56m/s，PG_{max} 为 123mmHg，据此估测肺动脉收缩压为 138mmHg。余瓣口未见明显异常血流信号。

（4）多普勒组织成像（TDI）测得 Ea/Aa（舒张早期二尖瓣瓣环运动速度 / 心房收缩期二尖瓣瓣环运动速度）> 1。

（5）心包腔未见明显液性暗区。

（6）主动脉起源于右心室，瓣环处内径约 18.7mm。收缩期 V_{max} 为 0.9m/s，PG_{max}=3mmHg，可见右心血流汇入主动脉。主动脉弓部内径约 18mm。肺动脉增宽，收缩期 V_{max} 为 1.3m/s，PG_{max} 为 7mmHg。下腔静脉内径正常，呼吸变异度小于 50%，短轴切面似见右冠状动脉起源于主肺动脉。

（7）左心房内二尖瓣瓣环后方可见无回声区，范围约 39mm × 13mm，可通向右心房。

心超诊断意见：先天性心脏病——右心室双出口，右冠状动脉异常起源于肺动脉，主动脉下室间隔缺损（室水平双向分流），右位主动脉弓可能；主动脉弓偏细，全心增大；左心室及右心室心肌增厚；右心室心肌肌小梁增多，肺动脉内径增宽；冠状静脉窦增宽，三尖瓣中等量反流；重度肺动脉高压（估测肺动脉收缩压为 138mmHg）；二尖瓣、肺动脉瓣少量反流。

3. 超声下胎儿生长测量　宫内孕，单活胎，超声估测孕龄 29^{+2} 周，胎儿体重（1200 ± 175）g。

4. 实验室检查　血气分析（吸空气状态）：pH 7.35，PCO_2 40.5mmHg，PO_2 46.3mmHg，碳酸氢根浓度 22mmol/L，标准碱剩余（SBE）–2.7mmol/L，乳酸 2.3mmol/L，标准碳酸氢盐（SB）21.5mmol/L，实际碱剩余（ABE）–2.9mmol/L，氧合血红蛋白 74.1%，还原血红蛋白百分比 23.7%，血红蛋白总量 166g/L。B 型钠尿肽（BNP）2503pg/ml（0 ～ 130pg/ml），血常规、肝肾功能、凝血功能等未见明显异常。

【术前诊断】孕 29^{+2} 周，妊娠合并先天性心脏病，右心室双出口，心功能不全。

二、MDT 会诊意见

1. 产科　患者为先天性心脏病（右心室双出口），心功能Ⅳ级，重度肺动脉高压。患者目前心功能差，妊娠期、分娩期、产褥期均可能导致心脏负荷加重而诱发心力衰竭，建议尽早终止妊娠。同家属充分沟通后，拟行剖宫产术终止妊娠。同时，由于缩宫素用量不能过大，患者产后出血风险增加，围术期须加强产后出血的防治。

2. 心血管内科　患者病情危重，并存先天性心脏病（右心室双出口），重度肺动脉高压，心功能不全，诊断明确。心电监护提示窦性心动过速，考虑与原发疾病及妊娠相关，目前一般情况较前变化不明显，电解质、肌钙蛋白等检查无明显异常。建议口服西地那非降低肺动脉高压。围术期须严密监测生命体征，做好肺动脉高压危象预警和救治，若病情进展，及时与麻醉科沟通协助诊疗。

3. 儿科　患者为先天性心脏病（右心室双出口），心功能不全，重度肺动脉高压。目前胎儿胎龄 29^{+2} 周，预估体重 1200g，外院曾用地塞米松促进胎儿肺成熟。早产儿的肺组织、免疫系统等发育多不成熟，新生儿科将做好急救准备，建议分娩后新生儿直接收治新生儿监护室进一步救治。

4. 麻醉科　患者为先天性心脏病（右心室双出口），重度肺动脉高压，心功能不全，

ASA 分级Ⅳ级，围术期风险极大，极易出现肺动脉高压危象、右心衰竭、低氧血症等危及生命的并发症。考虑患者目前及时终止妊娠的必要性，麻醉科将全力配合，以保证患者围术期生命安全。建议患者入室麻醉后先游离股动静脉，置入鞘管，备体外循环，以备术中及时体外转流。麻醉方案建议选择连续硬膜外阻滞或气管插管全身麻醉。无论采取哪种麻醉方式，均须缓慢给药，避免产妇外周血管阻力下降引起右向左分流增加，导致氧合下降。围术期加强监测，行动脉穿刺置管连续动脉测压，行深静脉穿刺置管进行中心静脉压力监测，全身麻醉下可行经胸超声进行心功能监测，指导容量治疗，合理应用血管活性药物。

三、MDT 会诊后诊治经过

会诊后继续予患者地塞米松促进胎儿肺成熟，口服西地那非降低肺动脉压力，同时吸氧、镇静、严密监护患者。次日行紧急剖宫产术。

四、麻醉及手术经过

1. *患者入室时的生命体征*　血压 130/76mmHg，心率 155 次 / 分，鼻导管吸氧下血氧饱和度 75%。

2. *麻醉方法*　连续硬膜外阻滞。

3. *监测*　心电图、无创血压、脉搏血氧饱和度、体温、左侧桡动脉置管有创测压及连续心输出量监测、右侧颈内静脉穿刺置管监测中心静脉压、间断测定血气、经胸超声心动图（图 2–1）。

患者入室后鼻导管吸氧，行硬膜外穿刺，穿刺间隙选择 L_2 ～ L_3，向头侧置管 4cm 并给予 2% 利多卡因 3ml 试验剂量，无不良反应，后续给予 0.375% 罗哌卡因及 1% 利多卡因混合液，缓慢间断推注，局部麻醉药物总量 15ml。药物起效后，先由心外科医师游离股动、静脉，体外机器晶体液预充准备，再由产科医师行剖宫产术。待胎儿娩出后，静脉给予患者咪达唑仑 1mg 及芬太尼 0.05mg 镇静镇痛，减轻其心脏负荷。静脉持续泵注去甲肾上腺素，维持适当的后负荷，减轻右向左分流，维持患者生命体征平稳。术中间断测定血气分析，及时调整内环境。

手术持续时间约 1.5 小时，失血量约 450ml，尿量 50ml。术中补液 800ml，其中乳酸钠林格液 500ml，3% 白蛋白 300ml。术后转入重症监护室（ICU）进一步监护治疗。

五、转归

患者入 ICU 后予药物对症治疗，生命体征稳定后转入心内科，给予抗感染、利尿、降肺动脉压等药物对症治疗，复查心脏超声、心电图、血液指标均较前好转。出院前由心外科、胸外科会诊，结合患者心肺功能情况，建议暂缓心脏外科手术，出院后门诊随访。

六、病例解析要点

（一）右心室双出口定义及分型

右心室双出口（double outlet of right ventricle，DORV）是指主动脉及肺动脉完全或者大部分源自形态右心室的一类先天性心脏病，发病率占先天性心脏病的 1% ～ 3%。目前对于 DORV 的定义尚存在争议（图 2–2）。经典右心室双出口的定义是：①主动脉和肺动脉均起源于右心室；

②室间隔缺损为左心室的唯一出口；③半月瓣与房室瓣之间因圆锥组织分隔没有纤维连续。

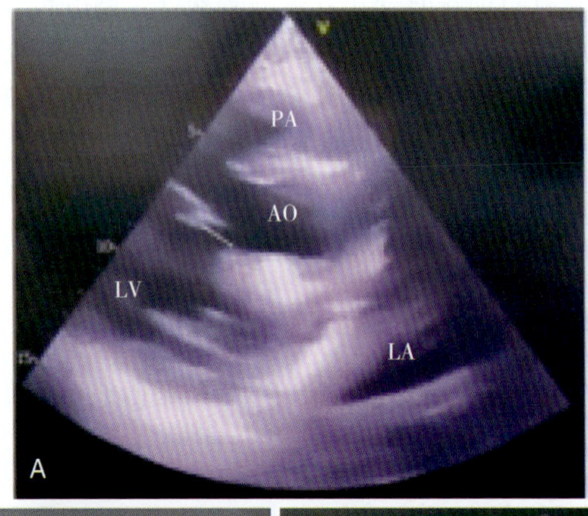

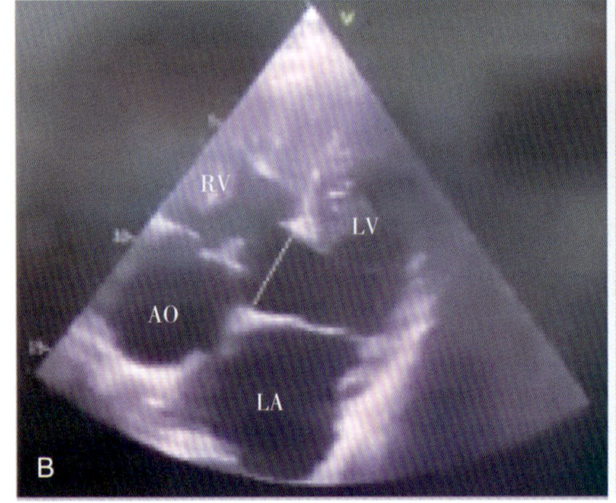

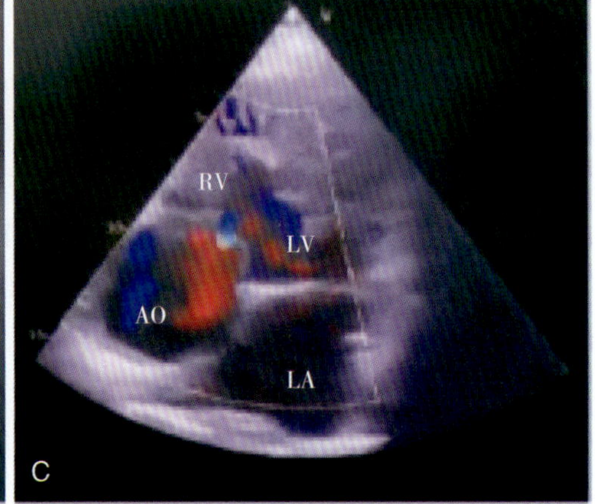

图 2–1　本例患者术中经胸超声检查影像

A. 可见肺动脉位于主动脉前方，同时可见室间隔缺损（虚线）位于主动脉下方。B. 为心尖四腔心切面，可见主动脉大部分来源于右心室（骑跨率约 65%），室间隔缺损（虚线）位于主动脉下方。C. 多普勒探查血流可见主动脉接受来自左心室和右心室的双重血供，并且主要来自左心室

RV. 右心室；LV. 左心室；LA. 左心房；AO. 主动脉；PA. 肺动脉

目前外科医师倾向于认为一条大动脉的开口超过 50%（并非解剖学专家倾向的 90%）起自形态右心室即可定义为右心室双出口。同时外科医师在定义右心室双出口时也较少考虑是否存在主动脉瓣下肌性圆锥或者主动脉瓣与二尖瓣纤维连续是否消失。根据手术难度和手术方式的不同，外科医师将 DORV 分为 5 种类型。①室间隔缺损型（VSD）：主动脉瓣下 VSD。②法洛四联症型：主动脉或者双动脉下 VSD 合并右心室流出道狭窄。③大动脉转位（TGA）型：Taussig–Bing 畸形，肺动脉瓣膜下的 VSD，可合并右心室流出道狭窄。④ VSD 远离型（DORVncVSD）：室间隔缺损边缘与两个半月瓣瓣环的最小距离均大于主动脉瓣环的直径；室间隔缺损位于三尖瓣膈瓣下右心室流入道或位于心尖肌部，双动脉下有圆锥存在，主动脉瓣和二尖瓣之间没有纤维连续。⑤合并房间隔缺损（ASD）和室间隔缺损（VSD）：该型合并 ASD 和 VSD，还常合并右心房异构、无脾、右心室流出道狭窄、完全型肺静脉异位引流等畸形，病变复杂，预后差。本例患者属于 VSD 型。

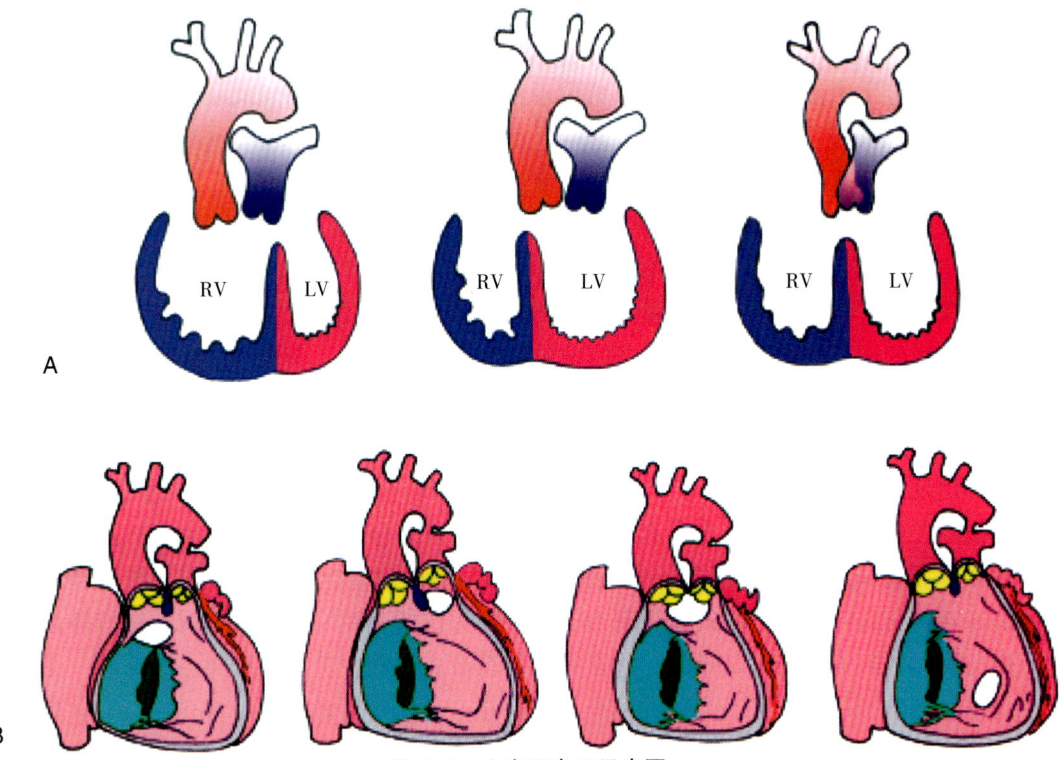

图 2–2　心室双出口示意图

A. 显示不同类型的双出口：从左到右分别为右心室双出口、左心室双出口，以及双心室双出口；B. 显示在右心室切面，大动脉与室间隔缺损的位置关系（RV. 右心室；LV. 左心室）

Double outlet ventricles：review of anatomic and imaging characteristics. Heart，2023，109：905-912.

（二）DORV 的临床表现和治疗方法

DORV 患者的症状和体征因分型而异，主要表现为发绀、发育障碍和充血性心力衰竭。症状的严重程度因室间隔缺损的大小、有无右心室流出道梗阻及梗阻的程度、与大动脉关系及是否合并其他畸形而不同。合并肺动脉瓣狭窄的患者，发绀常较明显，患者出现杵状指、生长发育迟缓。未合并肺动脉狭窄的患者，发绀程度因室间隔缺损与主动脉瓣关系变化而不同。室间隔缺损血流朝向主动脉瓣时发绀不明显，临床表现类似巨大室间隔缺损，肺动脉高压出现早且严重。部分患者可表现为充血性心力衰竭，有心率快、呼吸急促等症状。

本例患者室间隔缺损位于主动脉下方，无肺动脉瓣狭窄，主动脉的血液主要来自左心室，同时部分左心室的血液通过缺损的室间隔灌注肺动脉，因此在患者生长的过程中，势必会引起肺动脉压力的逐渐增高。超声心动图检查显示该患者肺动脉主干内径增宽，这表明患者肺动脉高压较高，当肺血管阻力升高使肺动脉压力达到或超过体循环压力时，血流通过室间隔缺损产生双向分流甚至右向左分流。

通过三尖瓣反流速度估算肺动脉压力是一种常用的方法，主要是因为三尖瓣最大流速可以用来估测右心室收缩压。在没有右心室流出道梗阻和心内分流的情况下，右心室收缩压大致等于肺动脉收缩压。但是对于该患者，三尖瓣反流的血液包含一部分来自左心室的血液，因此用三尖瓣最大流速估算肺动脉压力存在一定的误差。由于手术中未使用肺动脉导管，我们无法获得直接的肺动脉压力测量值。因此，对于此患者肺动脉压力的评估，我们依赖于超声心动图的间接指标，并结合临床症状和体征进行综合判断。临床治疗上，DORV 患者一经诊断，原则上应手术治疗，但是如果患者出现由于肺小动脉重构引起的阻力型肺动脉高压，则为手术的禁忌证。

（三）孕期变化和艾森门格综合征对患者的影响

妊娠会导致心血管系统一系列的变化，自孕 6 ～ 10 周起血容量开始增加，至孕 32 ～ 34 周血容量和血流动力学变化达高峰，此时心输出量增加 30% ～ 50%，血容量增加 40% ～ 50%，每搏输出量增加 30%，氧耗量增加 40% ～ 60%，心率增加 15% ～ 20%，外周阻力下降。心输出量的增加及在分娩过程中子宫收缩造成的自体输血，会进一步使容量负荷加重，严重时可导致心力衰竭。而长期的肺动脉高压一方面可导致右心室肥大、重构并严重影响右心室舒张和收缩功能，另一方面还可造成肺血流减少，氧合下降，心肌氧供减少。此外，分娩期如出现大出血、肺水肿、心律失常、心动过速和栓塞等并发症，可进一步恶化心功能。

据报道，先天性心脏病患者中有近 3% 患艾森门格综合征，这些患者大多数预后较差，一般存活不超过 40 岁，不幸的是，由于肺血管阻力已经固定，手术治疗并不能使肺动脉高压得以逆转。艾森门格综合征的血流动力学管理目标包括避免回心血量降低，维持体循环阻力，避免肺循环阻力升高（防止高碳酸血症、低氧血症、酸中毒），避免心肌抑制。艾森门格综合征母亲的预后较差，心力衰竭和死亡等严重心血管事件的发生率高达 33.3%。其新生儿预后也同样不佳，约 2/3 可出现早产，且胎儿期和围生期的死亡率均明显升高。艾森门格综合征的临床表现取决于肺动脉压力和右向左分流的严重程度。右向左分流量又主要取决于以下 3 个因素：①肺动脉高压严重程度和右向左分流通道的大小；②肺循环阻力和体循环阻力的平衡关系，肺循环阻力增高或体循环阻力降低都可使右向左分流加剧，导致周围性发绀，患者通常无法很好地耐受体循环阻力降低和静脉回流血量的减少；③右心室收缩力状态：不断加重的右心衰竭可致肺血流量降低，右向左分流加重。

（四）本例患者剖宫产麻醉方式的选择

对于 DORV 的患者来说，剖宫产选择椎管内麻醉或是全身麻醉都有报道，主要是根据产妇的状态及合并症等来决定，目前没有指南或共识强烈推荐的麻醉方式。区域麻醉技术，如分次硬膜外麻醉，可以安全地实施于未发生心力衰竭的患者。分次硬膜外麻醉的主要优势在于其起效时间和麻醉平面可控，对血流动力学的干扰相对较小。其他优点包括可有效抑制应激反应，并可用于术后镇痛。此外，还可以避免与全身麻醉相关的风险，如误吸、插管时的血流动力学反应及阿片类药物使用所造成的呼吸抑制。并且区域麻醉可引起外周血管扩张，因此子宫收缩引起的自体输血通常在区域麻醉下得到很好的耐受。然而，一旦麻醉作用消失，血液将重新分布到中央循环，可能导致右心室容量负荷过载。术后重症监护室监测治疗，吸氧维持氧合，以及早期采用抗水肿措施或有助于预防和改善这种状况。

尽管全身麻醉可用于艾森门格综合征患者，但间歇性正压通气可能会通过增加肺循环阻力，加重右向左分流，肺血流量减少。低氧血症、高碳酸血症、酸中毒及全身麻醉期间的低体温也可使肺血管阻力增高。此外，全身麻醉药还会降低体循环阻力，加重右向左分流和发绀。经胸超声心动图和肺动脉导管检查可能有助于监测和早期发现血流动力学变化及进行病因诊断。

（五）DORV 孕产妇剖宫产围术期麻醉管理的要点

无论选择哪种麻醉方式，围术期管理目标都是优化前负荷、维持心率和节律的稳定，避免心动过速和心律失常，避免肺血管阻力增加及维持正常或稍高的全身血管阻力。

1. 维持适当前负荷　前负荷降低常会导致肺动脉血流减少，气血交换减少，加重缺氧，但前负荷过载也会加重心功能不全。妊娠所导致的血容量增加、子宫收缩、胎儿娩出后下腔静脉压力骤降及产后子宫复旧可使前负荷明显增加，但若术中出现大出血，同时伴麻醉药物造成的血管扩张，又可能使容量不足。合并先天性心脏病的孕产妇心脏代偿能力下降，若此时前负荷太高或不足都可能诱发心力衰竭，通常表现为心动过速和低氧血症。因此，由心脏超声、脉压变异率、每搏输出量变异率指导的容量管理对保障患者围术期安全极为重要。

2. 维持适当的体循环阻力　后负荷降低会加重右向左分流，加重缺氧。

3. 避免肺动脉压力增高　外周阻力降低导致后负荷降低，右向左分流，避免气道压力升高，避免疼痛、应激及低体温，避免肺动脉压力进一步升高诱发肺动脉高压危象，加重右向左分流和缺氧，造成循环的急剧恶化。

4. 避免降低心肌收缩力　任何程度的右心室收缩力降低均会减少肺循环血流。

5. 其他　谨慎使用缩宫素；避免使用卡前列素；避免过度镇静；避免出现反常栓塞（静脉通路须放置过滤器；使用盐水而非空气行硬膜外负压试验），围术期使用多模式镇痛方案。

七、病例小结

针对该成年 DORV 的孕妇，由于患者在孕晚期出现了心力衰竭的症状，为了确保母婴在围术期的安全，术前须深入理解其病理生理改变。此外，多学科团队的紧密协作对于保障母婴安全至关重要。通过包括心脏外科、体外循环科、新生儿科、重症医学科、心血管超声科和麻醉科等专业团队的共同努力，我们为患者和胎儿提供了最佳的围术期管理，保证了母婴安全度过围生期。

参考文献

李守军，2021. 右室双出口外科治疗进展——双心室矫治是首选 [J]. 临床小儿外科杂志，20(6): 501–505.

张本青，马凯，李守军，2020. 先天性心脏病外科治疗中国专家共识（七）：右心室双出口 [J]. 中国胸心血管外科临床杂志，27(8): 851–856.

Chowdhury A R, Punj J, Kayina C A, et al., 2021. Anesthetic management of a parturient with double-outlet right ventricle obstruction and pulmonary stenosis scheduled for cesarean delivery: case report and review of literature[J]. AANA J, 89(6): 523–528.

Mishra G, Nagella A B, Parthasarathy S, et al., 2015. Segmental epidural anesthesia for cesarean section in a parturient with uncorrected Taussig–Bing anomaly with transposition of the great arteries physiology[J]. Anesth Essays Res, 9(3): 408–410.

Walters H L 3rd, Mavroudis C, Tchervenkov C I, et al., 2000. Congenital heart surgery nomenclature and database project: double outlet right ventricle[J]. Ann Thorac Surg, 69(4 Suppl): S249–S263.

Xu Z, Semple T, Gu H, et al., 2023. Double outlet ventricles: review of anatomic and imaging characteristics[J]. Heart, 109(12): 905–912.

第3章

妊娠合并重度肺动脉高压患者行剖宫产术

一、病例简介

【一般情况】患者，女性，29岁，身高155cm，体重52.4kg。

【主诉】停经17^{+1}周，活动后气喘1个月。

【现病史】患者平素月经规律，孕2产1，末次月经时间为2024年1月3日，早孕期超声核对孕周无误。孕早期因先兆流产行保胎治疗。孕12周建立围生期保健卡，定期当地产检。1个月前（孕13周）患者开始出现爬4层楼梯后气喘，无胸闷、胸痛，无腹痛，无阴道出血，病情进行性加重，现爬2层楼梯开始气喘，昨日就诊于当地医院，心超提示“肺动脉收缩压96mmHg；三尖瓣中－重度反流”，遂转至笔者所在医院诊治。

自停经以来，患者精神状态好，睡眠饮食正常，二便正常，体重增加2kg。

【既往史】患者2021年诊断为IgA肾病，2015年足月顺产1次。

【体格检查】血压99/55mmHg，心率100次/分，呼吸18次/分，体温36.8℃。腹软，无压痛，未触及宫缩，胎心140次/分。

【辅助检查和检验结果】

1. 超声心动图　①四腔心，右心房大小53mm×49mm，右心室横径43mm，右心增大，左心内径减小，各腔内未见明显异常回声，左心室心肌不厚，右心室壁增厚，约7mm，房、室间隔连续、完整，室间隔与左心室后壁运动逆向，静息状态下左心室心肌未见明显节段性运动异常。②主动脉瓣回声正常，启闭可，二尖瓣回声正常，启闭可，三尖瓣回声正常，开放可，关闭欠佳，肺动脉瓣回声正常，启闭可。CDFI：收缩期二尖瓣可见微量反流信号，三尖瓣可见中－大量反流信号，V_{max}=5.5m/s，PG_{max}=120mmHg，据此估测肺动脉收缩压130mmHg。余瓣口未见明显异常血流信号。③心包腔探及液性暗区，舒张期右心室侧壁5mm，透声尚可。④升主动脉内径正常，肺动脉增宽。超声诊断：右心增大，右心室壁增厚，重度肺动脉高压，三尖瓣中－大量反流，心包少量积液。

2. 实验室检查　谷丙转氨酶482U/L，谷草转氨酶176 U/L，乳酸脱氢酶282U/L，羟丁酸脱氢酶226U/L，肌酸激酶同工酶18U/L，磷酸肌酸激酶28U/L。B型钠尿肽（前体）定量2613pg/ml（正常值0～130pg/ml）。

血常规、肌钙蛋白、凝血功能、电解质等检查未见明显异常。

【术前诊断】妊娠合并肺动脉高压，心功能不全，孕17^{+1}周，孕2产1，肝功能异常，IgA肾病。

二、MDT 会诊意见

1. 心血管内科　①患者妊娠合并肺动脉高压，基于现有指南，建议孕 22 周前终止妊娠。②患者重度肺动脉高压，充分告知猝死风险，肺动脉高压原因尚未明确，查抗核抗体系列、抗磷脂蛋白未见异常，D- 二聚体正常范围，建议完善肝胆胰脾超声、肺动脉 CTA（排除慢性血栓栓塞性肺动脉高压）。充分告知该检查对于妊娠的影响，结合患者是否决定终止妊娠，考虑是否进行后续右心导管检查。③目前可考虑口服 5 型磷酸二酯酶抑制剂，如他达拉非 5mg，每日 1 次，或前列环素类似物，如曲前列尼尔，静脉或皮下给药（慎用），注意监测血压，保持大便通畅。

2. 心脏大血管外科　患者妊娠合并重度肺动脉高压，病情危重，术中可考虑体外循环及体外生命支持备用，全力保障手术安全进行。

3. 麻醉科　①患者严重肺动脉高压，心超提示肺动脉收缩压达 130mmHg，随时有心血管意外和猝死风险，须尽快终止妊娠。②若需要剖宫取胎，围术期应加强监测，术前放置肺动脉导管实时监测肺动脉压，术前留置体外膜肺氧合鞘管，一旦出现无法控制的肺高压危象、心搏骤停等恶性事件，立即启用体外膜肺氧合进行生命支持。③尽可能选择椎管内麻醉，术中加强管理，避免焦虑、疼痛、呼吸抑制。严格维持水、电解质平衡。

三、MDT 会诊后诊治经过

会诊后给予患者他达拉非 5mg，每日 1 次口服，降低肺动脉压力，药物护肝，肝素抗凝（术前停药 12 小时），会诊后 3 日择期行剖宫产手术。

四、麻醉及手术经过

1. 入室后患者的生命体征　血压 97/54mmHg，心率 98 次 / 分，吸空气状态下血氧饱和度 98%。

2. 麻醉方式　硬膜外麻醉。患者入室后行心电监护，开放静脉通路，桡动脉穿刺并置管，监测血压及血气。完善术前准备，留置颈内静脉导管并放置漂浮导管测量右心室压力（表 3-1）。心脏外科医师留置股静脉、股动脉导管，体外循环团队手术室内待命。

顺利行硬膜外穿刺置管后给予试验量 2% 利多卡因 3ml，5 分钟后分次给予罗哌卡因，密切关注患者生命体征变化，使用去甲肾上腺素维持血压。当麻醉平面达到 T_6 后，手术开始。

3. 手术过程　外科在下腹部行横切口进腹，术中以双足牵引娩出一死胎。麻醉后患者血压较平稳，由于在放置肺动脉导管过程中患者反复出现心律失常，导管未置入肺动脉。肺动脉导管在右心室持续监测右心室压力，右心室收缩压波动于 90mmHg 左右。胎儿取出后缓慢静脉滴注缩宫素 3U，术中出血约 200ml，尿量 200ml，静脉输液 750ml，手术过程顺利，术中无并发症，术后转 ICU 病房。

五、转归

患者在重症监护室监护治疗 1 日后转入普通病房，术后第 8 日病情好转，主诉无明显不适，办理出院。

表 3–1　麻醉中患者生命体征变化

时　间	入室5分钟	硬膜外穿刺时	手术开始	胎儿娩出前	胎儿娩出时	胎儿娩出5分钟	出手术室
心率（次/分）	98	83	94	97	98	94	93
SpO_2（%）	98	100	100	97	97	96	97
动脉收缩压（mmHg）	97	109	116	102	103	103	104
动脉舒张压（mmHg）	54	58	62	60	57	60	59
动脉平均压（mmHg）	69	75	76	73	70	72	72
右心室收缩压（mmHg）	—	—	92	92	97	95	92
右心室舒张压（mmHg）	—	—	0	5	5	4	3
右心室平均压（mmHg）	—	—	40	43	45	43	39

SpO_2. 血氧饱和度

六、病例解析要点

（一）肺动脉高压定义及其流行病学特点

肺动脉高压（pulmonary hypertension，PH）的定义为海平面静息状态下，右心导管测量肺动脉平均压（mean pulmonary arterial pressure，mPAP）≥ 25mmHg（1mmHg= 0.133kPa），肺动脉楔压≤ 15mmHg，肺血管阻力＞ 3Wood，并且排除明显的心脏、肺部疾病或血栓栓塞性疾病。PH 是由多种异源性疾病和不同发病机制所致肺血管结构或功能改变，从而引起肺血管阻力和肺动脉压力升高的临床和病理生理综合征。PH 的发病机制尚不明确，病因包括心源性、特发性、遗传性、药物、中毒、HIV 感染及血吸虫感染等。根据病因及发病机制，临床可将 PH 分为五大类（表 3–2）。

表 3–2　肺动脉高压的临床分类

1. 动脉性肺动脉高压	2. 左心疾病所致肺动脉高压
1.1　特发性	2.1　左心室收缩性功能不全
1.2　遗传性	2.2　左心室舒张性功能不全
1.3　药物和毒物所致动脉性肺动脉高压	2.3　心脏瓣膜病
1.4　疾病相关肺动脉高压	2.4　先天性/获得性左心流入/流出道梗阻和先天性心肌病
1.4.1　结缔组织疾病	2.5　先天性/获得性肺静脉狭窄
1.4.2　HIV 感染	
1.4.3　门静脉高压	
1.4.4　先天性心脏病	
1.4.5　血吸虫病	
1.4.6　肺静脉闭塞病和（或）肺毛细血管瘤样增生症	
1.4.7　新生儿持续肺高压	

续表

3. 肺部疾病和（或）低氧所致肺动脉高压	4. 慢性血栓栓塞性肺动脉高压和其他肺动脉阻塞性疾病
3.1　慢性阻塞性肺疾病	4.1　慢性血栓栓塞性肺动脉高压
3.2　间质性肺疾病	4.2　其他肺动脉阻塞性疾病
3.3　其他限制性与阻塞性通气功能障碍并存的肺部疾病	4.2.1　血管肉瘤 4.2.2　其他血管内肿瘤
3.4　睡眠呼吸障碍	4.2.3　动脉炎
3.5　肺泡低通气	4.2.4　先天性肺动脉狭窄
3.6　长期居住高原环境	4.2.5　寄生虫病（包虫病 / 棘球蚴病）
3.7　肺发育异常	
5. 未明和（或）多因素所致肺动脉高压	
5.1　血液系统疾病：慢性溶血性贫血，骨髓增生异常综合征，脾切除术后	
5.2　系统性疾病：结节病、肺组织细胞增多症、淋巴管平滑肌瘤病	
5.3　代谢性疾病：糖原贮积症、代谢病、甲状腺疾病	
5.4　其他疾病：肺肿瘤血栓性微血管病、纤维素性纵隔炎、慢性肾功能不全、节段性肺动脉高压	

HIV. 人类免疫缺陷病毒（human immunodeficiency virus）

PH 女性发病率是男性的 2 ～ 4 倍。全美数据库统计显示，2003 ～ 2012 年，1519 例住院的妊娠合并肺动脉高压孕妇中，诊断为原发性肺动脉高压的孕妇占 59.6%，其中 5.8% 为特发性，3% 与艾森门格综合征相关，其余 40.3% 的孕妇患有基础心脏病，最常见的是瓣膜性心脏病（18.1%）和冠状动脉粥样硬化性心脏病（10.7%）。国内妊娠期肺动脉高压孕妇的流行病学尚没有官方数据，有文献报道，国内妊娠期肺动脉高压患者的病因与未治疗的先天性心脏病和艾森门格综合征相关，这与发达国家的流行病学有所不同。

（二）妊娠合并肺动脉高压的病理生理

正常情况下，妊娠期妇女的心输出量会增加 30% ～ 50%，总血容量增加 40% ～ 50%，全身血管阻力降低，包括肺血管，所以整个妊娠期肺动脉平均压与孕前期比较基本没有变化。但 PH 患者肺血管收缩及重塑，肺动脉无法适应增加的血容量和心输出量，这会导致病情加重。并且妊娠期氧耗增加，氧储备减少，高凝状态导致的肺血栓等均会导致患者病情恶化。激素水平的变化，内源性一氧化氮及前列腺素原等分泌增加，会导致外周血管扩张，体循环血管阻力下降。雌激素与黄体酮（孕酮）水平增高，会激活肾素 – 血管紧张素 – 醛固酮系统，减少钠尿肽分泌，导致患者水钠潴留、血容量增加，加重孕妇的肺动脉高压。分娩时子宫收缩会增加 300 ～ 500ml 的血液进入母体循环，从而增加心输出量和肺血管压力，分娩时的失血或血管迷走神经反射会导致低血压。多种病理生理变化导致此类患者围术期并发症发生率较高，如急性右心衰竭、肺高压危象甚至猝死。

（三）肺动脉高压的药物治疗

PH 的治疗分为传统内科治疗和肺血管扩张剂治疗。传统内科治疗包括氧疗、利尿、地高辛、华法林抗凝和多巴胺等对症治疗方案。肺血管扩张剂治疗包括钙通道阻滞剂、前列环素及其结构类似物、内皮素受体拮抗剂、5 型磷酸二酯酶抑制剂和吸入性 NO。研究表明，术前至少提前 1 周使用肺血管扩张剂可以显著降低产妇死亡率（9% vs 46%）。但肺血管扩张剂的使用须考虑对胎儿的影响，美国食品药品监督管理局（FDA）将妊娠期间使用的药物，如内皮素受体拮抗剂波生坦、安贝生坦、马西替坦和可溶性鸟苷酸环化酶（sGC）刺激剂利奥西呱分类为 X 级，有明确致畸作用，孕妇禁用。因此，目前主要推荐口服钙离子通道阻滞剂、静脉使用依前列醇及口服西地那非，吸入伊洛前列素降低肺动脉压，同时，可根据实际需要使用低分子肝素抗凝。针对有明确病因如结缔组织病相关的肺动脉高压，可通过控制原发病的方式缓解肺动脉压力。吸入性 NO 是一种选择性肺血管舒张剂，可在不影响心脏指数和全身血管阻力的情况下，显著降低平均肺动脉压力和肺血管阻力，提高动脉氧水平，可通过气管插管、面罩持续吸入或经鼻脉冲式给药。但吸入 NO 可能出现肺水肿及严重低氧血症等并发症，因此同时需要气瓶、压力调节器、监测仪和呼吸机等设备及训练有素的呼吸科医师，故吸入性 NO 主要用于新生儿持续性肺动脉高压及围术期肺动脉高压的治疗。

对于围术期心血管药物的使用，降低肺动脉压可选择曲前列尼尔注射液，术中酌情缓慢雾化吸入伊洛前列腺素。各类血管活性药物对肺循环及体循环的影响不同（表 3–3）。增强心肌收缩力可选择小剂量多巴酚丁胺，对于实施硬膜外麻醉的患者，推荐泵注小剂量去甲肾上腺素，去甲肾上腺素对肺血管影响小，胎儿结局良好。大剂量的缩宫素可导致肺血管阻力升高，体血管阻力降低和心动过速，避免大剂量快速使用缩宫素，降低心力衰竭风险。

表 3–3　血管活性药物的作用原理及对体循环和肺循环的影响

药物	效应	评价
多巴胺	α、β、δ 受体激动剂	常规剂量对肺血管阻力无作用，仅有弱的缩血管作用
多巴酚丁胺	α、β 受体激动剂	对肺血管阻力无明显作用
异丙肾上腺素	β 受体激动剂	肺血管扩张
氨力农	磷酸二酯酶抑制剂	肺血管扩张，研究认为有时其降低肺循环阻力＞体循环阻力
肾上腺素	α、β 受体激动剂	引起体循环血管收缩，在肺循环方面可供参考的资料很少，特别是在未成熟的器官，可能有较弱的收缩肺血管作用，对于预先收缩的肺血管有可能表现为扩血管作用
去甲肾上腺素	α、β 受体激动剂	同肾上腺素

（四）妊娠合并肺动脉高压的术前评估及麻醉管理目标

加拿大妊娠合并心脏病（CARPREG）风险评估系统、改良的世界卫生组织（mWHO）评估系统都是常用的合并心脏病的孕产妇的风险评估工具（表 3–4）。CARPREG 风险评估系统列出了 4 项高危因素：①心功能分级＞Ⅱ级或有发绀；②妊娠前有心律失常、心力衰竭或有脑血管意外史；③心室收缩功能下降：射血分数（EF）＜ 40%；④左心室流出道梗阻：超声心动图监测提示主动脉瓣口面积＜ 1.5cm^2、左心室流出道压差＞ 30mmHg 或二尖瓣口面积＜ 2cm^2。这 4 项高危因素各 1 分。0 分代表该患者发生心血管系统不良事件的风险约 5%；1 分约 27%；＞ 1 分约 75%。对于术前评分≥ 1 分者，需要充分告知其家属风险并启动多学科会诊。

2018 年发表在《中华心血管病杂志》的《中国肺高血压诊断和治疗指南 2018》中列举了成人肺动脉高压患者危险分层的依据。

表 3–4　妊娠合并心脏病改良 WHO（mWHO）风险评价

分级	评价标准
mWHO I（2.5% ～ 5% 产妇心血管事件）	①成功修复的房间隔或室间隔、动脉导管未闭、肺静脉畸形引流；②单纯二尖瓣脱垂无明显反流；③轻度肺动瓣狭窄、动脉导管未闭；④单纯房性或室性异位搏动
mWHO Ⅱ（5.7% ～ 10.5% 产妇心血管事件）	①未接受手术的房间隔缺损或室间隔缺损；②法洛四联症术后；③大多数心律失常（室上性）；④无主动脉扩张的特纳综合征
mWHO Ⅱ ～ Ⅲ（10% ～ 19% 产妇心血管事件）	①肥厚型心肌病；②大量左向右分流；③无主动脉扩张的马方综合征；④先天性组织瓣膜病（轻度二尖瓣狭窄，中度主动脉瓣缩窄）；⑤主动脉瓣二瓣畸形，主动脉直径（＜ 45mm）；⑥矫治后的主动脉狭窄；⑦轻度左心室功能异常（EF ＞ 45%）；⑧房室间隔缺损
mWHO Ⅲ（19% ～ 27% 产妇心血管事件）	①中度左心室功能损害（EF 30% ～ 45%）；②无左心室功能损害的围生期心肌病史；③机械瓣应用抗凝药物；④轻度右心功能不全；⑤ Fontan 循环（患者心功能状态良好）；⑥未矫治的发绀型先天性心脏病；⑦其他复杂心脏病；⑧中度二尖瓣狭窄 / 无症状的重度主动脉瓣狭窄；⑨室性心动过速；⑩中度主动脉扩张，马方综合征患者的主动脉直径为 40 ～ 45mm，主动脉瓣二瓣畸形主动脉直径为 45 ～ 50mm
mWHO Ⅳ（40% ～ 100% 产妇心血管事件）	①肺动脉高压；②严重心室功能异常（EF ＜ 30%，纽约心脏病协会心功能分级为Ⅲ～Ⅳ级）；③有左心室功能损害的围术期心肌病史；④重度二尖瓣狭窄、有症状的重度主动脉瓣狭窄；⑤中 – 重度右心室功能不全；⑥重度主动脉扩张，马方综合征主动脉直径＞ 45mm，主动脉瓣二瓣畸形，主动脉直径＞ 50mm；⑦发绀型先天性心脏病；⑧未矫治的重度主动脉缩窄；⑨有并发症的 Fontan 循环

2018 ESC Guidelines for the management of cardiovascular diseases during pregnancy. Eur Heart J, 2018，39：3165–3241

对于经过评估后筛选出的高风险患者，麻醉医师应当在术前与患者及其家属谈话，告知围术期心血管不良事件风险并启动多学科会诊。多学科会诊团队包括产科、新生儿科、麻醉科、心血管内科、心血管外科、重症医学科等成员，各个成员须明确各自的分工，共同协作以降低母婴可能发生的不良结局。

麻醉管理核心目标是维持外周血管张力、降低肺动脉压力和避免降低心肌收缩力。避免缺氧、高碳酸血症、酸中毒、高气道压力和疼痛是防止肺动脉压增加最重要的非药物策略。术中应给予小剂量血管活性药物维持外周血管阻力，监测动脉血气，调节内环境及电解质，并发心力衰竭孕产妇给予利尿、毛花苷 C（西地兰）静脉缓慢推注，肺动脉高压孕产妇给予前列地尔静脉滴注降低肺动脉压。

（五）麻醉方式的选择

麻醉方式取决于终止妊娠手术方案。①早期妊娠合并重度肺动脉高压患者，行人工负压吸引或者钳刮术，可给予单纯静脉麻醉。妊娠早期孕妇的血容量、血流动力学及心脏变化尚不显著，人工负压吸引或者钳刮术创伤小且时间相对短，在维持一定的体循环压力和氧合、预防肺动脉压升高等措施下孕妇通常可耐受手术麻醉，安全度过围术期。②中期妊娠合并重度肺动脉高压患者首选子宫切开终止妊娠手术，麻醉方式的选择以硬膜外麻醉为宜。推荐硬膜外给予小剂量的利多卡因作为试验量，之后分次给予利多卡因－罗哌卡因合剂。麻醉平面不宜超过 T_4 水平。单纯蛛网膜下腔阻滞，可能引起患者血流动力学的剧烈改变和快速的外周血管扩张。蛛网膜下腔与硬脊膜外联合阻滞麻醉也是一种有利的麻醉方式，蛛网膜下腔给药应选择低剂量，避免快速血流动力学改变，同时这种麻醉方式有改善单纯硬膜外麻醉镇痛不足的效果。另外，首都医科大学附属北京安贞医院推荐椎管内麻醉起效的同时，在患者下肢使用止血带加压，以维持较高的全身血管阻力，从而有利于稳定此类患者的血流动力学变化。③相关研究发现，全身麻醉下行肺动脉高压产妇剖宫产的死亡率数倍于区域阻滞下手术，这可能与全身麻醉药物抑制心脏收缩力、减少前负荷，正压通气增加肺血管阻力（PVR），以及肺不张、缺氧和高碳酸症风险增加有关。若患者合并凝血功能异常或者已经发生心肺失代偿，无法平卧或不能耐受硬膜外麻醉，可以选择全身麻醉，须注意围术期液体、气道及循环的管理。

（六）肺动脉高压孕妇缩宫素的使用原则

明确存在肺动脉高压的产妇，胎儿娩出期间母体的血流动力学会发生显著波动，回心血量的急剧增加可能引发急性右心衰竭；子宫收缩不良及凝血功能改变所致的出血问题同样十分重要。Pimder 等于 2002 年在 *Int J Obstet Anesth* 发表文章，在蛛网膜下腔阻滞（腰麻）剖宫产产妇中评估了缩宫素造成的血流动力学变化，指出缩宫素的用量和使用速度都应严格控制，否则会导致患者发生心率增快、平均动脉压（MAP）下降等血流动力学的急剧恶化。

缩宫素的主要使用原则为：①尽可能局部用药，即选择子宫肌层注射，注意回抽，避免缩宫素直接入血；②若选择静脉给药，应遵循“3–3–3”原则，根据肺循环压力和体循环压力的指标，谨慎考虑是否需要再次使用缩宫素，确保患者的循环状态稳定是首要目标。

“3–3–3”原则：① 3U 静脉负荷剂量（注射时间＞ 15 秒）；② 3 分钟后进行评估，3U 补救剂量，总共给 3 次（初次剂量＋ 2 次补救剂量）；③ 3 U/h 缩宫素维持（30 U/L，100ml/h）× 8 小时；④如果效果不佳，选择其他 3 种药物如麦角新碱、卡前列腺素、米索前列醇等。

（七）围术期肺动脉高压危象诱发因素及处理方式

肺动脉高压危象是在肺动脉高压的基础上，由劳累、缺氧、肺栓塞和感染等因素诱发肺血管痉挛，肺动脉压力和肺血管阻力急剧、持续升高，导致急性右心功能衰竭及心输出量下降的病理生理综合征，属于临床急危重症，若抢救不及时，通常会引发患者死亡。缺氧、高碳酸血症、酸中毒、气道高压和疼痛，以及缩宫素的使用都可导致 PVR 增加。非心脏手术围术期麻醉诱导、喉镜的刺激、低氧血症、气管插管及拔管、感染和肺栓塞、心律失常等均可诱发肺动脉高压危象，是肺动脉高压患者非心脏手术死亡的重要原因。

肺动脉高压危象的治疗方案为氧疗、液体管理、减轻右心室后负荷、增强心肌收缩力和及时启动机械循环支持等。①多巴胺、多巴酚丁胺、米力农等强心药物可增强心室收缩力，对于实施硬膜外麻醉的患者，推荐泵注小剂量去甲肾上腺素和低剂量血管升压素（血管加压素）使平均动脉压＞ 60mmHg。②吸入一氧化氮可快速且强效扩张肺血管以减轻右心室后负荷，是治疗肺动脉高压危象的首选扩张肺血管药物。③若围术期肺动脉高压危象突然发生，须立即暂停手术，调整患者体位，以头高位为宜，吸入一氧化氮，改麻醉方式为全身麻醉。若患者心搏、呼吸骤停，则立即进行心肺复苏，必要时启动体外膜肺氧合心肺支持。体外膜肺氧合可以减轻右心室前后负荷，增加心输出量。

（八）体外膜肺氧合的使用

对于合并肺动脉高压的妊娠患者，目前尚无关于体外膜肺氧合的共识指南。体外膜肺氧合的使用取决于右心功能的状态及医院的相关医疗条件等因素。体外膜肺氧合应在 MDT 中作为急性失代偿计划的一部分进行讨论。当患者存在右心衰竭时使用体外膜肺氧合的可能性较大，需要将经阴道分娩改为剖宫产且提前放置体外膜肺氧合动静脉鞘管，但这会增加血栓形成、出血和下肢缺血，以及妊娠子宫增大的风险，增加导管放置的困难。建议肺动脉高压患者应在具备体外膜肺氧合条件的医院进行分娩，降低恶性事件发生的概率。

（九）妊娠合并肺动脉高压患者产后管理

患者在产后即刻风险最高，产后 72 小时内回心血量持续增多，循环负荷逐渐增加。分娩后 1 个月内的死亡率最高，死因主要是肺动脉高压危象、心力衰竭、猝死和肺栓塞。右心衰竭是最常见的死因，患者需要在重症监护室接受 24 ～ 48 小时的监测，应加强产后监测并积极预防和治疗心力衰竭，注意血管活性药物的使用，适当补液维持循环稳定，避免肺高压危象的发生。急性肺栓塞是产妇猝死的另外一个常见病因，因此产后预防性采用抗凝治疗也是非常重要的。对于术中血流动力学极其不稳定的产妇，术后应转入重症监护室继续加强监测和治疗，以提高患者生存率。

（十）患者肺动脉导管置入时发生心律失常的原因及预防措施

正常人体循环和肺循环不同位置压力不同（图 3–1）。肺动脉导管是目前测量肺动脉压力的金标准。肺动脉导管置入过程中最常见的并发症是心律失常，其中室性期前收缩和一过性室性心动过速发生率最高，主要由导管顶端刺激心室壁所致。室性心律失常的发生率在 11% ～ 68%。导管通过右心室时发生的室性心动过速，通常只要导管顶端通过肺动脉瓣即自动终止，因此无须处理。持续而不能自行转复的室性心动过速和心室颤动的发生率极低，不推荐预防性应用利多卡因。对于急性心肌梗死或其他心律失常高危的患者，在插入肺动脉漂浮导管时，应预先准备好相应的治疗和抢救设备。

肺动脉导管置入时右束支传导阻滞的发生率为 0.05% ～ 5%，且多为一过性。但如果患者存在完全性左束支传导阻滞，即使是一过性的右束支传导阻滞也可能导致心搏骤停的严重后果。左束支传导阻滞的患者放置肺动脉漂浮导管前，不必常规放置临时起搏器，可选用带有起搏功能的改良型肺动脉漂浮导管，或在床边备一体外起搏器，以备发生完全性房室传导阻滞或心搏骤停时所需。

导管相关的心律失常多与导管的机械刺激有关，在插管和导管留置时采取以下措施，可有效预防或减少心律失常的发生：①心肌缺血、休克、低氧血症、电解质紊乱、酸中毒和（或）高内源性儿茶酚胺水平的患者发生室性心律失常的概率高，术前应尽量纠正；② 导管到达右心房后，应立即充盈气囊，以减少导管顶端对心内膜的刺激；③导管通过三尖瓣进入右心室后，应快速轻柔地送入导管，使导管向上反折经右心室流出道进入肺动脉，尽量缩短导管在右心室内停留时间。

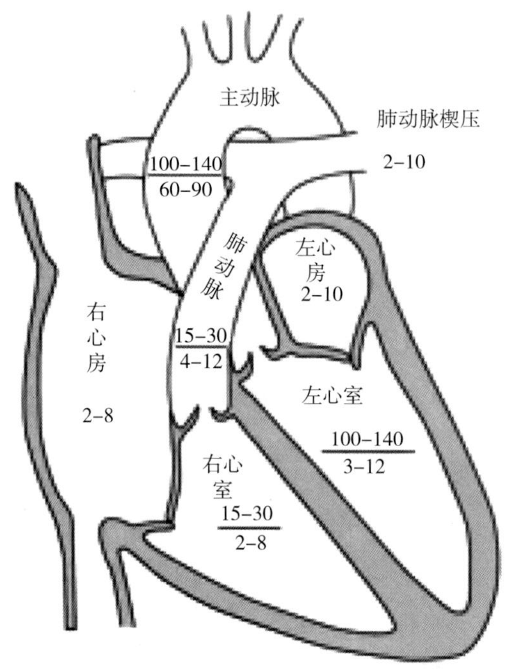

图 3–1　正常人体循环、肺循环不同位置压力示意图（mmHg）

七、病例小结

患者因妊娠合并肺动脉高压入院，经多学科评估后决定行手术治疗。术前强调避免妊娠，建议在有经验的医疗中心就诊。术中麻醉管理的关键在于维持右心功能，避免低血压和心律失常，监测心电、血压及有创血压，必要时使用 Swan–Ganz 导管和经食管超声心动图监测。围术期须合理使用血管活性药物，避免心功能衰竭，必要时进行利尿和强心治疗。术后继续监测生命体征，避免高碳酸血症和低氧血症，完善镇痛。妊娠合并 PH 患者围生期死亡率高，须多学科合作，制订个性化管理方案，提高患者和胎儿的安全性和生存率。

参考文献

梁翠，赵丽云，2019. 妊娠合并肺动脉高压研究现状 [J]. 心肺血管病杂志，38(10): 1083–1086.

王腾，肖洁，2024. 妊娠合并肺动脉高压患者的围手术期管理与进展 [J]. 中国临床医生杂志，52(3): 270–274.

苑雨辰，车璐，许力，等，2019. 妊娠合并肺动脉高压产妇围术期管理研究进展 [J]. 临床麻醉学杂志，35(9): 929–931.

赵丽云，徐铭军，2019. 妊娠合并心脏病围麻醉期中国专家临床管理共识 [J]. 临床麻醉学杂志，35(7): 703–708.

Hemnes A R, Kiely D G, Cockrill B A, et al., 2015. Statement on pregnancy in pulmonary hypertension from the

Pulmonary Vascular Research Institute[J]. Pulm Circ, 5(3): 435–465.

Hussey H, Hussey P, Meng M L, 2021. Peripartum considerations for women with cardiac disease[J]. Curr Opin Anaesthesiol, 34(3): 218–225.

Kariyawasam S, Brown J, 2023. Pulmonary arterial hypertension in pregnancy[J]. BJA Educ, 23(1): 24–31.

Naoum E E, Chalupka A, Haft J, et al., 2020. Extracorporeal life support in pregnancy: a systematic review[J]. J Am Heart Assoc, 9(13): e016072.

Regitz-Zagrosek V, Roos-Hesselink J W, Bauersachs J, et al., 2018. ESC Scientific Document Group.2018 ESC Guidelines for the management of cardiovascular diseases during pregnancy[J]. Eur Heart J, 39(34): 3165–3241.

Zhang X, Huangfu Z, 2022. Management of pregnant patients with pulmonary arterial hypertension[J]. Front Cardiovasc Med, 9: 1029057.

第4章

卵巢癌患者并发肺栓塞后行开腹探查术

一、病例简介

【一般情况】患者，女性，45 岁，身高 153cm，体重 58kg。

【主诉】腹胀 1 年，腹痛 6 个月，阴道出血 4 个月。

【现病史】因腹胀 1 年，腹痛 6 个月，阴道出血 4 个月，淋漓不净、色暗红，带血块，每天 15 ～ 30ml，1 个月前至当地医院就诊，查 B 超示“子宫肌层实性团，肌瘤考虑，子宫前上方囊性实团，卵巢来源考虑”，CT 示“盆腹腔占位性病变，局部与子宫分界不清，子宫附件来源首先考虑”。实验室检查提示贫血，血红蛋白（Hb）50g/L，给予多次输血治疗（具体不详）。治疗期间出现血压持续升高，咳嗽、咳痰伴气急。给予吸氧，甲泼尼龙、美敏伪麻溶液（惠菲宁）及复方甲氧那明胶囊（阿斯美）止咳化痰平喘，缬沙坦和氨氯地平降压等对症治疗。治疗期间出现发热，血培养提示头状葡萄球菌感染，经头孢曲松静脉滴注抗感染治疗后好转。3 周前患者出现幻觉、烦躁不安、言语混乱、嗜睡、意识障碍等症状，给予喹硫平口服治疗，疗效不佳。随后病情再次加重，出现呼吸急促、血氧饱和度下降、体温升高等症状，肺部 CTA 提示“两侧肺动脉分支血管内多发栓塞形成”，D- 二聚体 26.25mg/L（26250μg/L）FEU（纤维蛋白原当量），诊断为急性肺栓塞。在当地医院予以低分子肝素抗凝治疗，治疗后病情改善，抗凝治疗 2 周后转入院。

【既往史】发现高血压 1 个月，服用硝苯地平和吲达帕胺控制血压，发现精神疾病 1 个月，目前口服喹硫平治疗。无糖尿病，无心脏病，无慢性支气管炎、肾脏病等病史，有卵巢内囊肿剔除手术史，无食物、药物过敏史。

【体格检查】患者神清淡漠，精神软弱，交流困难，对光反射可，呼吸平稳，两肺呼吸音较粗，未闻及明显干湿啰音，腹部膨隆，可触及巨大实性肿物，无明显压痛和反跳痛，阴道可见少量出血，无凝血块，双下肢无明显水肿。

【辅助检查和检验结果】

1.PET+ 葡萄糖测定（^{18}F–FDG） 盆腔巨大囊实性占位，考虑卵巢癌；胸腹腔多发淋巴结转移；腹膜、网膜及系膜肿瘤种植转移，肝周、脾周及盆腔积液；脾脏 FDG 代谢增高，骨髓 FDG 代谢增高。

2. 胸部 CT 双肺少许纤维灶，双侧胸腔及心包少许积液。

3. 脏器声学造影 腹、盆腔囊实性包块，范围约 17.6cm × 12.8cm，超声造影提示实性部分明显增强，提示卵巢癌可能性大（图 4–1）。

4. 腹部 CT　卵巢囊腺瘤可能。

5. 心电图　窦性心动过速，Ⅲ、aVF 异常 Q 波，ST 段、T 波改变。

6. 下肢静脉超声　左侧小腿肌间静脉血栓形成。

7. 盆腔超声　子宫肌层回声增粗，盆腔积液，双侧卵巢显示不清，盆、腹腔囊实性占位。

8. 心脏超声　左心房饱满，二尖瓣、三尖瓣少量反流。

9. 实验室检查　D- 二聚体 2500μg/L FEU，凝血酶原时间（PT）12.1 秒，部分凝血活酶时间（APTT）32.2 秒，纤维蛋白原 4.35g/L，白蛋白 39.7g/L，谷丙转氨酶 56U/L，空腹血糖 6.26mmol/L，血钾 3.96mmol/L，白细胞 3.75×10^9/L，血红蛋白 83g/L，血小板 263×10^9/L。

【入院诊断】盆腔肿物（考虑卵巢癌），肺栓塞，腹水，贫血，下肢深静脉血栓形成（左），子宫腺肌病，高血压病。

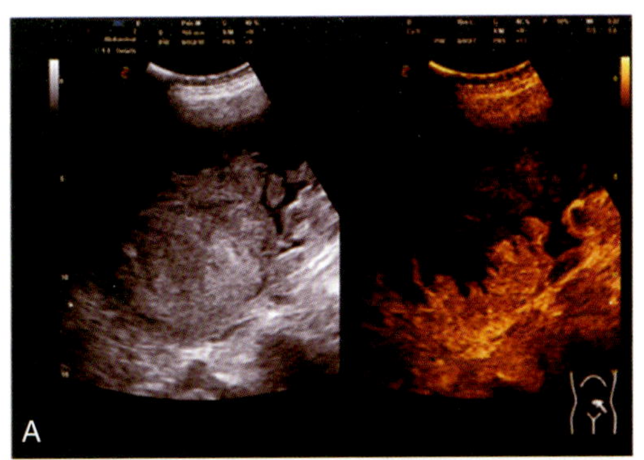

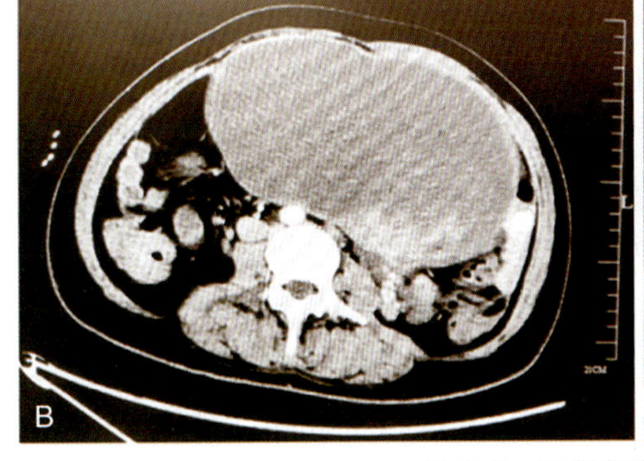

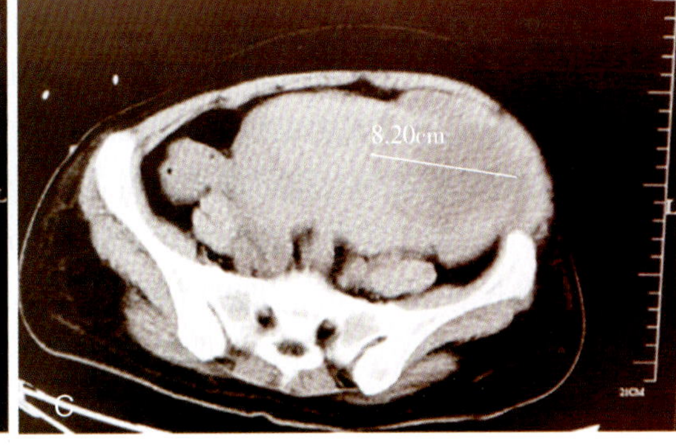

图 4-1　患者术前腹部超声和 CT 影像

超声下脏器声学造影（A）可见肿块性部分明显增强，提示卵巢癌可能性大。腹部增强 CT（B ～ C），可见最大直径约为 20cm 的腹部囊实性占位，同时可见增大的子宫（C）

二、MDT 会诊意见

1. 心脏大血管外科　患者 2 周前急性肺梗死，目前卵巢癌不能排除，建议超声引导下行肿瘤活检，明确病因。若须手术治疗，建议血管外科会诊，明确是否需要放置下腔静脉滤器，以防肺梗死加重。

2. 超声医学科　CT 提示患者盆腔占位性病变，局部与子宫分界不清，子宫附件来源首先考虑。2 周前外院肺部 CTA 示两侧肺动脉分支血管内多发栓塞形成，目前低分子肝素抗凝治疗，建议停抗凝药物后行超声引导下盆腔占位穿刺活检术以明确诊断。

3. 麻醉科　患者既往体质尚可，发现高血压 1 个月，口服缬沙坦、氨氯地平治疗，血压基本控制稳定；无糖尿病、心脏病、气管炎等疾病史。近 3 个月来腹痛、腹胀、腹水加重，15 天前因肺梗死抗凝治疗至今。目前患者全身情况较差，存在贫血、低蛋白血症、低钾及其他电解质紊乱、情绪不稳。

建议：①患者巨大盆腔肿瘤，伴多发转移，全身情况较差，既往有精神疾病，目前情绪不稳，手术麻醉耐受性差，建议先行超声引导下穿刺活检明确诊断，再决定后续治疗。②若明确诊断后需要手术治疗，动态监测 D- 二聚体，复查下肢深静脉超声。患者有急性肺梗死史，同时存在左侧肌间静脉血栓形成，术前需要暂停抗凝，建议评估术前放置下腔静脉滤器的可能，以防肺梗死加重。术前须纠正贫血、低蛋白血症，改善低钾等电解质紊乱。③须请精神科会诊，改善精神症状。手术前通知麻醉科再评估。

三、MDT 会诊后诊治经过

术前继续对患者进行肝素抗凝，同时密切监测 D- 二聚体，复查下肢深静脉超声，确认患者术前双下肢深静脉无血栓，手术当天停用肝素。术前予以患者补钾治疗，调整血钾水平至正常范围。精神科会诊后认为患者抑郁焦虑症状严重，予以喹硫平加量处置。调整后择期行卵巢肿瘤切除术。

四、麻醉及手术经过

1. 入室时生命体征　血压 121/60mmHg，心率 70 次 / 分，呼吸 18 次 / 分，吸空气状态下血氧饱和度 98%。

2. 麻醉方法　全身麻醉复合双侧腹横筋膜阻滞。

3. 监测　心电图、无创血压、脉搏血氧饱和度、体温、脑电双频指数（BIS），左侧桡动脉置管有创测压，右侧颈内静脉穿刺监测中心静脉压（CVP），间断测定血气。

4. 麻醉诱导　舒芬太尼 30μg，依托咪酯 18mg，维库溴铵 8mg。

5. 麻醉维持　瑞芬太尼、丙泊酚、七氟烷，期间根据脑电双频指数、血流动力学等指标调整麻醉药物用量。

6. 呼吸管理　潮气量 6 ～ 8ml/kg，呼气末正压通气（PEEP）5mmHg，间断手法膨肺。

7. 术中液体出入量　晶体液 2500ml，20% 白蛋白 100ml，冰冻血浆 420ml，红细胞 600ml，出血 500ml，尿量 500ml。

8. 手术经过　切除盆腹腔巨大囊实性肿物，大小约 20cm × 10cm（图 4-1），因病理显示卵巢低分化癌，同时切除子宫及双侧附件。

五、转归

患者术后恢复良好，术后第 7 天出院。嘱定期化疗。

六、病例解析要点

（一）卵巢恶性肿瘤的种类和手术方式

卵巢恶性肿瘤是女性生殖系统较为常见的肿瘤性疾病，其发病率仅次于子宫颈癌和子宫体癌而列居第三位，但其死亡率居女性生殖系统恶性肿瘤首位。按病理类型，卵巢恶性肿瘤可分为 3 类。①卵巢上皮癌：来源于卵巢表面的生发上皮，是临床最常见的病理类型，约占卵巢恶性肿瘤的 90%，可累及单侧或双侧卵巢，早期症状通常不典型，具有就诊晚、进展快、预后差等特点。②卵巢恶性生殖细胞肿瘤：是源自原始生殖细胞的一组肿瘤，约占所有卵巢癌的 4%，好发于 30 岁以下的女性和儿童，其恶性程度高，病情进展迅速，死亡率高，预后较差。③卵巢性索－间质瘤：来源于原始性腺组织的性索和间质组织，占卵巢肿瘤的 5% ～ 8%，通常具有一定内分泌功能，多数能早期诊断，预后也相对较好。尽管大部分卵巢恶性肿瘤预后较差，但手术依然是目前卵巢恶性肿瘤患者的一线治疗手段，根据肿瘤的病理分型、分期等不同，手术方式主要有卵巢切除、输卵管卵巢切除术、全子宫切除术、大网膜切除术和细胞减灭术等。术后可辅以放射治疗、化疗、中药等综合治疗，以提高生存率。

（二）肺栓塞患者行其他手术的时机

对于急性肺栓塞的患者，手术时机的选择要根据肺栓塞的严重程度、手术的紧迫性及患者全身情况等诸多因素来决定。首先评估肺栓塞的严重程度（高、中、低危）。①高危：主要表现为休克与低血压，即体循环收缩压＜ 90mmHg，或较基础值下降≥ 40mmHg，持续 15 分钟以上；②中危：血流动力学稳定，但存在右心功能障碍的影像学证据和（或）心脏生物学标志物升高；③低危：单纯存在右心功能障碍或心脏生物学标志物升高（表 4–1 和表 4–2）。

对于高危患者，应及时救治栓塞引起的心肺功能紊乱，积极开展抗凝及溶栓或介入取栓等再灌注治疗，将保障患者的生命体征稳定放在首位，择期手术暂缓。对于中低危患者，建议推迟到肺栓塞抗凝治疗后至少 2 ～ 4 周再考虑择期手术，这是因为第 1 个月内静脉血栓栓塞复发风险很高。对于无法推迟的急诊或亚急诊手术患者，在保障血流动力学稳定的前提下开展手术，术前建议使用肝素 / 低分子肝素桥接。如果存在下肢深静脉血栓，尤其是急性近心端 DVT 的患者，考虑术前安置下腔静脉滤器，以最大限度地阻挡血栓进入右心和肺动脉，防止再次发生肺栓塞。

表 4–1　欧洲心脏病协会（ESC）和简化版肺栓塞严重程度指数（sPESI）定义的高危急性肺栓塞

ESC 定义的急性肺栓塞中的高危因素： 存在以下当中的一项即为高危患者	sPESI：出现任何一项即表明高危急性肺栓塞
1. 心搏骤停：需要进行心肺复苏 2. 梗阻性休克：收缩压＜ 90mmHg 或需要使用血管加压药才能维持血压＞ 90mmHg，尽管液体复苏充分，但仍存在末梢器官灌注不足（意识状态改变、皮肤冰冷湿黏、少尿或无尿、血清乳酸升高） 3. 持续性低血压：收缩压＜ 90mmHg 或收缩压较基线下降≥ 40mmHg，持续超过 15 分钟，并且并非由新发心律失常、低血容量或败血症引起	1. 高龄（＞ 80 岁） 2. 慢性心肺疾病史 3. 癌症史 4. 心率＞ 110 次 / 分 5. 收缩压＜ 100mmHg 6. 右心功能不全，心脏肌钙蛋白升高 7. 血氧饱和度＜ 90%

Anesthetic management in patients having catheter-based thrombectomy for acute pulmonary embolism：A narrative review. J Clin Anesth, 2024，92：111281

Simplification of the pulmonary embolism severity index for prognostication in patients with acute symptomatic pulmonary embolism. Arch Intern Med, 2010，170：1383-1389

表 4-2 肺栓塞的严重程度分级

早期死亡风险	风险等级			
	sPESI ≥ 1	血流动力学不稳定	TTE 或 CTPA 上显示的右心室功能不全	肌钙蛋白升高
低	–	–	–	–
中低	+	–	+/–	+/–
中高	+	–	+	+
高	+	+	+	+

2019 ESC Guidelines for the diagnosis and management of acute pulmonary embolism developed in collaboration with the European Respiratory Society （ERS）. Eur Heart J，2020，41：543-603

TTE. 经胸超声心动图；CTPA. 计算机断层扫描肺动脉造影

（三）深静脉血栓和急性肺栓塞

恶性肿瘤患者静脉血栓栓塞的风险增加 7 倍，而卵巢癌则是恶性肿瘤中深静脉血栓发生率最高的肿瘤性疾病之一。卵巢癌患者体内组织因子、纤维蛋白原、血栓素等促凝物质增加，以及抗凝血酶Ⅲ、蛋白 C、蛋白 S 等抗凝物质减少，导致机体处于高凝、易栓状态。同时，若肿瘤巨大或存在大量腹水可压迫盆腔静脉，导致静脉内血液淤滞，进一步增加静脉血栓栓塞发生的风险。此外，卵巢癌手术时间长、创伤大，术后较长时间不活动，以及因肿瘤生长压迫导致静脉血管扭曲也是诱发静脉栓塞的危险因素。建议卵巢癌患者术前进行 D- 二聚体和下肢深静脉超声检查。D- 二聚体是纤维蛋白溶解的降解产物，发生静脉血栓栓塞时可明显升高，研究证实，大多数卵巢癌患者治疗前血液中 D- 二聚体水平显著高于良性卵巢肿瘤患者。D- 二聚体是一种敏感但不特异的诊断工具，因此其阴性值对排除静脉血栓栓塞症很有价值。当 D- 二聚体水平低于 500μg/L FEU 时可排除深静脉血栓。D- 二聚体升高时，需要进行风险评估，目前推荐对于 D- 二聚体大于 1500μg/L FEU 的卵巢癌患者进行血栓的筛查。若卵巢癌患者出现突发的血氧饱和度急剧下降、呼吸窘迫、低血压、心动过速或麻醉中呼气末二氧化碳分压骤降等症状，要考虑急性肺栓塞，应尽快行超声心动图和下肢深静脉超声检查明确诊断，必要时快速启动肺栓塞治疗团队进行诊治（该团队主要包括心内科、心外科、呼吸科、介入放射科、血管外科、体外循环科、放射影像科、超声科、麻醉科、重症医学科等多个专科），尽早给予患者最佳治疗。对于血流动力学不稳定，出现梗阻性休克，甚至心搏骤停的高危患者，应及时给予血管活性药物、心肺复苏，同时进行抗凝，静脉溶栓、导管介入、外科取栓，甚至体外膜肺氧合等治疗。癌症患者急性静脉血栓栓塞的治疗时间一般为 6 个月，初始阶段对无明显肾功能不全的患者建议使用低分子肝素、磺达肝癸钠或利伐沙班，长期抗凝剂的选择可以考虑低分子肝素、依度沙班或利伐沙班。

（四）下腔静脉滤器

于 1973 年首次推出，其原理是通过机械性截获来自下肢等处的静脉栓子，以防止患者发生肺栓塞。目前尚缺乏放置滤器能降低静脉血栓栓塞相关死亡率的有力证据，不同指南对下腔静脉滤器的推荐适应证亦有所不相同，但临床上多认为以下情况需要考虑放置滤器：①急性近端深静脉血栓或肺栓塞，无法有效抗凝治疗者（对抗凝剂过敏或有禁忌证）；②抗凝治疗期间，肺栓塞反复发作或加重者；③抗凝治疗中，因出血等严重并发症迫使抗凝治疗中断者；④肺栓塞经手术或介入清除后，仍残存静脉血栓者；⑤严重的心肺疾病，发生深静脉血栓（DVT）形成者。⑥急性近端深静脉血栓形成或肺栓塞，紧急手术需要中断抗凝治疗者。

（五）巨大卵巢肿瘤手术围术期的主要风险

1. 血流动力学不稳定　原因主要有以下几点。①下腔静脉受压、回心血量减少：肿瘤巨大，仰卧位或术中分离挤压肿瘤时造成下腔静脉受压，回心血量减少，心输出量降低。可以通过调节体位、暂停挤压等操作减轻压迫。②患者全身情况差，对麻醉药物耐受差：患者术前通常存在贫血、低蛋白血症、电解质紊乱，本病例患者尚处于肺栓塞恢复期且全身多处转移，对手术麻醉耐受性较差，应选择对循环影响小的麻醉药物，用药剂量应相应酌减，诱导时应缓慢滴定给药，必要时辅以小剂量去甲肾上腺素等血管活性药物以维持循环稳定。③术中出血：因卵巢肿瘤瘤体巨大，血供丰富，且手术切除范围广，术中可造成大出血。术前须做好大出血急救预案，备好充足的血制品，开放包括中心静脉在内的 2 ～ 3 条静脉通路，必要时术前可先通过介入栓塞瘤体关键供血动脉以减少出血；术中备好血管活性药物，加强监测（经食管超声心动图、有创动脉压、中心静脉压、每搏量变异度、脉压变异度、血气分析等）以便及时发现低血压原因并指导容量治疗。④肿瘤切除后，回心血量减少：切除肿瘤后，患者腹内压降低，内脏血管扩张，大量血液淤积而引起回心血量减少，导致有效循环血量相对不足。

2. 深静脉血栓、急性肺栓塞　深静脉血栓在恶性肿瘤尤其是腹腔或盆腔来源的肿瘤中尤为明显，而卵巢癌则是恶性肿瘤中深静脉血栓发生率最高的肿瘤性疾病之一。因此，卵巢癌患者术前应常规进行静脉血栓栓塞风险评估和预防，并且做好急性肺栓塞的救治预案。一旦患者出现呼吸困难、胸痛、咯血、发绀、休克、发热或手术中出现不明原因的呼气末二氧化碳降低，同时伴低血压、低氧血症、心动过速等症状，应尽快行超声心动图和下肢深静脉超声检查以明确诊断并快速启动诊断性的肺栓塞治疗团队，维持患者循环稳定，启动再灌注治疗。

3. 肺水肿　卵巢巨大肿瘤患者术前肺功能存在受损可能，如膈肌上抬导致限制性通气，易并发肺部感染和慢性支气管炎。患者围术期存在肺水肿风险增加，原因主要有以下几点：肿瘤切除后膈肌下降，受压的肺组织迅速复张，导致肺毛细血管通透性增加；胶体渗透压降低：患者恶病质，营养不良、大量腹水，术前多存在低蛋白血症；围术期不恰当的输血、输液，造成容量负荷超载。此外，手术损伤和应激状态下交感肾上腺功能亢进等一系列病理生理改变，也会造成肺循环动力学改变诱发肺水肿。

防治要点：①充分术前准备，纠正低蛋白血症、贫血、多次小量引流腹水。②围术期精细管理容量，一般来讲，肿瘤切除前进行适当扩容，移除肿瘤后应立即做腹部加压。肿物压迫期间可以使用血管活性药物维持患者基本灌注。保护性肺通气策略，小潮气量，适度呼气末正压、间断肺复张和相对较低的吸入氧浓度。术后把控好拔管时机和拔管指征。

4. 反流误吸　巨大肿瘤造成腹腔压力增高；肿瘤压迫胃肠道，导致胃内压力升高，造成胃排空延迟，增加反流、误吸风险。盆腹腔巨大肿瘤患者应视为饱胃患者进行麻醉管理。

七、病例小结

全面、细致的术前评估，积极、有效的术前准备和预康复策略及严密的围术期监测，个体化的麻醉管理策略和术后的精心监护，是本例巨大卵巢肿瘤伴肺栓塞患者开腹手术得以顺利实施、患者快速康复的关键所在。而这些需要以多学科协作为基础，术前开展 MDT 已成为围术期医疗的新发展方向和趋势，MDT 的推广对提高围术期安全性，减少术后并发症，促进患者术后早期康复有极为重要的临床意义和价值。

参考文献

Bamba K, Watanabe T, Kohno T, 2013. Anesthetic management of a patient with a giant ovarian tumor containing 83 l of fluid[J]. SpringerPlus, 2: 487.

Bakhru A, 2013. Effect of ovarian tumor characteristics on venous thromboembolic risk[J]. J Gynecol Oncol, 24(1): 52–58.

Jiménez D, Aujesky D, Moores L, et al., 2010. Simplification of the pulmonary embolism severity index for prognostication in patients with acute symptomatic pulmonary embolism[J]. Arch Intern Med, 170(15): 1383–1389.

Kluz T, Bogaczyk A, Wita-Popów B et al., 2023. Giant ovarian tumor[J]. Medicina (Kaunas),59(10): 1833.

Konstantinides S V, Meyer G, Becattini C, et al., 2020.2019 ESC Guidelines for the diagnosis and management of acute pulmonary embolism developed in collaboration with the European Respiratory Society (ERS)[J]. Eur Heart J, 41(4): 543–603.

Machanahalli Balakrishna A, Reddi V, Belford P M, et al., 2022. Intermediate-risk pulmonary embolism: a review of contemporary diagnosis, risk stratification and management[J]. Medicina (Kaunas), 58(9): 1186.

Rössler J, Cywinski J B, Argalious M, et al., 2024. Anesthetic management in patients having catheter-based thrombectomy for acute pulmonary embolism: a narrative review[J]. J Clin Anesth, 92: 111281.

Satoh T, Oki A, Uno K, et al., 2007. High incidence of silent venous thromboembolism before treatment in ovarian cancer[J]. Br J Cancer, 97(8): 1053–1057.

Yamochi S, Kinoshita M, Sawa T, 2022. Anesthetic management of a severely obese patient (body mass index 70.1 kg/m^2) undergoing giant ovarian tumor resection: a case report[J]. J Med Case Rep, 16(1): 164.

第 5 章

Ⅲ期脉管内平滑肌瘤切除术

一、病例简介

【一般情况】患者，女性，40 岁，身高 152cm，体重 65kg。

【主诉】发现盆腔包块 8 年，尿频 3 年。

【现病史】患者 8 年前发现盆腔包块，2 周前复查盆腔超声提示“宫腔内多个高回声区，较大回声区位于子宫后壁。右卵巢旁探及 5cm × 4cm × 3cm 高回声，另见宫内节育器”。全腹部 CT 报告显示“子宫多发肌瘤，部分伴变性，右前壁浆膜下子宫肌瘤累及右卵巢静脉及腔静脉，静脉内可见条状充盈缺损，考虑脉管平滑肌瘤”。门诊以脉管平滑肌瘤收治入院。

【既往史】既往体健，否认高血压病、糖尿病、心脏病、气管炎等特殊疾病史，无手术麻醉史，无食物、药物过敏史及家族史。

【体格检查】生命体征：体温 36.3℃，脉搏 87 次 / 分，呼吸 19 次 / 分，血压 108/80mmHg，疼痛评分（数字分级评分法，NRS）为 0。神志清，精神可，对答切题，自主体位，查体合作，口唇无发绀，无颈静脉怒张，心脏听诊律齐，各瓣膜听诊区未闻及杂音，双肺呼吸音清，未闻及干湿啰音，腹部稍隆起，未触及包块，无压痛、反跳痛，双下肢无水肿。妇科检查可见宫颈光滑，子宫如孕 3 个月大，右附件区增厚，未及压痛。

【辅助检查和检验结果】

1. 腹部 B 超　下腔静脉内探及条索样低回声，脉管内平滑肌瘤待排除，右侧髂静脉内可疑条索样回声，髂动脉及腹主动脉血流通畅。
2. 超声心动图　三尖瓣少量反流，下腔静脉入右心房处低回声灶。
3. 深静脉超声　双下肢血流通畅。
4. 心电图　窦性心律。
5. 胸部 CT　未见明显异常。
6. 实验室检查　血常规、凝血功能、肝肾功能、电解质检查未见明显异常。

【术前诊断】子宫平滑肌瘤（脉管内平滑肌瘤），下腔静脉良性肿瘤（子宫平滑肌瘤），肾囊肿。

二、MDT 会诊意见

1. 妇科　患者脉管内平滑肌瘤有明确手术指征。可选手术方案有以下 2 种：一期手术，一次性完成全子宫 + 双附件 + 全部肿瘤切除，适合一般情况良好、脉管内平滑肌瘤未累及大血管及心脏，或者虽累及大血管或心脏但肿瘤易于去除的患者。二期手术，须分两次完成全部瘤体的切除，第一次去除心脏和下腔静脉上段肿瘤，第二次手术切除盆腔及大血管内肿瘤，适用于一般情况差、肿瘤巨大及由于其他原因不能耐受同期进行多学科手术的患者。结合患者年龄及辅助检查结果，以及患者和其家属意愿，考虑一期行“经腹全子宫 + 双附件切除 + 血管切开取瘤术”。

2. 血管外科　麻醉科拟协助行下腔静脉切开取瘤术。患者围术期存在血管内平滑肌瘤断裂、游走、难以取出、继发肺栓塞，甚至危及生命等风险。术中须阻断下腔静脉，根据术中食管超声检查结果，届时可能须联合心脏大血管、肝胆外科医师切开膈肌游离下腔静脉，必要时需要显露胸腔及游离心脏大血管，建立体外循环联合取瘤。操作过程中存在损伤肾血管、胰腺、胰十二指肠、肝脏及周围脏器，造成大出血，继发膈疝、心肺功能不全、血栓形成、血栓脱落引发肺栓塞，甚至危及生命等风险。

3. 麻醉科　患者脉管内平滑肌瘤，拟行一期全子宫 + 双附件 + 全部肿瘤切除术，患者目前生命体征平稳，重要脏器功能基本正常，未发现麻醉相关禁忌证，完善术前准备后可择日手术。建议：①使用低分子量肝素抗凝治疗，用药至手术前 24 小时，以减少血栓栓塞风险。②患者为Ⅲ期子宫脉管内平滑肌瘤，肿瘤已侵犯下腔静脉并进一步延伸至右心房，围术期，尤其在游离血管和阻断、开放下腔静脉时存在肿瘤及血栓脱落，导致急性肺栓塞，以及术中大出血、严重心律失常、循环衰竭等可能危及生命的风险。建议术前联系好心外科团队，做好体外循环准备，以备肿瘤深入右心房、下腔静脉阻断困难，需要体外循环支持下切开取栓。术前建立深静脉通路，备好血制品和血管活性药物，做好急救准备。③围术期加强监测，除常规监测外，建议动脉血压（ABP）、CVP、连续心输出量和经食管超声监测以明确肿瘤侵入的部位，评估心功能，指导容量治疗和血管活性药物应用。④术后送 ICU 继续监护和治疗。

三、MDT 会诊后诊治经过

MDT 会诊明确了一期手术完整切除患者脉管内平滑肌瘤的手术方案。术前予以患者低分子肝素抗凝，备血、自体血回输。手术当天邀请血管外科医师共同上台，术中采用经食管超声监测。

四、麻醉和手术经过

1. 入室时患者生命体征　血压 132/89mmHg，心率 76 次 / 分，吸空气状态下血氧饱和度 96%。

2. 监测　心电图、无创血压、脉搏血氧饱和度、体温、BIS，左侧桡动脉置管有创测压，颈内静脉穿刺监测 CVP，间断测定血气，诱导后置入食管心脏超声。此外，右侧股动脉穿刺置入 16G 单腔 ARROW 管，以便需要体外循环时可以快速置管转机。

3. 麻醉方法　全身麻醉复合双侧腹横筋膜阻滞。

4. 麻醉诱导　舒芬太尼 30μg，咪达唑仑 3mg，维库溴铵 8mg，依托咪酯 14mg。

5. 麻醉维持　瑞芬太尼 0.6mg/h，丙泊酚 200mg/h，七氟烷 1% ～ 1.5%，麻醉期间根据 BIS、血流动力学调整用量。

6. 手术经过　经食管心脏超声显示“下腔静脉血栓距离右心房 3cm”。故不考虑启用体外循环。术中依次游离卵巢静脉、子宫静脉、下腔静脉，切除子宫及双侧附件（图 5–1）。因卵巢静脉和肾静脉汇合处太窄，无法从卵巢静脉下端抽出下腔静脉内的瘤体（图 5–2），由血管外科医师阻断下腔静脉近心端，切开下腔静脉，取出完整瘤体组织。随后修补下腔静脉。开放下腔静脉后，止血关腹，结束手术。手术历时 6 小时，下腔静脉阻断时间 15 分钟。术中生命体征平稳，术后将患者送 ICU 继续监测治疗。

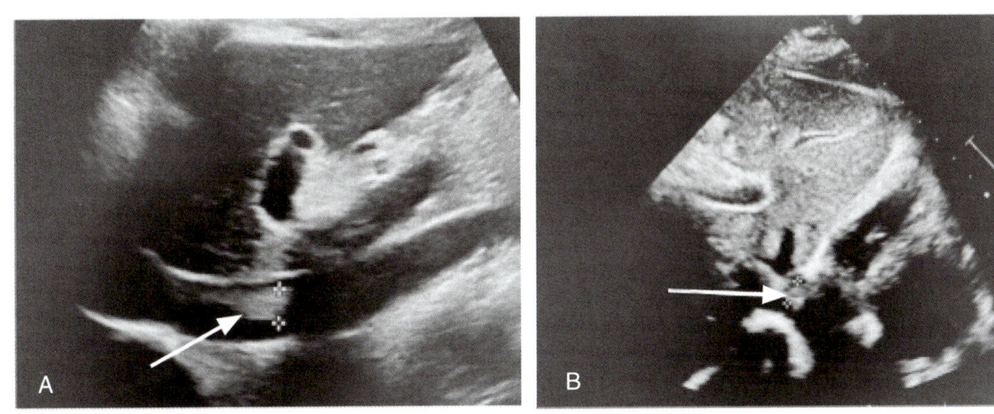

图 5–1 下腔静脉内的脉管内平滑肌瘤

超声检查中可见肝脏下方下腔静脉内（A）和靠近右心房入口处（B）的肿块影像（箭头所示）

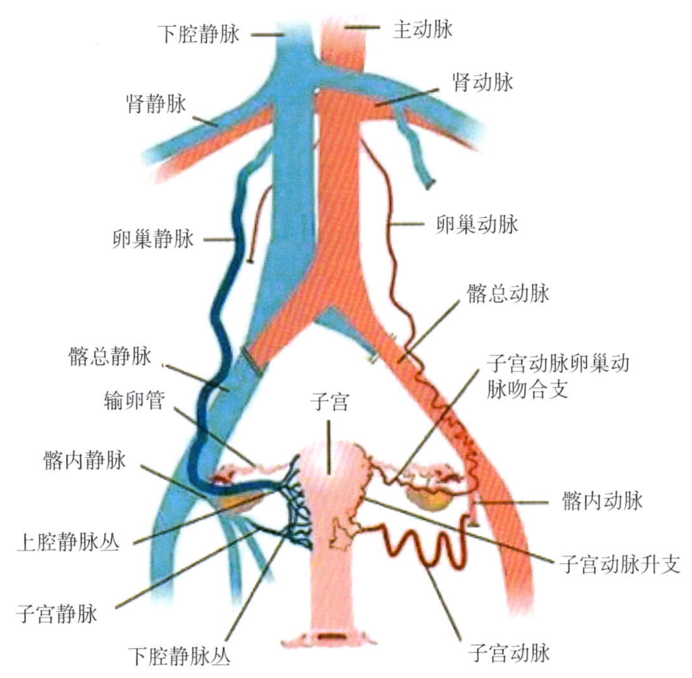

图 5–2 子宫动静脉关系示意图

五、转归

患者在 ICU 治疗 2 日后转入普通病房，术后第 8 日出院。术后利伐沙班口服抗凝，预防下腔静脉血栓形成。脉管内平滑肌瘤术后存在一定复发的风险，嘱其定期检查及监测。

六、病例要点解析

（一）脉管内平滑肌瘤的特性、分期和手术方式

脉管内平滑肌瘤（intravascular leiomyoma）是一种罕见的平滑肌肿瘤，多发生于28～80岁的女性，平均发病年龄为44岁。脉管内平滑肌瘤通常起源于子宫，大多数脉管内平滑肌瘤的患者有子宫切除病史或存在子宫肌瘤。脉管内平滑肌瘤虽是平滑肌瘤组织生长结构异常的一种良性病变，但其生物学行为却有蔓延性生长、易复发等恶性表现，可依据侵犯肺分为Ⅰ～Ⅳ期（表5-1）。它可侵袭静脉系统并从子宫或卵巢静脉延伸到下腔静脉、右心，甚至肺动脉，约10%的病例会发生心脏内侵入。因其早期临床表现缺乏特异性，诊断存在一定困难。但如果病变累及下腔静脉、心脏或肺动脉，可表现为右心衰竭的症状，如下肢水肿、胸闷、活动耐力下降。极少数情况下，患者可因三尖瓣阻塞而导致晕厥。其他较少见的表现包括Budd-Chiari综合征，可伴继发性血栓形成、腹水、系统性栓塞，甚至猝死。

表5-1　脉管内平滑肌瘤分期

分期	标准
Ⅰ期	肿瘤穿透子宫静脉壁，但局限于盆腔内
Ⅱ期	肿瘤扩展到腹腔内，但未达到肾静脉
Ⅲ期	肿瘤达到肾静脉和下腔静脉并进一步延伸至右心房，但未到达肺动脉
Ⅳ期	肿瘤达到肺动脉和（或）伴有肺部转移

手术是治疗脉管内平滑肌瘤的主要方法，并且以完全切除肿瘤为目标。但对于Ⅲ期以上的脉管内平滑肌瘤患者，是否同时一次性切除腹腔和下腔静脉中的肿瘤仍然具有争议。一般认为，除非患者的全身状况较差，或者血管肿瘤巨大，或者有严重的腹部和盆腔粘连，否则应该同期进行肿瘤完整切除，但对于与周围组织粘连严重，切除困难的大型肿瘤，通常建议进行分期手术。在没有粘连的情况下，静脉切开就可能可以取出肿瘤，而在粘连严重的情况下，肿瘤侵入右心房甚至肺动脉时，需要切开胸骨，体外循环支持下手术取出肿瘤（图5-3）。为预防肿瘤的复发，原则上建议同时进行子宫切除术。此外，由于脉管内平滑肌瘤具有激素依赖性，对于绝经或接近绝经，以及没有生育要求的女性或有子宫外血管浸润的患者，推荐同时行输卵管、卵巢切除术。

（二）围麻醉期存在的风险和管理要点

脉管内平滑肌瘤是一种罕见的疾病，目前全世界仅发现和报道了300余例。Ⅰ期手术切除是根治肿瘤的主要方法，但Ⅲ期和Ⅳ期患者围术期死亡率极高。为成功实施手术，需要根据病变累及范围及患者的具体情形，完善术前准备，评估术中发生大出血、急性肺栓塞、肿瘤溶解综合征、心律失常及循环衰竭和休克的风险，制订个性化手术方案。多学科团队共同协作决策，是保障手术顺利实施的关键。

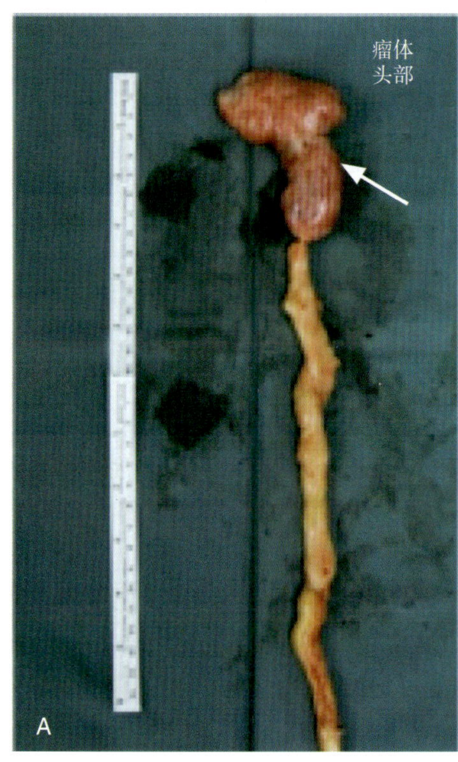

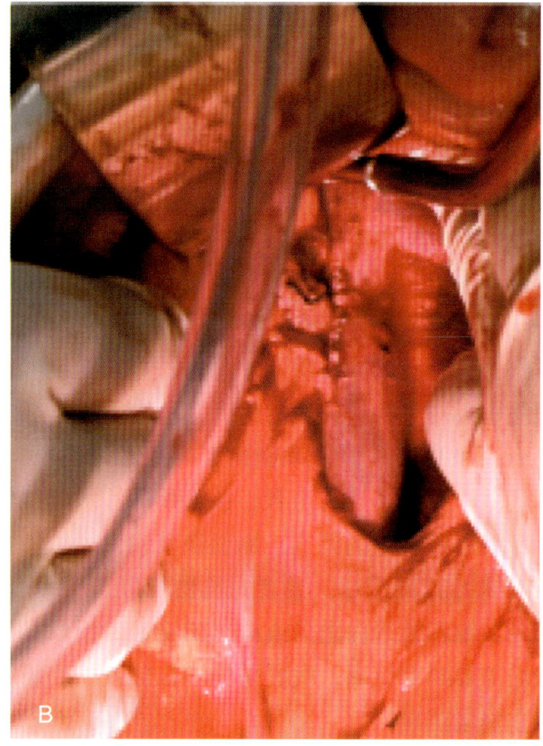

图 5-3　肿瘤取出示意图

A. 展示了 Xu 等报道的在下腔静脉和右心房内剥离出的脉管内平滑肌瘤，上端的红色肿块为癌栓突出进入右心房的占位。B. 为本病例术中图片，可见切开缝合的下腔静脉

Perioperative management of intracardiac leiomyomatosis：An observational cohort study. Medicine （Baltimore），2017，96：e7522

1. 术前关注点　全面评估患者全身情况和心、肺、肾等重要脏器功能，并且尽可能在术前予以优化。明确肿瘤分级，以及是否合并血栓，术前是否抗凝，是否需要放置下腔静脉滤网，是否需要体外循环支持，术中需要哪些学科共同参与，上述内容均须在术前做好决策。评估瘤栓阻塞下腔静脉的程度及侧支循环建立与否。阻塞越严重说明瘤栓以下的下腔静脉属支血管腔内压力越大，肾周围可出现怒张的静脉侧支，同时上、下腔静脉系统交通支开放，下肢和盆腔内血液可以通过以下侧支循环部分回流：左髂总静脉→左腰升静脉→半奇静脉→奇静脉→上腔静脉；右髂总静脉→右腰升静脉→奇静脉→上腔静脉。完全梗阻的患者因已建立侧支循环，阻断下腔静脉后循环波动反而相对较小。术前须评估侧支循环建立的情况，为下腔静脉阻断后循环剧烈波动做好预案。

2. 术中加强监测　除心电图、SpO_2、无创血压、呼气末二氧化碳分压、脑电双频指数、体温等监测，还须建立动脉有创血压、中心静脉压、尿量、动脉血气分析。此外，经食管超声在此类手术中应作为常规监测，除可以评估患者心脏功能、容量情况，早期识别血流动力学不稳定病因外，还可以通过对瘤栓及右心室流出道的监测，明确肿瘤的生长范围，评估肿瘤与下腔静脉的粘连情况，协助外科医师优化手术方案。本例患者经食管超声检查显示肿瘤近心端距下腔静脉入右心房口 3cm，呈游离状，因此外科决定在不采用体外循环的情况下取出肿瘤。

3. 麻醉诱导和维持　麻醉诱导过程易引起循环波动，尤其是肿瘤累及下腔静脉、心脏或肺动脉的患者术前就可能存在直立性低血压、心功能不全等问题，麻醉管理应选择对循环影响小的药物进行缓慢诱导，诱导前应准备好抢救药物，除颤仪等急救措施，发生低血压时及时泵注血管活性药物并根据经食管超声、脉压变异率等监测结果采用目标导向液体输注维持患者血流动力学稳定。

4. 凝血功能保护　此类手术需要胸腹部联合切口，须切开大血管，大出血风险明显增加，凝血功能保护是术中管理要点之一。允许性低血压，减少晶体液输注对出血损伤控制性复苏有一定指导意义。大出血时将浓缩红细胞、新鲜冰冻血浆、血小板按 1 ∶ 1 ∶ 1 的比例输注可有效保护患者的凝血功能。此外，血细胞比容较高的患者术前等容血液稀释，维持体温、纠正酸中毒对于大量失血的患者也极为重要。

5. 术中保温　该手术创面大，手术时间长，液体交换量多，围术期若不注意保温可导致低体温，而低体温与患者心血管事件、术后感染、凝血功能障碍等不良结局存在相关性，围术期可通过室温的调节，加温毯及输血、输液加温等综合措施进行主动、被动保温。

6. 术后疼痛管理　患者为胸腹部联合手术，手术创伤大，疼痛剧烈，术后需要完善镇痛管理，推荐椎管内阻滞或神经阻滞加非甾体类、阿片类等药物进行多模式镇痛。本例患者因术后需要早期抗凝，我们采用了双侧腹横筋膜阻滞联合非甾体类药物，以及氢吗啡酮患者自控止痛泵镇痛。

（三）危急情况的处理

1. 下腔静脉阻断及开放，导致循环剧烈波动　下腔静脉阻断后回心血量减少、前负荷降低、心输出量下降，导致血压降低，心率增快，这时需要应用血管活性药物联合液体输注，并且以血管活性药物泵注提升血管张力及心肌收缩力为主，切忌盲目过量输注液体，以免下腔静脉开放后液体超载。此外，下腔静脉阻断可以引起肾脏血流减少，导致肾功能损伤，术中应注意肾保护。下腔静脉开放后，大量淤滞在下肢和盆腔静脉系统内的血液回心，如果液体过量可能导致右心的前负荷突然增加，诱发肺水肿或急性右心衰竭。若阻断时间过长，开放后酸性代谢产物和高浓度钾离子回流入血可进一步加重循环障碍。此外，开放后肝、肾等器官发生再灌注，可引起缺血再灌注损伤，术中要注意脏器功能保护。

2. 大出血　由于该类手术需要胸腹部大切口，手术范围广，手术时间长，术中需要分离并切开下腔静脉取瘤体，加上肾周围静脉等侧支的开放、怒张、充血，游离、结扎时容易损伤腰静脉，甚至下腔静脉导致大出血，因此，围术期的容量管理非常重要。术前需要停用口服抗凝药，纠正凝血功能紊乱，备好血制品和自体血回输准备。因术中需要阻断下腔静脉，术前应开放颈内静脉或锁骨下静脉，以及上肢静脉进行液体输注。术中仔细观察手术步骤，及时发现大出血并尽快启动大出血急救预案。

3. 急性肺栓塞　手术中易发生肺栓塞的时期和处理要点：①静脉内瘤栓或血栓脱落易发生于分离和显露下腔静脉的阶段。此类患者术前是否需要安装下腔静脉滤器尚存在争议，由于脉管内平滑肌瘤来源于子宫平滑肌细胞，不像血栓一样容易松散和脱落，对于单纯瘤栓的患者不建议放置，如果瘤栓合并血栓或尽管抗凝依旧发生肺栓塞或有抗凝禁忌，可以考虑放置瘤栓以上水平下腔静脉滤器，但也有研究认为滤器的放置增加了手术难度和血栓形成的机会，无论是否合并血栓，术前都不建议放置。预防的关键是应尽早在瘤栓近心端阻断下腔静脉，获得清晰的视野并完整取出瘤栓。②空气栓塞易发生于显露肝后下腔静脉和结扎肝短静脉，以及开放下腔静脉时。预防的关键是术中仔细操作，避免损伤肝血管，闭合下腔静脉前用肝素液充满血管腔，充分排气。

七、病例小结

脉管内平滑肌瘤是一种罕见的疾病，Ⅰ期手术切除是根治肿瘤的主要方法，但Ⅲ、Ⅳ期脉管内平滑肌瘤手术难度大，围术期死亡率高。为保障手术的顺利实施，术前须组织MDT，制订个性化手术方案及详细的麻醉计划。术中应重点关注下腔静脉阻断前、阻断时和阻断后 3 个重要阶段，并且根据经食管超声和心输出量等血流动力学监测指标采用不同的容量管理和血管活性药物使用策略，以维持血流动力学稳定。同时，我们应做好围术期发生大出血、急性肺栓塞、心律失常及循环衰竭等危机事件的救治预案。在妇科、血管外科和麻醉科共同决策和努力下，该脉管内平滑肌瘤Ⅲ期患者成功实施了Ⅰ期手术，术后患者顺利康复出院。

参考文献

Castagneto Gissey L, Mariano G, Musleh L, et al., 2017. Massive pelvic recurrence of uterine leiomyomatosis with intracaval-intracardiac extension: video case report and literature review[J]. BMC Surg, 17(1): 118.

Cohen D, Mordhorst A, Misskey J, et al., 2023. Surgical management of intravenous leiomyomatosis with intracardiac extension[J]. J Vasc Surg Cases Innov Tech, 9(4): 101302.

Ma G, Miao Q, Liu X, et al., 2016. Different surgical strategies of patients with intravenous leiomyomatosis[J]. Medicine (Baltimore), 95(37): e4902.

Oliveira L, Ramos S, 2013. Anesthetic approach for a clinical case of intravenous leiomyomatosis: Case report[J]. Braz J Anesthesiol, 63(6): 504-507.

Xu J, Wei M, Miao Q, et al., 2017. Perioperative management of intracardiac leiomyomatosis: an observational cohort study[J]. Medicine(Baltimore), 96(29): e7522.

Zhang Y, Wu X, 2023. Treatment of intravascular leiomyomatosis: Case report and literature review[J]. J Vasc Surg Cases Innov Tech, 9(2): 101059.

第6章

子痫患者行剖宫产术

一、病例简介

【一般情况】患者，女性，36岁，身高160cm，体重90kg。

【主诉】孕28^{+4}周，血压升高伴恶心呕吐半天。

【现病史】该患者平素月经规则，周期27～28天，经期4～6天，末次月经2021年1月12日，行经如常。孕早期B超核对孕周无误。定期产检，颈项透明层（NT）、唐氏筛查、排畸超声未见异常。孕妇今凌晨3点胃痛，伴恶心呕吐、头晕，至急诊，查血压200/99mmHg，胎动如常，夜间胎动频繁。孕妇现感头晕恶心，伴呕吐，呕吐物为胃内容物，无视物模糊，无腹痛，无阴道出血、流液，故门诊以"孕28^{+4}周，子痫前期"收入院。停经以来患者精神可，睡眠偶有不适，胃纳佳，二便无殊，体重增加20kg。

【既往史】患者既往无高血压病、糖尿病，花粉过敏。12岁时行阑尾切除术。

【体格检查】血压200/99mmHg，脉搏78次/分，体温36.5℃，子宫大小如孕周，双下肢水肿（+），无呼吸困难，无腹痛，无头痛及视觉障碍。

【辅助检查和检验结果】

1. 心脏超声　二尖瓣、三尖瓣轻度反流，心包少量积液。

2. 心电图　窦性心律，T波改变。

3. 实验室检查　血常规：白细胞计数18.48×10^9/L，中性粒细胞17.02×10^9/L，血红蛋白134g/L，血小板82×10^9/L。凝血功能：凝血酶原时间11.6秒，活化部分凝血酶原时间27.4秒，国际标准化比值1.01，D-二聚体3300μg/L FEU。血清肌钙蛋白0.008ng/ml，B型钠尿肽114pg/ml。肝肾功能：谷丙转氨酶311U/L，谷草转氨酶312U/L，肌酐89μmol/L，空腹血糖6.14mmol/L。尿蛋白阳性（3+）。

【诊治经过】

10:14 患者入院。

12:00 患者出现抽搐，意识模糊，牙关紧闭，随后手足抽搐，立即予开放气道，头偏向一侧。给予地西泮10mg静脉推注，抽搐持续2分钟。

12:01 给予改面罩吸氧，硫酸镁7.5mg+生理盐水20ml快速静脉推注，调整乌拉地尔10mg/h。

12:03 给予第二组硫酸镁7.5mg+生理盐水20ml微量泵10ml/h静脉推注。

12:05 患者舌根后坠明显，给予推举下颌法，开放气道，左侧卧位，床旁B超示胎心86次/分，观察5分钟后胎心恢复至正常。

患者随后在病房开始使用降压和持续预防癫痫治疗。待患者情况稳定后，请 MDT 会诊。

【诊断】妊娠、子痫、糖尿病。

二、MDT 会诊意见

1. 产科　患者目前孕 28^{+4} 周，子痫发作后，目前生命体征平稳，血压控制在 135/85mmHg 以内。考虑到患者随时可能再发子痫，分娩为终止子痫的唯一确切手段，为确保母婴安全，建议患者尽快行剖宫产术。围生期须继续控制产妇血压，预防子痫再发。

2. 儿科　胎儿目前 28^{+4} 周，生长发育受限，目前可予地塞米松促进胎儿肺部成熟，如近期拟行剖宫产术，术后患儿可进一步转入儿科监护室进一步诊治。

3. 麻醉科　患者生命体征平稳，但随时可能再发子痫，建议患者尽快分娩。目前患者凝血功能正常，血小板降低（84×10^9/L），并且血小板数量有可能进一步下降（表 6–1），硬膜外麻醉有一定风险。如分娩镇痛可予瑞芬太尼静脉给药。如行剖宫产，须从现在开始禁食禁饮，围术期积极预防反流误吸，可在全身麻醉下行剖宫产术。

表 6–1　患者围术期实验室检查指标变化

指标（正常值范围）	术前（手术当天）	术后第 1 天	术后第 2 天	术后第 7 天
APTT（23.9 ～ 33.5 秒）	27.4	30.8	32.6	25.1
PT（10.0 ～ 13.5 秒）	11.6	12.6	11.7	11.1
纤维蛋白原（2.0 ～ 4.0 g/L）	2.65	2.61	3.73	3.87
D– 二聚体（0 ～ 700 μg/L FEU）	3300	8260	8480	2990
血小板［（101 ～ 320）$\times 10^9$/L］	82	44	62	134
白细胞［（4.0 ～ 10.0）$\times 10^9$/L］	18.48	15.78	19.13	9.29
中性粒细胞（50.0 % ～ 70.0 %）	92.10	83.4	84.8	68.9
谷丙转氨酶（7 ～ 40 U/L）	311	346	213	66
谷草转氨酶（13 ～ 35U/L）	312	316	106	30
尿蛋白（阴性）	3+	2+	/	/

三、MDT 会诊后诊治经过

MDT 会诊后，给予患者地塞米松促进胎儿肺成熟，继续使用硫酸镁解痉，乌拉地尔和尼卡地平降压，控制患者血压至 135/85mmHg 以下。患者于当日 18：00 紧急行剖宫产术。

四、麻醉及手术经过

1. 入室后生命体征　血压 128/80mmHg，脉搏 100 次 / 分，呼吸 20 次 / 分，鼻导管吸氧下血氧饱和度 100%。

2. 麻醉方式　气管插管全身麻醉。

3. 监测　心电图、有创血压、脉搏血氧饱和度监测，深静脉导管置入，亚宁定和尼卡地平泵注降压，硫酸镁泵注预防子痫。

4. 麻醉诱导　8% 七氟烷和 100μg 瑞芬太尼，维库溴铵 8mg，外科局部麻醉浸润下进腹。

5. 胎儿娩出后麻醉维持　舒芬太尼 30μg 静脉给药，瑞芬太尼 0.5mg/h、丙泊酚 300mg/h 泵注。

6. 手术　患者娩出一活婴，新生儿 Apgar 评分 5-9-9 分 /1-5-10 分钟，后转入新生儿科继续监护。产妇在手术结束转入 ICU。术中出血 300ml，输液 1000ml，尿量 200ml，呈酱油色。

五、转归

患者术后带管回 ICU，继续予以尼卡地平控制血压，甘草酸苷针护肝，输注血小板，头孢哌酮舒巴坦预防感染，硫酸镁预防产后子痫。术后第 1 天拔除气管插管，术后第 2 天转普通病房，10 天后患者出院，嘱定期门诊随诊。

六、病例解析要点

（一）子痫前期的病理生理

高血压疾病影响 5% ～ 10% 的孕妇，并且是导致母亲、婴儿致残和死亡的一个重要原因。子痫前期的病理生理学并不完全明了，目前已知子痫前期的发展与母体遗传、免疫、母体心血管系统失调和炎症因素等相关（图 6-1）。在正常妊娠中，细胞滋养层进入子宫肌层和螺旋动脉，形成一个丰富的血管网络，为胎盘和胎儿提供灌注。子痫前期患者细胞滋养层没有发展出强大血管网络，导致螺旋动脉的内皮侵入减少且表浅。这些异常发育的血管口径狭窄，导致胎盘缺血缺氧。此外，在子痫前期患者的体内还可观察到各种促炎症分子的水平升高，包括自然杀伤细胞和其他非特异性炎性标志物。在正常妊娠中，由于母体免疫存在一种“免疫耐受”，例如，在没有受到子痫前期影响的妊娠中，Th1 细胞和 Th2 细胞和谐共存，以防止过度炎症和胎儿排斥反应。在子痫前期的模型中，这种平衡被打破，许多 T 细胞转向 Th1 表型，Th1 细胞通过分泌促炎症细胞因子产生自身抗体和增加氧化应激促进炎症，进一步恶化子痫前期中的损伤和缺血。与子痫前期发展特别相关的两个生物标志物是可溶性 FMS 样酪氨酸激酶 -1（sFlt-1）和胎盘生长因子（PlGF）。sFlt-1 是一种抗血管生成因子，它会抑制新血管形成。在子痫前期患者和子痫前期患者的胎盘中发现 sFlt-1 的水平更高。PlGF 的水平较低，且子痫前期患者中 sFlt-1 与 PlGF 之间的比例升高。同时，子痫前期患者的母体免疫系统变化促进了低水平的慢性炎症，这种炎症会持续造成内皮损伤，导致血管生成和抗血管生成因子的失衡。胎盘异常、炎症和血管生成异常的复杂相互作用最终导致临床上的子痫前期综合征并在妊娠和产后导致患者和胎儿的不良健康结果。

子痫前期患者会出现各种各样的并发症，包括严重高血压、心脏功能障碍、肾脏损伤、肝功能障碍、弥散性血管内凝血、肺水肿、脑血管疾病、胎盘早剥，严重时可导致死亡。

子痫前期可以根据其发生在妊娠期的时期分为早发型和迟发型。早发子痫前期发生在妊娠 34 周之前，占所有病例的 20%。与晚发疾病相比，早发疾病更有可能发生胎儿生长限制。晚发的子痫前期更为常见，可能与母体合并症有关，包括糖尿病、慢性高血压、心脏病、肥胖和高龄产妇。在晚发疾病中，异常胎盘种植不那么突出，胎儿可能发育良好。

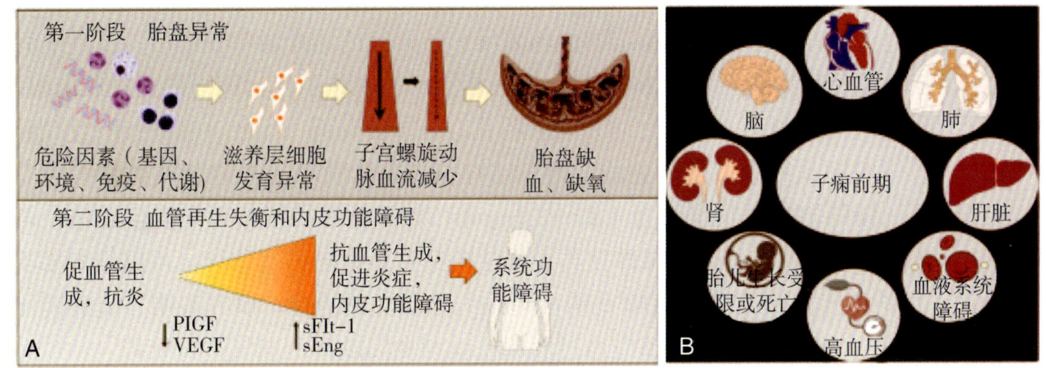

图 6-1　子痫前期发病机制示意图（A）和受累的器官（B）

发病的第一阶段是临床前阶段，其特征是胎盘着床异常，母体循环中可溶性因子释放，进而引起全身内皮功能障碍和高血压（第二阶段）

Preeclampsia pathophysiology and adverse outcomes during pregnancy and postpartum. Front Med （Lausanne），2023，10：1144170

PIGF. 胎盘生长因子；VEGF. 血管内皮生长因子；sFlt-1. 血清可溶性 FMS 样酪氨酸激酶；sEng. 可溶性内皮因子

（二）子痫抽搐的病理生理和临床表现

子痫前期子宫胎盘缺血的主要后果之一是促炎细胞因子和抗血管生成因子进入母体循环，导致内皮功能障碍。目前关于子痫前期所致的脑损伤有两个理论：脑水肿和脑血管痉挛。一方面，内皮功能障碍直接破坏血脑屏障（BBB）的完整性，增加 BBB 的渗透性，组织间液中离子、神经递质和代谢产物的失衡，脑血管的自动调节功能受损，导致脑血管的过度扩张和脑水肿。另一方面，抗血管生成因子的不平衡也可能扰乱血管平滑肌的肌源性张力，导致脑血管不受控制地收缩，进而诱发痉挛和脑缺血。维持大脑环境的稳态对于脑功能至关重要，灌注不足和过度灌注都可能对大脑造成严重损害。因此，子痫发作是 BBB 破坏导致的水肿和（或）神经微环境调节异常的结果。

大多数女性在子痫发作前会经历以下子痫前期症状：恶心和呕吐、腹痛、上腹部不适、头痛、手和脸的肿胀，以及视力问题，包括视力丧失、双重视觉、视物模糊和视野缺失。子痫前期的患者出现抽搐时，患者发生子痫。子痫抽搐的特征如下：通常突然发作，面部充血，眼睛突出，口吐白沫，舌头咬伤，抽搐通常始于面部，随后是持续 15 ～ 20 秒的强直，然后发展为呼吸暂停的全身性阵挛，持续约 1 分钟。呼吸通常在一声鼾样吸气后恢复，患者随后进入发作后状态并伴有不同程度的昏迷。抽搐也可能会并发呼吸、心搏骤停和胃内容物的反流、误吸。子痫的主要并发症包括 HELLP 综合征、宫内生长迟缓、胎盘早剥、神经功能缺陷、吸入性肺炎、弥散性血管内凝血、肺水肿、肾衰竭和心搏骤停。

（三）子痫患者的治疗

对于子痫患者来说，分娩是取得疗效的确切手段。产科中心都应该有子痫的应急预案（图 6-2）。在分娩前后需要积极防止抽搐和降血压。

1. *抗惊厥治疗*　硫酸镁（$MgSO_4$）是治疗子痫前期和子痫的首选抗惊厥药物，其控制抽搐的主要目的包括预防母亲受伤、确保氧合、提供心肺支持，以及预防误吸。在静脉注射方案中，硫酸镁以 4g 静脉推注开始，随后以 2g/h 的速度持续输注。在肌内注射方案中，首先静脉注射 4g 20% 的硫酸镁，然后肌内注射 10g 50% 的硫酸镁，之后每 4 小时肌内注射 5g。连续输注比肌内注射方案更能维持稳定的血药浓度。硫酸镁的治疗通常在最后一次抽搐后或分娩后（以较晚的时间为准）继续 24 小时。硫酸镁治疗的副作用包括增强的神经肌肉阻滞、呼吸抑制、低血压、心搏骤停、产后宫缩无力和胎儿心脏节律降低。因此，在硫酸镁治疗期间，监测膝反射、呼吸频率和尿量是必要的。由于治疗窗口非常狭窄，在静脉注射方案中应监测血清镁水平。镁的治疗血浆水平为 4.8 ～ 8.4mg/dl。如果抽搐持续或再次发生抽搐，可以给予第二次硫酸镁推注（2g）。如果即使再次推注硫酸镁后抽搐仍然持续，可以用苯妥英钠（15mg/kg）或地西泮（10mg）或硫喷妥钠（50mg）静脉注射治疗。研究表明，硫酸镁比地西泮或苯妥英钠更有效。顽固性抽搐应通过肌肉松弛剂和间歇正压通气进行管理。

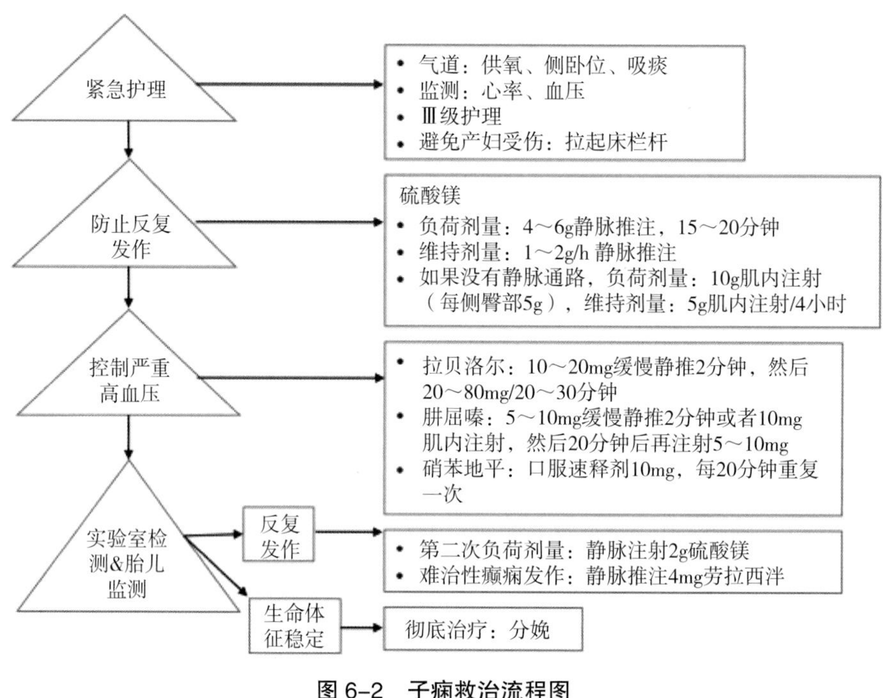

图 6–2　子痫救治流程图

Diagnosis and treatment of eclampsia. J Cardiovasc Dev Dis, 2024，11：257

2. *降压治疗*　颅内出血是目前高血压疾病孕产妇死亡的主要原因。建议将子痫前期患者的血压控制在 135/85mmHg 或更低。当血压在 140/90mmHg 至 159/109mmHg 时，可以使用的降压药物包括直接扩张血管的药物［肼屈嗪（肼苯达嗪）、硝普钠、硝酸甘油］，β 受体阻滞剂（拉贝洛尔）和钙通道阻滞剂（硝苯地平、尼卡地平）。目前没有足够的证据支持一种药物优于另一种。尼莫地平、镁剂（用作降压药）、二氮嗪和酮色林最好避免使用。在严重高血压（160/100mmHg 或更高）时，口服硝苯地平 10mg 是首选的一线药物。如果血压没有得到充分控制，可以口服或静脉注射拉贝洛尔或静脉注射肼屈嗪。如果计划紧急手术分娩，必须在手术前稳定严重高血压，特别是在需要全身麻醉和气管插管的情况下。在未有效控制血压的情况下，插管引起的高血压反应可能会进一步增加颅内出血的风险。

（四）子痫对胎儿的影响

在 2022 年发表的一篇回顾性研究中，作者在 34 例子痫患者中观察到，有 79% 的胎儿发生了胎心率减速。心动过缓的平均持续时间为（5.80 ± 2.98）分钟，范围在 2 ～ 15 分钟。胎儿心率减速平均发生在子痫发作开始后的（2.7 ± 1.6）分钟。在有胎儿心率变化的胎儿中，有 50% 随后出现了胎儿心动过速，而在 48% 的案例中，记录到了胎心率最小变异性。这些胎儿心率异常与母亲在抽搐期间强烈的血管痉挛和子宫过度活跃导致的乳酸中毒，进而导致子宫胎盘血流量减少和胎儿缺氧有关。当抽搐减轻后，这种短暂的胎儿心率变化过后会恢复，并不需要紧急手术干预，这时主要的关注点应该放在母亲的氧合和稳定上。生长受限和早产的胎儿在抽搐后的恢复时间可能会更长。如果胎儿心率减速没有恢复，就应该考虑其他原因，如胎盘早剥或脐带脱垂。孕妇在癫痫发作一段时间后分娩，胎儿的代谢基本上会恢复正常。

（五）子痫患者分娩方式的选择

分娩是子痫发作急性期过后的确定性治疗方法。只要孕妇还不稳定，就不应该尝试分娩。分娩方式应取决于产科指征，如妊娠期、胎儿状况、是否出现分娩发动，以及宫颈 Bishop 评分。在子痫发作后，如果孕妇清醒、稳定、定向力正常、胎儿健康，并且宫颈条件良好（Bishop 评分 6 分或更高），预计几小时内可以完成分娩，建议进行阴道分娩，甚至考虑催产加速产程。这是最常见的分娩方式，从孕妇的角度来看也是首选。另一方面，宫颈条件不利（Bishop 评分＜ 5）且妊娠期≤ 30 周的患者，催产的成功率非常低（＜ 10%）。在这种情况下，尤其是对于没有宫缩的患者，一旦患者状况稳定，由于阴道分娩对母体和胎儿都有严重且不可预测的后果，建议通过剖宫产紧急分娩。其他剖宫产的指征包括多普勒扫描未扫描到舒张末期血流、舒张末期血流逆流。可能由于某些权威机构建议所有子痫产妇应在子痫发作后 12 小时内分娩，近期的几个全球观察性研究中都发现子痫患者剖宫产的趋势正在上升。当预计在 6 小时内不会分娩，或者宫颈条件不利时，剖宫产与母婴结果改善相关。否则，催产、产程延长和并发症相关，例如胎儿生长发育迟缓、胎儿心率不稳定和胎盘早剥。

（六）子痫患者围术期的评估和监测

子痫患者的麻醉管理是一个挑战，患者可能存在如早产、糖尿病、病态肥胖、高龄、慢性高血压等问题。此外，患者的病情可能突然恶化为高血压危象、肺水肿、胎盘早剥、子痫再次发作或 HELLP 综合征。术前须对患者靶器官功能损害进行评估，术前检查化验包括血常规、血小板数量、肝肾功能、尿常规、凝血功能、纤维蛋白原、动脉血气，也可以根据情况行心脏超声和 BNP 等相关检查评估心功能。

1. *气道和呼吸功能评估*　子痫前期患者的气道管理可能特别困难，因为其在使用气道工具时容易出现水肿和出血。气道水肿可能在产程中加重，甚至可能在气道检查结果无异常的患者中出现，术中应备各种型号的喉镜片、准备好困难和紧急气道的设备。紧急气道干预不仅有可能在剖宫产全身麻醉中使用，还可能在子痫惊厥发作或是镁中毒的情况下保护气道。需要注意的是，患者缺氧会导致颅内压进一步增加。

2. *心血管系统*　重度子痫前期患者可能出现血压控制不佳、心功能不全、心肌损伤和肺水肿，这可能会影响麻醉药物的选择和剂量，以及有创性监测的需求。经胸超声心动图有助于在高血压、血流动力学不稳定或呼吸衰竭时评估心脏功能。经食管超声检查也可用于评估子痫前期产科患者的容量状态并指导治疗。监测动脉血压可以应用于如下患者：

①难治的持续性重度高血压（如收缩压＞ 160mmHg 或舒张压＞ 110mmHg）需要输注血管活性药物来控制血压。②需要频繁采集血标本，特别是外周静脉通路开放困难的患者，以用于动态监测患者的凝血功能、血红蛋白水平、肝肾功能、氧合指数等指标。③应用微创心输出量监测仪指导血流动力学管理。中心静脉置管指征包括外周静脉通路开放困难，需要通过中心通路输注血管活性药物，以及测量心功能和（或）前负荷。

3. 凝血功能　重度子痫前期和（或）HELLP 综合征患者可能出现血小板减少，这会增加椎管内麻醉时的硬脊膜外血肿风险。确定是否选择椎管内麻醉和操作时机时，血小板绝对数量和计数随时间的变化趋势都很重要。若无其他凝血异常，通常可安全地对血小板计数≥ 70×10^9/L 的患者进行椎管内麻醉，须密切随访观察有无硬脊膜外血肿的征象。通常不对血小板计数＜ 50×10^9/L 的患者进行椎管内麻醉，因为其发生硬脊膜外血肿的风险很可能升高。对于血小板计数（50 ～ 70）$\times 10^9$/L 的患者，须根据临床情况和危险因素个体化决策。

（七）麻醉方式选择及围术期管理要点

麻醉管理的目标包括控制癫痫、控制血压、维持液体平衡和母体的氧合。

1. 椎管内麻醉　目前建议在没有禁忌证的情况下使用椎管内麻醉行分娩镇痛，因为它对母亲和婴儿都有益。有效的镇痛可以预防与宫缩时疼痛相关的血压飙升，并且可在患者转为剖宫产手术时继续提供麻醉。椎管内镇痛也可能降低子宫动脉阻力，从而增加绒毛间隙血流量，改善胎盘气体交换。如果患者存在椎管内麻醉禁忌，可予瑞芬太尼静脉分娩镇痛，虽然瑞芬太尼可以通过胎盘，但它的代谢非常快，对新生儿的呼吸抑制较小。对于有意识、无癫痫发作、生命体征平稳且没有颅内高压的患者，椎管内麻醉是进行剖宫产术的首选麻醉方式。胎盘早剥、凝血功能障碍和血小板减少是区域麻醉的禁忌。然而，子痫前期与血小板减少症和凝血病相关，这增加了使用椎管内麻醉时发生硬膜外血肿的风险。因此，在进行椎管内麻醉之前和硬膜外导管拔除之前，必须对母亲的凝血功能进行评估。脊髓麻醉的使用须谨慎，因为可能会引起完全交感阻断，导致低血压和子宫胎盘供血不足。总之，只要条件允许，子痫前期患者剖宫产应首选椎管内麻醉，这主要是避免麻醉诱导或者苏醒期间发生严重，甚至可能危及生命的高血压。

2. 全身麻醉　全身麻醉是意识障碍、颅内压增高、凝血功能障碍、血小板过少、胎儿窘迫需要手术的患者的最佳手术麻醉方案。在进行严重先兆子痫 / 子痫患者的全身麻醉时，需要特别关注 3 个方面：气道水肿和可能的困难气道管理、气管插管时的高血压反应，以及镁和肌肉松弛剂之间的药物相互作用。严重子痫前期 / 子痫患者的气道问题如前所述。全身麻醉也增加了反流误吸和气道水肿的风险。气管插管时需要维持足够的镇痛深度，也可以使用降压药物来减少插管引起的血压反应。子痫前期患者在产时和产后常规使用硫酸镁，以预防惊厥发作，这是因为镁剂能使肌肉松弛，增强非去极化肌松剂的作用，延长罗库溴铵、顺阿曲库铵和维库溴铵的作用时间。

3. 液体管理和监测　在严重子痫前期，血管内血容量减少、全身血管收缩和血液浓缩。轻度子痫前期患者的血浆容量比血压正常的孕妇低 9%，在严重子痫前期时进一步减少 30% ～ 40%。因此，患者血细胞比容和血红蛋白值会升高。

重度子痫前期患者有发生肺水肿的风险，因此应严密监测围生期补液。这些患者肺水肿可能有很多原因，包括心源性和非心源性原因。心源性肺水肿发生原因是左心室收缩或舒张功能障碍。心脏收缩功能障碍时心输出量降低，肺毛细血管楔压、中心静脉压和体循环阻力增加。舒张功能障碍是由于心室松弛受损和容量超负荷，从而产生心脏充盈压升高和继发性肺水肿，可表现为正常或高的心输出量、肺毛细血管楔压和正常的体循环阻力。非心源性肺水肿是由毛细血管通透性增加、医源性液体超负荷、胶体渗透压与静水压之间的不平衡等因素引起的。在正常妊娠期，胶体渗透压值为 18 ～ 21mmHg。子痫前期患者，由于蛋白尿和肝脏合成白蛋白减少，胶体渗透压显著降低，约为 17mmHg。分娩后，胶体渗透压进一步降低至 13mmHg，这会进一步缩小胶体渗透压 – 肺毛细血管楔压的差异（表 6–2）。

表 6–2　未妊娠和健康足月孕妇的血流动力学变化

	未妊娠（*n*=10）	健康足月孕妇（*n*=10）
平均动脉压（mmHg）	86 ± 7.5	99 ± 5.8
心率（次 / 分）	71 ± 10	83 ± 10
心输出量（L/min）	4.3+0.9	6.2+1.0
血管阻力（dyn · s · cm^{-5}）	1530 ± 520	1210+265
肺毛细血管楔压（mmHg）	6.3 ± 2.1	7.5 ± 1.8
中心静脉压（mmHg）	3.7 ± 2.6	3.6 ± 2.5
左心室每搏功（g · mm^2）	41 +8	48 ± 6
胶体渗透压（mmHg）	21 ± 1	18 ± 1.5

Central hemodynamic assessment of normal term pregnancy. Am J Obstet Gynecol，1989，161：1439-1442

轻度子痫前期患者不需要特殊监测，并且可以耐受预防性补液。在大多数情况下，严重子痫前期患者也可以进行类似管理，特别是在尿量充足的情况下。如果尿量不足，可以用 250 ～ 500ml 的晶体液进行补液试验，输注时间为 20 分钟。如果患者尿量增加，可以在区域阻滞前谨慎给予额外的液体冲击。如果对初始液体冲击没有反应，则需要进行 CVP 或肺毛细血管楔压监测。如果仅考虑 CVP 监测，则应考虑以下事实。目前认为，将中心静脉压扩张到 6 ～ 8mmHg 被认为是安全有效的。然而，严重子痫前期的中心静脉压 – 肺毛细血管楔压梯度可能高达 8 ～ 10mmHg。因此，8mmHg 的中心静脉压可能对应高达 18mmHg 的肺毛细血管楔压。这可能导致容量超负荷和肺水肿。Wallenburg 等对 50 名子痫前期患者进行的研究表明，中心静脉压为 4mmHg 或更低的患者中，没有一名患者的肺毛细血管楔压值超过 12mmHg。因此，如果仅监测中心静脉压进行液体管理，中心静脉压达到 4mmHg 或更少就足够了。对于对液体治疗无反应的肺水肿或少尿患者，或者难治性高血压或心力衰竭患者，可酌情使用肺动脉导管进行监测。

4. 血压管理　血压的管理目标是避免重度高血压以降低脑卒中和颅内出血的风险，避免低血压以维持子宫胎盘灌注，收缩压应＜ 160mmHg、舒张压应＜ 110mmHg。血压＞ 160/110mmHg 时应积极降压，同时监测胎儿情况。子痫前期患者对多种血管加压药都更加敏感，子痫前期 / 子痫患者需要使用血管加压药时，由于她们对这些药物的反应可能非常敏感并无法预测，应用包括麻黄碱、去氧肾上腺素、去甲肾上腺素和肾上腺素在内的药物时，应从小剂量开始，逐步调整剂量使患者血压降至目标水平。

七、病例小结

本例患者因子痫发作合并 HELLP 综合征，病情危急，伴有心、肝、肾等多器官受累，须立即干预。产科紧急实施剖宫产手术以保障母婴安全，麻醉科迅速响应，确保患者生命安全。子痫患者血压不稳定，手术刺激可能导致血压急剧波动，增加心脑血管意外风险。HELLP 综合征常伴有血小板减少和凝血功能障碍，术中出血风险高，并且多器官受累可能导致功能进一步恶化，如急性肾衰竭、肝功能衰竭等。术中团队密切监测患者生命体征及胎心，备有急救设备和药品，如升压药、降压药、止血药等，以应对紧急情况。术前做好输血准备，包括血小板和新鲜冰冻血浆。术后患者被转入 ICU 进行密切监护与治疗，以应对并发症及多器官功能恢复需求。在 ICU 团队的精心照护下，患者生命体征逐渐平稳，各器官功能逐步恢复。经过 3 天的密切观察与治疗，患者病情显著改善，成功转回普通病房继续康复治疗。10 天后，患者各项检查指标均达出院标准，顺利出院，标志着此次紧急救治与多学科协作圆满成功。

参考文献

中华医学会妇产科学分会妊娠期高血压疾病学组，2020. 妊娠期高血压疾病诊治指南 (2020)[J]. 中华妇产科杂志，55(4)：227–238.

Ambia A M, Wells C E, Yule C S, et al., 2022. Fetal heart rate tracings associated with eclamptic seizures[J]. Am J Obstet Gynecol, 227(4): 622. e1–622.e6.

Bauer M E, Arendt K, Beilin Y, et al., 2021. The society for obstetric anesthesia and perinatology interdisciplinary consensus statement on neuraxial procedures in obstetric patients with thrombocytopenia[J]. Anesth Analg, 132(6): 1531–1544.

Bisson C, Dautel S, Patel E, et al., 2023. Preeclampsia pathophysiology and adverse outcomes during pregnancy and postpartum[J]. Front Med (Lausanne), 10: 1144170.

Claassen J A H R, Thijssen D H J, Panerai R B, et al., 2021. Regulation of cerebral blood flow in humans: physiology and clinical implications of autoregulation[J]. Physiol Rev, 101(4): 1487–1559.

Irene K, Amubuomombe P P, Mogeni R, et al., 2021. Maternal and perinatal outcomes in women with eclampsia by mode of delivery at Riley mother baby hospital: a longitudinal case-series study[J]. BMC Pregnancy Childbirth, 21(1): 439.

Katsi V, Svigkou A, Dima I, et al., 2024. Diagnosis and treatment of eclampsia[J]. J Cardiovasc Dev Dis, 11(9): 257.

Korb D, Azria E, Sauvegrain P, et al., 2024. Population-based study of eclampsia: lessons learnt to improve maternity care[J]. PLoS One, 19(5): e0301976.

Laskowska M, 2023. Eclampsia: a critical pregnancy complication demanding enhanced maternal care: a review[J]. Med Sci Monit, 29: e939919.

Magee L A, Brown M A, Hall D R, et al., 2022. The 2021 International Society for the Study of Hypertension in Pregnancy classification, diagnosis & management recommendations for international practice[J]. Pregnancy Hypertens, 27: 148–169.

Parthasarathy S, Kumar V R, Sripriya R, et al., 2013. Anesthetic management of a patient presenting with eclampsia[J]. Anesth Essays Res, 7(3): 307–312.

Ramanathan J, Bennett K, 2003. Pre–eclampsia:fluids, drugs, and anesthetic management[J]. Anesthesiol Clin North Am, 21(1): 145–163.

Russell R, 2020. Preeclampsia and the anaesthesiologist: current management[J]. Curr Opin Anaesthesiol, 33(3): 305–310.

Seal S L, Ghosh D, Kamilya G, et al., 2012. Does route of delivery affect maternal and perinatal outcome in women with eclampsia? A randomized controlled pilot study[J]. Am J Obstet Gynecol, 206(6): 484. e1–484. e7.

Sursh M S, Segal B S, Preston R L, et al., 2018. 施耐德产科麻醉学 [M]. 5 版 . 熊利泽 , 董海龙 , 路志红 , 译 . 北京 : 科学出版社 .

Vaught A J, Kovell L C, Szymanski L M, et al., 2018. Acute cardiac effects of severe pre–eclampsia[J]. J Am Coll Cardiol, 72(1): 1–11.

第三部分

心血管手术

第 7 章

非 ST 段抬高心肌梗死患者行三尖瓣成形介入术

一、病例简介

【一般情况】患者，女性，75 岁，身高 157cm，体重 65kg。

【主诉】胸闷、气急、下肢水肿 2 个月。

【现病史】患者 2 个月前无明显诱因出现胸闷、气急、下肢水肿，曾于当地医院住院检查，发现心房颤动，纽约心脏病协会（NYHA）心功能分级为Ⅲ级，在当地医院住院治疗。出院后患者因上述症状持续存在，为求进一步诊治，遂来门诊就诊。门诊超声检查示右心房、左心房增大，三尖瓣大量反流，左心室心尖肥厚（最厚处 20mm），二尖瓣后叶钙化斑形成伴轻度反流，心包少量积液，肺动脉压轻度升高；心电图示心房颤动、左心室高电压、明显 ST 段、T 波改变。血肌钙蛋白水平为 0.599ng/L（正常值 0.000 ～ 0.016ng/L），NT-proBNP（N 末端 B 型钠尿肽原）851ng/L（正常值 0 ～ 159ng/L），K^+5.32mmol/L，谷丙转氨酶 55U/L，肌酐 144mmol/L，肾小球滤过率 30.4%，血常规、凝血功能未见明显异常。门诊诊断：非 ST 段抬高心肌梗死、心房颤动、心肌病、高血压、三尖瓣重度反流、糖尿病，遂收治入院。予呋塞米、螺内酯利尿，利伐沙班抗凝，阿司匹林、氯吡格雷抗血小板，依那普利、美托洛尔、氨氯地平降压，阿卡波糖控制血糖，阿托伐他汀降血脂等治疗。第 2 天患者心电图示 ST 段压低好转，肌钙蛋白水平降低，患者拒绝做冠状动脉造影及进一步的有创治疗，于是在医院保守治疗后出院。近 1 个月患者胸闷气急症状频繁出现，遂再次收治入院。

【既往史】高血压病史 30 余年，糖尿病病史 3 年，心房颤动 2 个月余，冠心病，非 ST 段抬高心肌梗死。

【体格检查】血压 104/69mmHg，心率 74 次 / 分，体温 36.8℃。心律失常，三尖瓣听诊区偶可闻及病理性杂音，未及心音分裂。腹平软，未及压痛及反跳痛，肝脾肋下未及，双下肢轻度水肿，颈静脉无怒张，两肺呼吸音清。

【辅助检查和检验结果】

1. *心电图*　心房颤动，心率 68 次 / 分，ST 段、T 波改变。

2. *超声心动图*　四腔心，左心房大小为 73mm × 48mm，右心房为 58mm × 62mm，双心室大小正常，肺动脉、升主动脉内径正常，LVEF 为 75%，左心室心尖部弥漫性增厚，最厚处为 21.5mm，回声欠均匀，增强增粗。室间隔与左心室后壁逆向运动。静息状态下因心房颤动，左心室壁舒缩活动欠协调。主动脉瓣回声正常，启闭可，二尖瓣后叶可探及强回声斑，轻度反流，三尖瓣可见大量反流信号，V_{max}=2.45m/s，估测肺动脉收缩压为 34mmHg，三尖瓣环收缩期移位（TAPSE）17.2mm，下腔静脉宽度 23.4cm。心包少量积液（图 7–1）。

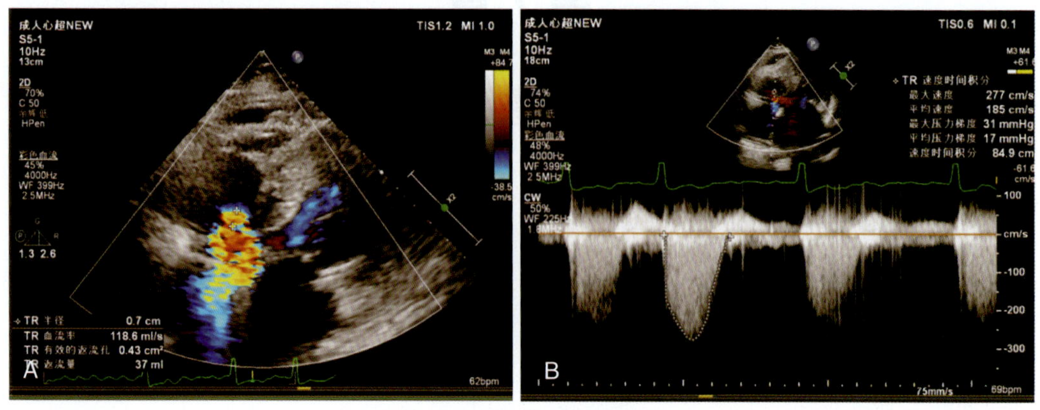

图 7–1　患者术前超声影像

A. 可见三尖瓣瓣口的花色反流束；B. 可见测得的三尖瓣瓣口收缩期最大流速 V_{max}=2.45m/s，由此估算出肺动脉压力为 34mmHg

3. 胸部 CT　未见明显异常，血常规、凝血功能、肝肾功能、电解质检查未见明显异常。

4. 实验室检查　高敏肌钙蛋白 0.111ng/ml，B 型钠尿肽 1949pg/ml。

【术前诊断】三尖瓣关闭不全、冠状动脉粥样硬化性心脏病、急性冠脉综合征（非 ST 段抬高心肌梗死）、心尖肥厚型心肌病、心房颤动、高血压、2 型糖尿病、慢性阻塞性肺疾病（中度）。

二、MDT 会诊意见

1. 心内科　患者 2 个月前出现非 ST 段抬高心肌梗死，冠状动脉造影提示左前降支 70% 狭窄，经药物保守治疗后，症状缓解，肌钙蛋白等指标明显下降。三尖瓣重度反流，有明确手术指征，具体手术方案选择如下：①正中开胸三尖瓣成形，该术式最常规，术后效果确切，但创伤最大。②胸腔镜下三尖瓣成形，术后效果与正中开胸术式同等，创伤明显减轻，但手术风险略有增加。③经导管三尖瓣成形，其创伤最小，尤其适合高龄高风险患者。目前，三尖瓣成形是外科治疗三尖瓣反流的主要手段，通常推荐在左心疾病手术中同期进行，而对于孤立性三尖瓣反流的患者，外科手术风险较高，因此需要慎重权衡手术的利弊，考虑患者高龄，冠状动脉病变严重，心功能差，基础疾病多，结合经导管三尖瓣成形手术创伤小，恢复快等优势，建议患者同期行“经皮冠状动脉介入治疗（percutaneous coronary intervention，PCI）+ 经导管三尖瓣成形术”。

2. 体外循环科　患者手术指征符合，备体外循环及体外生命支持，全力保障手术安全进行。

3. 超声医学科　患者手术指征符合，右冠状动脉近中段弥漫性病变伴 40% 狭窄，术中 K–Clip 夹钳夹期间可能累及右冠状动脉，进一步导致冠状动脉狭窄，导致心肌缺血以及相关心律失常，术中经食管超声心动图检查（TEE）全程监测心功能并评估手术效果，保障手术安全进行。

4. 综合监护室　患者三尖瓣反流诊断明确，具有手术指征，既往冠心病、慢性阻塞性肺疾病（COPD）、心房颤动、高血压病和糖尿病等病史，心脏彩超提示患者心尖部明显增厚，近期发生非 ST 段抬高心肌梗死，围术期动态监测高敏肌钙，谨慎维持心肌氧供氧耗平衡，防止心肌梗死的发生，术后有需要可至 ICU 行围术期监护治疗。

5. 麻醉科　患者三尖瓣重度关闭不全，目前合并非 ST 段抬高心肌梗死，左前降支 70% 局限性狭窄伴斑块破裂，左心室心尖明显肥厚（最厚处 20mm），建议：①患者高龄，存在非 ST 段抬高心肌梗死，冠状动脉造影提示左前降支狭窄明显，加之左心室心肌肥厚，心肌缺血风险大，手术过程中先行左前降支冠状动脉介入支架置入，重点防治心肌缺血。②患者本身合并右冠状动脉狭窄，三尖瓣钳夹过程中可牵拉右冠状动脉进一步影响右冠状动脉供血，麻醉医师术中须关注心电图变化，出现异常改变立即与手术医师沟通，及时调整手术方案或行冠状动脉造影检查。③术后须加强右心功能监测，围术期可监测中心静脉压及超声心动图对右心功能进行评估，维持循环稳定。

三、MDT 会诊后诊治经过

MDT 会诊明确了患者术中同期行冠状动脉造影术和经导管三尖瓣 K–Clip 夹置入术的手术方案。围术期继续肝素抗凝、降压、降血糖、控制心房颤动治疗。

四、麻醉及手术过程

1. 入室后患者的生命体征　血压 113/73mmHg，心率 60 次 / 分，吸空气状态下脉搏血氧饱和度 98%。

2. 麻醉方式　静吸复合全身麻醉。

3. 监测　心电图、无创血压、脉搏血氧饱和度监测，同时穿刺桡动脉，监测有创血压及血气。行左颈内静脉穿刺（右颈内为手术操作入路），麻醉诱导后行经食管超声心动图监测。

4. 麻醉诱导　舒芬太尼 25μg，咪达唑仑 2mg，维库溴铵 6mg，依托咪酯 16mg。

5. 麻醉维持　持续泵注丙泊酚、瑞芬太尼、顺式阿曲库铵、七氟烷。术中持续低剂量去甲肾上腺素泵注维持血压在基础血压的 ±20%。

6. 手术过程　经食管超声监测显示"三尖瓣关闭不全（重度）"，术中经右颈内静脉和右桡动脉穿刺置鞘。首先行冠状动脉造影，提示左主干未见明显狭窄，左前降支近段可见 70% 局限性狭窄，伴斑块破裂，左回旋支未见明显狭窄，右冠状动脉近中段，弥漫性病变伴 40% 狭窄。冠状动脉内推注硝酸甘油 200μg，复查冠状动脉造影，提示冠状动脉狭窄未解除。前降支狭窄存在干预指征，病变处置入药物支架一枚，后造影见支架完全打开，血流通畅。之后经右侧颈内静脉在后隔交界及前后交界处置入 2 枚三尖瓣 K–Clip 夹缩小三尖瓣瓣环，术后经食管超声提示三尖瓣轻度反流（轻度）。

手术时间 4 小时，麻醉时间 5 小时，术中输注晶体液 2500ml，出血量 10ml，尿量 2000ml，术后 10 分钟恢复自主呼吸并拔除气管导管，转入 PICU 继续监护复苏。

五、转归

患者手术顺利，术后 6 天痊愈出院，嘱定期复查。

六、病例解析要点

（一）非 ST 段抬高心肌梗死（NSTEMI）的介入有创干预时机

NSTEMI 是指临床上出现持续超过 20 分钟的典型的缺血性胸痛，心电图不具有典型的 ST 段抬高，而表现为 ST 段压低或者正常，但患者的血清心肌坏死标记物浓度升高并有动态演变的一类急性心肌梗死，其治疗包括接受抗血小板、抗凝或抗心肌缺血药物治疗和（或）接受 PCI 或冠状动脉旁路移植术的血运重建治疗。在临床诊疗过程中，ST 段抬高与非 ST 段抬高急性冠脉综合征（NSTE-ACS）患者的治疗策略、治疗手段等方面存在显著差异。对于 NSTE-ACS 患者，首要任务是明确诊断并进行初期治疗管理。在此过程中，需要重视危险分层评估，包括 GRACE、TIMI 风险评分，以此作为治疗策略的依据。NSTE-ACS 的风险分层会影响治疗策略和时机，根据 2024 年我国新的指南中 NSTE-ACS 患者有创治疗时机选择的危险分层标准（表 7-1），对于极高风险患者，推荐 2 小时内立即进行有创性治疗；对于高风险患者，推荐 24 小时内进行有创性治疗；对于低风险患者，可以选择性开展有创性治疗。然而，尽管本例 NSTEMI 患者属于高风险患者，但是患者在第一次来笔者所在医院住院期间拒绝接受有创检查与治疗。后患者症状未见改善，加上左心心肌梗死病史，遂决定同期行冠状动脉支架置入与三尖瓣介入 K-Clip 夹置入三尖瓣成形术。

表 7-1　非 ST 段抬高急性冠脉综合征的危险分层

危险分层	诊断标准
极高危	血流动力学不稳定或心源性休克 药物难以控制的复发性或者持续性胸痛 推测继发于持续性心肌缺血的心力衰竭 出现危及生命的心律失常或心搏骤停 反复动态心电图变化提示缺血（尤其是间歇性 ST 段抬高）
高危	NSTEMI 诊断成立 动态 ST 段或者 T 波改变 一过性 ST 段抬高 GRACE 风险评分大于 140
低危	无极高危与高危的特点

非 ST 段抬高急性冠脉综合征诊断和治疗指南（2024）. 中华心血管病杂志，2024，52：615-646

（二）三尖瓣反流的病因及治疗

三尖瓣反流是一种常见的瓣膜性心脏疾病，研究发现这类疾病已影响到 65% ～ 85% 的人群，原发性（或器质性）三尖瓣反流是瓣膜本身先天性或获得性异常引起的，而继发性（或功能性）三尖瓣反流是继发于右侧心腔压力和（或）容量负荷增大导致的三尖瓣装置变形所致，继发性三尖瓣反流常见于较原发性。轻度三尖瓣反流在三尖瓣装置结构正常的情况下可认为是正常变异，中、重度三尖瓣反流则通常与瓣叶异常和（或）瓣环扩张相联系。

传统观点认为，功能性三尖瓣反流一般只需采取以利尿剂为主的药物治疗，随着基础病因的治疗，功能性三尖瓣反流会改善。然而近来研究表明，长时间慢性三尖瓣反流引起的右心室容量负荷过重，可导致不可逆的右心室心肌损伤，因而，临床对三尖瓣反流治疗的重视程度有所增加。虽然建议使用药物治疗重度三尖瓣反流所致的右心衰竭，以及降低肺动脉高压以改善功能性三尖瓣反流，但外科治疗已被证明是改善重度三尖瓣反流的唯一有效的方法。虽然三尖瓣手术量逐年增加，但是单纯三尖瓣手术院内死亡率较高，因此以往大部分三尖瓣手术仍与左心二尖瓣手术同时进行。

随着经导管瓣膜介入治疗的快速发展，在经导管主动脉瓣置换术的带动下，三尖瓣的经导管修复术和置换术也随之发展，最近的大型研究证实，经导管介入三尖瓣的治疗方法可在不开胸的情况下行三尖瓣成形术。该技术可避免开胸外科手术、体外循环等引起的并发症。目前，已有多款修复技术进入临床试验阶段并取得了优异的临床效果。其中介入使用的装置有 MitraClip、PASCAL 及 TriClip、DragonFly-T、K-Clip 等器械。目前多项研究表明，经导管三尖瓣修复和置换术可行，可明显减轻患者症状，提高生活质量。

（三）介入治疗三尖瓣反流患者围麻醉期存在的风险

1. *夹合器并发症*　夹合器脱位可发生于手术过程中、术后 1 天甚至数月，一旦发生，通常需要置入额外一枚夹合器，但通常无须进行外科手术干预，术中精确的经食管超声心动图评估对夹合器捕捉瓣叶及钳夹效果评估至关重要。夹合器在释放过程中可能发生夹合器脱落而导致栓塞，此时通常需要立即行外科开胸手术取出脱落的夹合器，麻醉医师须做好紧急开胸准备。另外，夹合器是异物，在体内可能导致血栓形成甚至血栓栓塞，术中须严格监控 ACT 数值，警惕肺动脉栓塞的发生，关注呼气末二氧化碳，经食管超声心动图动态评估右心功能。

2. *心肌缺血*　其表现可以是心电图出现 ST 段压低或抬高超过 1mm，T 波倒置，R 波变化，经食管超声心动图发现新发的局部室壁运动异常。处理包括血管活性药物升压提高灌注，酌情减慢心率，采用钙离子通道阻滞剂或硝酸甘油缓解冠状动脉痉挛，纠正电解质紊乱，必要时建立主动脉内球囊反搏（IABP）辅助治疗。

3. *右冠并发症*　右冠状动脉与三尖瓣瓣环和瓣膜位置较为邻近，钳夹期间可能累及冠状动脉，导致冠状动脉狭窄、房室传导阻滞等心律失常的并发症。麻醉医师术中须关注心电图变化，出现异常改变立即与手术医师沟通，及时调整手术方案或行冠状动脉造影检查。

4. *术后右心功能恶化*　该症状可能出现在术前右心功能严重受损和（或）存在严重肺高压的患者，当反流量显著减少甚至消失以后，右心室后负荷增加，由于右心室对于压力变化更加敏感，可能出现右心衰竭或心室逆重构不显著，获益受限的情形。术前须多参数综合评估右心室收缩功能及肺循环血流动力学情况，严格筛选可能获益的患者，有助于避免患者术后右心功能恶化。

七、病例小结

患者入院后诊断为明确的三尖瓣重度反流合并心肌肥厚和非 ST 段抬高心肌梗死。对于三尖瓣关闭不全患者，围术期血流动力学处置的要点在于使右心室保持一定的前负荷，降低右心的后负荷，保持正常至偏快的心率，防止外周组织淤血，必要时可适量使用强心剂保持右心室的收缩力，如多巴酚丁胺、米力农或氨力农等。但该患者同时合并心肌肥厚，以及非 ST 段抬高心肌梗死，冠状动脉前降支狭窄明显，在维持右心功能的同时，须充分考虑心脏氧供氧耗的平衡，防治心肌缺血加重。呼吸系统方面须避免气道压过高。必要时须采取措施降低肺动脉压。三尖瓣关闭不全患者常伴有心房颤动，保持窦性节律很难，但应尽量避免快室率心房颤动发作。另外，介入手术刺激较小，术中予以气管插管全身麻醉或非插管深度镇静均可，可实施快通道麻醉，术后即刻拔管。

参考文献

中华医学会心血管病学分会，中华心血管病杂志编辑委员会，2024. 非 ST 段抬高型急性冠脉综合征诊断和治疗指南 (2024)[J]. 中华心血管病杂志，52(6): 615–646.

Ahrens I, Averkov O, Zúñiga E C, et al., 2019. Invasive and antiplatelet treatment of patients with non–ST–segment elevation myocardial infarction: Understanding and addressing the global risk–treatment paradox[J]. Clin Cardiol, 42(10): 1028–1040.

Cammalleri V, De Luca VM, Antonelli G, et al., 2024. The safety of transesophageal echocardiography to guide transcatheter tricuspid valve edge–to–edge repair[J]. Echocardiography, 41(6): e15861.

Gerçek M, Omran H, Friedrichs K P, et al., 2022. Right coronary artery deformation and injury following tricuspid valve surgery[J]. Front Cardiovasc Med, 9: 987993.

Han Y, Sun S, Qiao B, et al., 2022. Timing of angiography and outcomes in patients with non–ST–segment elevation myocardial infarction: Insights from the evaluation and management of patients with acute chest pain in China registry[J]. Front Cardiovasc Med, 9: 1000554.

Haurand J M, Kavsur R, Ochs L, et al., 2022. Deep sedation vs. general anesthesia for transcatheter tricuspid valve repair[J]. Front Cardiovasc Med, 9: 976822.

Jobs A, Mehta S R, Montalescot G, et al., 2017. Optimal timing of an invasive strategy in patients with non–ST–elevation acute coronary syndrome: a meta–analysis of randomised trials[J]. Lancet, 390(10096): 737–746.

Lu F, Xiong T, Chen M, 2023. Evaluation of systemic impact of tricuspid regurgitation: an appeal for the notion of tricuspid regurgitation syndrome[J]. Chin Med J (Engl), 136(2): 138–140.

Patlolla S H, Schaff H V, Nishimura R A, et al., 2022. Incidence and Burden of Tricuspid Regurgitation in Patients With Atrial Fibrillation[J]. J Am Coll Cardiol, 80(24): 2289–2298.

Sorajja P, Whisenant B, Hamid N, et al., 2023. Transcatheter Repair for Patients with Tricuspid Regurgitation[J]. N Engl J Med, 388(20): 1833–1842.

第 8 章

心脏瓣膜疾病合并心肌梗死患者行瓣膜置换术

一、病例简介

【一般情况】患者，女性，48 岁，身高 160cm，体重 50kg。

【主诉】阵发性心悸 4 个月，再发作伴胸痛 1 小时。

【现病史】 20 年前体检发现心脏瓣膜病，4 个月前出现阵发性心悸，走路时有胸闷、气急等不适，夜间平卧不适。1 个月前曾在当地医院就诊，心电图示快室率心房颤动，心率 111 次 / 分。超声心动图示风湿性心脏病，二尖瓣轻度狭窄伴重度关闭不全，主动脉瓣少量反流，左心增大，三尖瓣中等量反流，轻度肺动脉高压。冠状动脉 CTA 提示未见明显异常。患者血红蛋白 46g/L，重度缺铁性贫血，血液科及心脏外科会诊后，决定予患者补铁治疗，待改善贫血后再择期行心脏手术。患者因 1 小时前无明显诱因出现压榨性胸痛伴左上肢放射痛入院，急诊心电图提示心房颤动、前间壁异常 Q 波、ST–T 改变，符合前壁、下壁心梗心电图改变，高敏肌钙蛋白 I 0.003ng/L（0 ～ 0.016ng/L），肌钙蛋白 T 1.00μg/L（正常值 0.010 ～ 0.017μg/L），B 型钠尿肽 4000ng/L（正常 300 ～ 450ng/L），遂拟“急性冠脉综合征”收治入院。

【既往史】患者体质一般，既往有心脏瓣膜病 20 余年。

【体格检查】体温 36.6℃，血压 99/62mmHg，呼吸 19 次 / 分，脉搏 75 次 / 分。患者神清，精神软，双侧瞳孔等大等圆（3.0mm），对光反射灵敏。浅表淋巴结未触及，皮肤无发绀、黄染。颈软，气管居中。胸廓无明显畸形，活动度尚可，听诊双肺呼吸音清。心律绝对不齐，心尖区可闻及收缩期杂音。腹平软，无压痛、反跳痛，肝脾肋下未及。神经系统查体未见异常。

【辅助检查和检验结果】

1. 常规心电图　心房颤动，前间壁异常 Q 波，符合急性前壁、下壁心肌梗死心电图表现，ST 段、T 波改变。

2. 超声心动图　床边心脏超声示左心室心肌节段性运动异常，左心功能不全，左心及右心房增大，肺动脉主干内径增宽，二尖瓣前叶脱垂（A1 区为主，累及 A2 可能）伴重度关闭不全，三尖瓣大量反流，轻 – 中度肺动脉高压，下腔静脉增宽，主动脉瓣少量反流。

3. 胸部床边摄片　两肺内未见明显异常密度灶。两肺门未见明显异常肿块。两膈面光整，肋隔角锐利。心影增大。

4. 实验室检查　B 型钠尿肽 4000ng/L（300 ～ 450ng/L）。高敏肌钙蛋白 I 0.003ng/L

（0～0.016ng/L），肌钙蛋白 T 1.00μg/L（0.010～0.017μg/L）。白细胞计数 10.15×10^9/L，血红蛋白 69g/L，血小板计数 231×10^9/L。国际标准化比值 1.03，纤维蛋白原 1.86 g/L，活化部分凝血活酶时间 21.4 秒，凝血酶原时间 11.9 秒，D- 二聚体 1770μg/L（0～700μg/L）FEU。白蛋白 39.1g/L，直接胆红素 2.5μmol/L（3.0～14.0μmol/L）。

【术前诊断】急性心肌梗死，心源性休克，风湿性心脏病，二尖瓣狭窄伴关闭不全，三尖瓣关闭不全，心脏扩大，心房颤动，静脉血栓形成，重度贫血。

二、MDT 会诊意见

入院后，心内科会诊考虑急性心肌梗死，急诊行 PCI，冠状动脉造影提示左主干未见明显狭窄，左前降支中段起完全闭塞伴血栓形成，左回旋支未见明显狭窄，右冠状动脉未见明显狭窄，遂行经皮冠状动脉（左前降支）腔内成形术（PTCA）+ 血管内超声（IVUS）检查 + 血栓抽吸术，重复造影见 TIMI 血流 3 级。术后入监护室，患者当天夜间出现心率增快，呼吸急促，血压下降等急性心衰表现，予利尿、强心等治疗，患者血流动力学仍不理想。急诊超声心动图提示左室心肌节段性运动异常，左心功能不全（左心室 EF 约 38%），风湿性心脏病，二尖瓣重度关闭不全，二尖瓣前叶脱垂可能（A1 区为主，累及 A2 可能），三尖瓣大量反流，轻 – 中度肺动脉高压（59mmHg），肺动脉主干内径偏宽，左心及右心房增大，主动脉瓣少量反流，心包少量积液。监护室遂予气管插管呼吸机支持、静脉 – 动脉体外膜氧合（ECMO）支持治疗。因患者心功能极差，少尿，肾功能不全，予连续性肾脏替代治疗（CRRT）持续代替肾脏，纠正内环境，大剂量活性药物使用下维持平均动脉压至 70mmHg 左右，心率波动于 120～160 次 / 分。为拟订进一步诊疗方案，监护室组织 MDT。

1. 超声医学科　患者急性心梗 PCI 术后，目前心脏超声示：①左心增大，左心室心肌节段性运动异常，左心功能不全。②风湿性心脏病，二尖瓣前叶脱垂（A1 区为主，累及 A2 可能）伴二尖瓣重度关闭不全，三尖瓣中等量反流，轻 – 中度肺动脉高压。二尖瓣病变符合外科手术指征，但患者整体病情危重，手术风险极高，必要时可复查心脏超声。

2. 心血管内科　患者有基础风湿性瓣膜病，二尖瓣轻度狭窄伴中重度反流，合并严重贫血，此次前壁 STEMI 入院，考虑冠状动脉血栓栓塞，予 PTCA 及血栓抽吸后恢复前向血流。但术后患者心功能恶化，血流动力学不稳定，考虑二尖瓣重度反流基础上合并缺血性心肌损伤，导致急性心力衰竭、心源性休克，监护室已予 ECMO+CRRT 支持及大剂量血管活性药物治疗。建议：①同意目前循环辅助方案，建议置入 IABP 降低后负荷并改善冠状动脉灌注。②患者风湿性二尖瓣重度反流，合并轻度狭窄，解剖学条件不符合经导管二尖瓣缘对缘修复条件，建议请心脏大血管外科评估择期 / 急诊手术时机。③积极控制心室率，同意艾司洛尔、胺碘酮等静脉微泵治疗。

3. 心脏大血管外科　患者二尖瓣狭窄伴重度反流，此次为急性心梗入院，床旁查看患者：ECMO 维持，快室率心房颤动，床旁心脏超声提示二尖瓣重度反流，心室壁运动欠协调，左心室前壁及室间隔运动减弱，EF30% 左右，结合患者病史，本次心肌梗死所致心室壁活动减弱，目前患者急性心肌梗死后，换瓣手术风险极高，手术获益不明确，建议先继续目前治疗，暂不考虑急诊换瓣手术。

4. 麻醉科　患者急性心肌梗死 PCI 后，目前心力衰竭，左心功能差，ECMO 支持下大剂量血管活性药物维持，循环不稳定。患者整体病情危重，预后不佳。患者合并瓣膜疾病，请反复充分告知患方围术期可能出现的恶性心律失常、心功能恶化、呼吸循环功能衰竭等危及生命风险。术前备血及血小板，术中加强容量管理，严密监护下手术，术后监护室复苏治疗。

三、MDT 会诊后诊治经过

MDT 后继续行 CRRT。给予抗感染、抗凝、保肝、化痰、护胃、补充白蛋白、维持水电解质平衡、维持血流动力学稳定等对症支持药物治疗。2024 年 4 月 11 日患者心功能较前有所改善。结合患者凝血功能异常，ECMO 管路血栓形成，同时出血风险高，综合评估患者整体情况后，予以 ECMO 下机。2024 年 4 月 12 日拔除气管插管后，患者状况逐步稳定，之后转入心脏外科病房进一步治疗。2024 年 4 月 29 日出院后心内科门诊随诊。3 周后患者再次入院，拟行择期二尖瓣置换术。

四、麻醉及手术经过

2024 年 5 月 28 日行二尖瓣机械瓣膜置换术（保留瓣下结构），三尖瓣成形术，心房折叠术。

1. 患者入室时生命体征　血压 87/59mmHg，心率 89 次 / 分，吸空气状态下脉搏血氧饱和度 97%。

2. 麻醉方式　静吸复合气管插管全身麻醉。

3. 监测　心电图，无创血压，脉搏血氧饱和度监测，同时穿刺桡动脉，测量血压及血气。行颈内静脉穿刺，麻醉诱导后行经食管心脏超声监测。

4. 麻醉诱导　舒芬太尼 30μg，咪达唑仑 3mg，维库溴铵 8mg，依托咪酯 14mg。

5. 麻醉维持　舒芬太尼、丙泊酚、顺式阿曲库铵。

6. 手术过程　台上术中见左心增大，左心房显著，二尖瓣前后瓣增厚，交界融合，腱索增粗，瓣口重度关闭不全，三尖瓣环扩大，瓣叶质地可，瓣口明显关闭不全。术中切除病变二尖瓣，置换 ATS 29mm 机械二尖瓣，三尖瓣置入索林 28# 成型环，结扎左心耳，折叠关闭左心房，手术顺利，心脏自动复跳，严密止血后关胸，术后送 ICU。

五、转归

术后予以患者头孢呋辛抗感染、华法林抗凝、补充人血白蛋白，给予新活素改善心力衰竭，积极维持生命体征平稳。ICU 监护治疗 5 日，转入心脏大血管外科继续予以抗凝、抗感染、改善心力衰竭、补钾等对症支持治疗。患者生命体征平稳，一般情况可，予以出院。

六、病例解析要点

（一）二尖瓣反流（mitral regurgitation，MR）的病理生理和治疗

二尖瓣反流最常见的病因包括二尖瓣黏液性改变、风湿性心脏病、感染性心内膜炎、肥厚型心肌病、二尖瓣瓣环钙化、扩张型心肌病和缺血性心脏病。二尖瓣反流分为原发性和继发性。原发性二尖瓣反流为器质性或退行性病变，由二尖瓣本身结构异常导致。继发性二尖瓣反流为功能性病变，与左心室、左心房或瓣环病理变化相关，瓣叶和腱索相对正常。风湿性二尖瓣反流属于原发性改变，是由于 1 个或者 2 个二尖瓣瓣叶缩短、僵硬、畸形和挛缩，

并与腱索或乳头肌的缩短和融合有关。

在急性心肌梗死（MI）后，二尖瓣反流可由乳头肌断裂导致瓣膜对位不良或由左心室（LV）的整体或局部重塑、扩大引起二尖瓣关闭不全。当发生急性 MR 时，前负荷突然显著增加，并且由于心室没有时间适应增加的容积，左心室充盈压显著增加，这些充盈压力会传递到肺循环，导致肺水肿。此外，前向输出显著下降，最终可导致心源性休克。二尖瓣反流导致容量过载和心室壁应力增加，会进一步导致左心室扩张和二尖瓣反流恶化，使心功能进一步恶化。心肌梗死后即使出现轻度 MR 也可增加患者的死亡率。

本例患者主要为风湿性心脏病引起的二尖瓣反流，在急性心肌梗死期间，左心室的扩大重塑也进一步加剧了反流的程度，造成心功能的进一步恶化。

在重度 MR 治疗中药物的作用有限。手术治疗包括二尖瓣成形术、二尖瓣置换术和经导管二尖瓣修复术。在急性缺血性二尖瓣反流中，只有乳头肌断裂需要立即修复。其他原因，如左心室整体或局部的重构，或者缺血性乳头肌功能障碍，在血管再通和心室功能恢复后可能会得到部分改善。但是对于该患者，心肌梗死后并发心功能不全，并且使用了 EMCO 支持循环。在此期间若选择手术治疗 MR，风险极高，获益不明确。因此对于本例患者先行保守治疗，待心力衰竭纠正后择期手术。患者在心肌梗死后近 2 个月，心功能恢复后，完成了二尖瓣置换术。

（二）三尖瓣反流的理生理和治疗

在评估和管理三尖瓣疾病时，鉴别三尖瓣病变是原发性还是继发于肺动脉高压或原发性右心疾病非常重要。原发性三尖瓣疾病原因可能是风湿性心脏病、类癌性心脏病、三尖瓣脱垂等。本质上，中度及以上三尖瓣反流多为继发性改变，即右心慢性压力超负荷或容量超负荷引起的三尖瓣瓣环扩张和右心室重构所致，是由其他可能导致右心室、右心房或三尖瓣扩张、瓣环扩张、瓣膜下结构变形和瓣对合不良的疾病导致。三尖瓣反流的病程与临床表现各异，症状通常与三尖瓣反流所致的右心房压力升高而引起的血流动力学变化有关。重度、慢性三尖瓣反流可致右心衰竭，最终使心输出量下降。患者出现疲劳、运动耐量降低和外周水肿。因为淤血，患者可出现厌食、腹胀和腹水，甚至全身性水肿。内科治疗主要包括使用利尿剂、限制液体和钠盐的摄入与控制容量。外科手术已被证明是改善重度三尖瓣反流症状的唯一有效的方法。无论三尖瓣反流是何种原因引起，均建议在二尖瓣或主动脉瓣手术时对重度三尖瓣反流进行矫正。

对于本例患者，风湿性心脏病导致二尖瓣重度反流、左心房扩大、心房颤动，从而继发肺动脉高压，最终引起三尖瓣重度反流。在二尖瓣置换术的同期行三尖瓣成形术，患者的肺动脉压力也从之前的 58mmHg 下降至术后的 24mmHg，术后患者三尖瓣的反流量也大大减少。

（三）心肌梗死合并心源性休克

急性心肌梗死后的心源性休克发生率为 5% ～ 10%，是急性心肌梗死患者死亡的主要原因。对于急性心肌梗死患者，一项大型研究 SHOCK 中显示左心室衰竭是心源性休克最常见的病因（占 78.5%），其次是严重的二尖瓣反流（6.9%）、室间隔破裂（3.9%）、右心室衰竭（2.8%）和心脏压塞（又称心包填塞）（1.4%）。

在 ST 段抬高心肌梗死（STEMI）中，减少梗死面积是改善患者预后的主要治疗目标。

实现这一目标最有效的方法是通过经皮冠状动脉介入治疗（PCI）迅速恢复冠状动脉血流。尽管早期血管再通的广泛应用能够降低死亡率，心源性休克仍然是 STEMI 患者死亡的主要原因。大多数患有心源性休克的 STEMI 患者都有多支冠状动脉疾病。多支冠状动脉疾病是患者住院期间死亡的独立预测因素。

（四）PCI 术后心功能恶化的原因

心肌梗死 PCI 后心功能恶化的机制和危险因素非常复杂（图 8–1）。

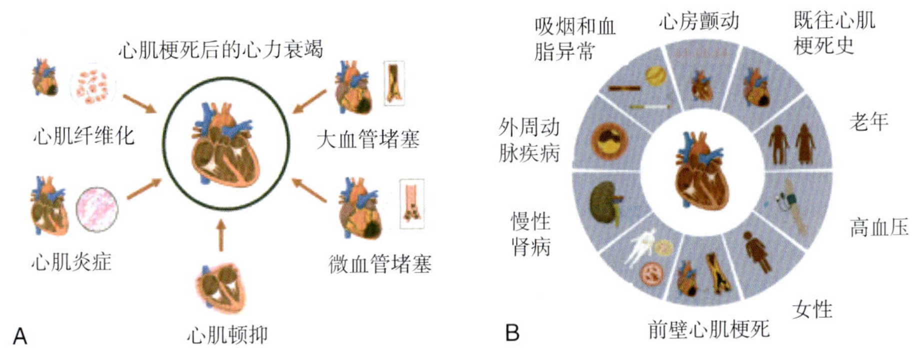

图 8–1　心肌梗死后心力衰竭的发病机制（A）和危险因素（B）

The spectrum of post-myocardial infarction care：From acute ischemia to heart failure. Prog Cardiovasc Dis, 2024，82：15-25

1. *心肌梗死面积太大*　梗死面积的大小是心肌梗死后心脏损伤和心室功能障碍的重要预测因素。心肌梗死面积每增加 5%，死亡率就增加 20%。延迟的血管再通、前壁心肌梗死、没有侧支循环血流都会增加心力衰竭的风险。另外，乳头肌断裂、心室游离壁破裂和室间隔缺损也会加剧心力衰竭。

2. *微血管功能障碍*　微血管阻塞指的是尽管冠状动脉主干血管再通，但小血管未再通或发生功能障碍，仍将阻碍心肌细胞获得足够灌注。这种情况在 STEMI 患者中高达 84%。微血管功能障碍在急性心肌梗死后会导致梗死面积增加，进而导致不良的心脏重塑和心力衰竭风险增加，其原因包括动脉粥样硬化碎片的远端栓塞、细胞水肿、毛细血管内皮肿胀和血管收缩等多种因素。

3. *缺血再灌注损伤*　对于急性心肌梗死患者，及时进行再灌注至关重要，可以减小梗死面积并挽救心肌，但再灌注损伤可能随之而来。再灌注损伤是由心肌炎症和活性氧介导的，可导致线粒体重塑和能量产生减少，最终影响心力衰竭的发展。再灌注损伤的程度取决于缺血的持续时间和初始冠状动脉阻塞的严重程度。

4. *心肌顿抑*　是指心肌在经历短暂缺血后，心脏功能暂时下降。再灌注后，这些顿抑的心肌需要数小时、数天甚至数周才能完全恢复机械功能。心肌顿抑是一种可逆的病变，但如果不加以适当治疗，可能会使心功能障碍的恢复过程延长并增加并发症的风险。

5. *炎症*　心肌坏死会引发强烈的炎症反应，旨在清除坏死碎片。坏死期间细胞释放的成分会激活天然免疫受体，导致中性粒细胞和巨噬细胞浸润心肌。最初的炎症阶段过后是抗炎阶段，将导致心肌瘢痕形成。炎症调节失调和慢性细胞因子释放会导致心肌细胞死亡，并且损害剩余心肌细胞的收缩功能。慢性促炎状态可以诱导不良重塑，并且在 AMI 后引起进一步的心脏损伤。

6. 神经体液因子的激活和心肌重塑　急性心肌梗死后心肌细胞收缩力的丧失和心输出量的减少会导致左心室的扩张，这会导致心室壁应力增加和心脏收缩功能受损。心输出量的减少会导致交感神经系统和肾素 – 血管紧张素 – 醛固酮系统（RAAS）的激活，以维持心输出量。RAAS 和交感神经系统的持续激活导致成纤维细胞中蛋白质合成增加，最终导致心肌纤维化和不良左心室重塑。

7. 自发性冠状动脉夹层　发生心肌梗死后，血管中膜自发性形成血肿引起内膜与下层血管分离，导致急性血管闭塞。自发性冠状动脉夹层可能受到包括性别、激素波动、潜在的动脉病变、环境压力因素和遗传学在内的多种因素的影响。临床表现与因动脉粥样硬化而出现 AMI 患者的临床表现相似。此外，自发性冠状动脉夹层可以表现为 ST 段抬高心肌梗死、非 ST 段抬高心肌梗死、室性心律失常和心源性猝死。

（五）机械循环支持在心肌梗死合并心源性休克患者中的应用

在心源性休克患者进行血管再通治疗期间，是否使用机械循环支持设备，需要考量患者休克的严重程度、血流动力学稳定性、冠状动脉病变的复杂性、缺血时间及设备插入的难易程度。血流动力学支持的目标是防止心源性休克患者出现低血压和心输出量不足，为安全地实现最佳的血管再通创造条件。

1. 主动脉内球囊反搏泵（intra–aortic balloon pump，IABP）　虽然没有研究表明 IABP 对死亡率或梗死面积有显著影响，但心肌梗死合并心力衰竭患者 IABP 的使用比较常见。该设备通过 8F 鞘在股动脉中插入，并且将充满氦气的球囊连接到心电图或压力触发器，在舒张期充气，在早期收缩期放气。IABP 可以降低心脏后负荷，减少心脏做功，提高舒张压，增加冠状动脉血供，增加全身重要脏器的血压。IABP 在增加舒张压从而提高平均动脉压方面非常有效，但并不能显著增加心输出量。事实上，心脏泵功能越受损，IABP 增加心输出量的能力就越小。因此，IABP 的主要价值是增加或维持动脉压力。

2. Impella　该装置是一种非脉冲式轴流泵，它横跨于主动脉瓣上，把左心室内的血液泵入近端升主动脉，从而减轻左心室的负荷并增加前向血流。12F Impella 2.5 L 和 14F Impella CP 设备（提供 3.5L/min 的流量）是经皮置入的，而 21F Impella 5.0 L 设备则是通过外科手术置入的。与 IABP 不同，Impella 装置可在心律失常期间提供血流动力学支持。Impella 在心源性休克患者中经常出现的并发症包括溶血、出血和肢体缺血。此外，对于表现为心源性休克的急性心肌梗死患者，目前尚不清楚 Impella 装置的适应证和最佳插入时机。

3. 静脉 – 动脉体外膜肺氧合（VA–ECMO）　VA–ECMO 结合了离心式非脉冲泵和膜式氧合器，可以进行氧合和完全的双心室支持（流量≥ 6L/min）。VA–ECMO 通过股静脉（20F）和动脉（17F）进行外周插管，或者通过右心房和升主动脉进行中心插管。如果患者在接受了其他机械辅助的情况下，氧合不能维持或需要双心室支持，也可以考虑使用 VA–ECMO。VA–ECMO 可能是心源性休克情况下的首选选项，因为它有几个主要优点：①能够快速应用。②在恶性心律失常情况下适用。③能够迅速改善氧合。另一方面，VA–ECMO 也会带来出血、血栓栓塞、肢体缺血、溶血、血管损伤的相关风险。它增加了左心室的后负荷，这可能会影响心脏功能的恢复并加剧静水性肺水肿。此外，VA–ECMO 需要一个专门的团队来运行。在一些特殊情况下，也可以考虑结合 VA–ECMO 和 IABP 或 Impella 一起使用。

（六）二尖瓣关闭不全合并心梗患者行瓣膜置换术的麻醉管理要点

近期发生心肌梗死与心脏瓣膜手术的不良预后相关。心肌梗死患者心室壁运动协调性下降，进而加重血流动力学恶化。二尖瓣重度关闭不全患者存在大量反流时，会因左心室、左心房容量负荷增加出现心力衰竭。在麻醉过程中，为保证有效的心输出量，体外循环前应适量补液以避免降低前负荷、增加后负荷，必要时使用扩血管药物降低外周血管阻力。同时需要维持较快的心率，避免心动过缓。此外，应避免抑制心肌收缩力，可适当使用正性肌力药物维持左心室功能。

由于血流反流回左心房的阻力较低，严重的二尖瓣反流患者术前的左心室功能可能被高估。二尖瓣反流置换术后左心室的后负荷增加，左心室的收缩功能下降将更加明显。修复术后早期出现左心室功能减退较常见，麻醉医师应该随时准备使用正性肌力药物以帮助左心室收缩。对于某些基础 EF 已有下降的二尖瓣反流患者，可以预防性使用主动球囊反搏，帮助患者脱离心肺旁路术（CPB）。

如果二尖瓣瓣环前外侧的回旋支动脉受到医源性损伤，可累及基底和中间下外侧壁的心室局部室壁运动异常。其他医源性的损伤也可能会发生，如伤及主动脉瓣、冠状窦和传导系统，因为它们在解剖上邻近二尖瓣。二尖瓣术后评估主动脉瓣的功能非常重要。因为主动脉瓣与二尖瓣之间只有一个纤维结构相隔，任何对二尖瓣的干预都可能导致主动脉瓣变形和功能障碍。

七、病例小结

本例患者有风湿性心脏病病史，心脏彩超示二尖瓣轻度狭窄伴重度关闭不全，三尖瓣中等量反流，轻 – 中度肺动脉高压，左心增大。拟行二尖瓣机械瓣膜置换术及三尖瓣成形术。术前 1 个月余突发胸痛，诊断为急性心肌梗死。急诊 PCI 后急性左心衰竭，予 ECMO+CRRT 支持，以及大剂量血管活性药物治疗。经治疗心功能好转，ECMO 撤机，充分准备后行换瓣手术。该患者麻醉管理须综合考虑二尖瓣重度关闭不全和心肌损伤对循环的影响，体外循环前适当地增加患者心率，维持前负荷，减轻后负荷，同时保证冠状动脉血流，减少心肌氧耗，尽可能维持循环平稳。该患者手术顺利，术后在 ICU 过渡后安全出院。

参考文献

Algoet M, Janssens S, Himmelreich U, et al., 2023. Myocardial ischemia–reperfusion injury and the influence of inflammation[J]. Trends Cardiovasc Med, 33(6): 357–366.

Akhtar K H, Khan M S, Baron S J, et al., 2024. The spectrum of post–myocardial infarction care: From acute ischemia to heart failure[J]. Prog Cardiovasc Dis, 82: 15–25.

Amigoni M, Meris A, Thune J J, et al., 2007. Mitral regurgitation in myocardial infarction complicated by heart failure, left ventricular dysfunction, or both: prognostic significance and relation to ventricular size and function[J]. Eur Heart J, 28(3): 326–333.

Gerbaud E, Elbaz M, Lattuca B, 2020. New insights into cardiogenic shock and coronary revascularization after acute myocardial infarction[J]. Arch Cardiovasc Dis, 113(4): 276–284.

Haberman D, Est é vez–Loureiro R, Benito–Gonzalez T, et al., 2022. Conservative, surgical, and percutaneous treatment for mitral regurgitation shortly after acute myocardial infarction[J]. Eur Heart J, 43(7): 641–650.

Harb S C, Griffin B P, 2017. Mitral valve disease: a comprehensive review[J]. Curr Cardiol Rep, 19(8): 73.

Jain P, Fabbro M 2nd, 2019. ACC Expert Consensus Decision Pathway on the Management of Mitral Regurgitation: A Review of the 2017 Document for the Cardiac Anesthesiologist[J]. J Cardiothorac Vasc Anesth, 33(2): 274–289.

Kirklin K J, Rogers G J, 2022. 机械循环支持《Braunwald 心脏病学》姊妹卷 [M]. 2 版 . 管玉龙 , 黑飞龙 , 于坤 , 译 . 北京 : 北京大学医学出版社 .

Minhaj M M, 2021. 心脏手术麻醉——基于问题的学习方法 [M]. 雷翀 , 董海龙 , 译 . 西安 : 世界图书出版西安有限公司 .

Ndrepepa G, Kastrati A, 2023. Coronary No-Reflow after Primary Percutaneous Coronary Intervention-Current Knowledge on Pathophysiology, Diagnosis, Clinical Impact and Therapy[J]. J Clin Med, 12(17): 5592.

Otto M C, Bonow O R, 2022. 心脏瓣膜疾病《Braunwald 心脏病学》姊妹卷 [M]. 5 版 . 朱鲜阳 , 王琦光 , 译 . 北京 : 北京大学医学出版社 .

Samsky M D, Morrow D A, Proudfoot A G, et al., 2021. Cardiogenic shock after acute myocardial infarction: a review[J]. JAMA, 326(18): 1840–1850.

第 9 章

肾衰竭合并冠心病患者行经导管主动脉瓣膜置换术

一、病例简介

【一般情况】患者，女性，77 岁，身高 150cm，体重 55kg。

【主诉】气急、呕吐 1 日。

【现病史】患者 1 天前无明显诱因出现胸闷气急、恶心呕吐、咳嗽咳痰等不适，于 2024 年 5 月 17 日至急诊就诊。患者无发热畏寒、意识丧失、心慌心悸等不适。急诊床旁心脏超声检查提示主动脉瓣重度狭窄伴轻度关闭不全，二尖瓣中度反流，三尖瓣少量反流。遂收治入院进一步诊治。

【既往史】患者高血压病 10 年余，最高 180 ～ 90mmHg，服用硝苯地平、美托洛尔（倍他乐克）降血压，近期血压控制可。糖尿病 20 年余，服用那格列奈，皮下注射门冬胰岛素稳定血糖。尿毒症 10 年余，服用多糖铁复合物（力蜚能）、叶酸片、罗沙司他、复方 α 酮酸片、呋塞米、碳酸氢钠等药物对症治疗。1 周前行动静脉内瘘，拟后续行血液透析治疗。

【体格检查】血压 132/58mmHg，脉搏 77 次 / 分，呼吸 18 次 / 分。神清，精神可，双侧瞳孔等大等圆，皮肤无发绀、黄染，听诊双肺呼吸音粗，心律齐，主动脉区可闻及收缩期递增 – 递减性喷射样杂音。腹平软，无压痛、反跳痛，肝脾肋下未及，神经系统查体无殊。

【辅助检查和检验结果】

1. *肺部 CT 平扫*　两肺多发炎症，两侧胸腔积液伴两肺下叶膨胀不全，附见：主动脉及冠状动脉钙化。

2. *常规心电图*　窦性心律，左心室高电压，ST 段、T 波改变。

3. *超声心动图*　主动脉（AO）29mm、IVSD 14mm、LVEDD 39mm、RV 20mm、LVEF 58%，E/A ＜ 1、LA 40mm、LVPWD 13mm、LVESD 27mm、肺动脉（PA）21mm、缩短分数（FS）30%、Ea/Aa ＜ 1。主动脉瓣有效瓣口面积 0.6cm^2、峰值流速 4.7m/s、峰值压差 87mmHg、平均跨瓣压差 54mmHg。主动脉瓣环内径 20.7mm、窦部内径 29mm、窦管交界处内径 24mm、升主动脉内径 36mm、左心室流出道内径 15mm。①左心房增大，四腔心，左心房大小为 52mm × 45mm，余房室大小正常，各腔内未见明显异常回声。左心室心肌对称性肥厚，较厚处约 15mm。房、室间隔连续完整。室间隔与左心室后壁运动逆向。静息状态下左心室心肌收缩活动正常，未见明显节段性运动异常。②主动脉瓣瓣叶似呈三叶瓣结构，似可见左冠瓣与无冠瓣融合，瓣叶回声增粗、增强，开放受限，关闭欠佳。二尖瓣后叶瓣环可探及强回声光斑，开放可，关闭欠佳。三尖瓣回声正常，开放尚可，关闭欠佳。CDFI：舒张期主动脉瓣可见中量反流信号。收缩期二尖瓣可见少－中量反流信号。三尖瓣可见少量反流信号，V_{max}=2.8m/s，PG_{max}=31mmHg，据此估测肺动脉收缩压 36mmHg。③多普勒组织成像（TDI）测得 Ea/Aa ＜ 1。④心包腔未见明显液性暗区。⑤肺动脉、升主动脉内径稍宽，下腔静脉内径正常，呼吸变异度＞ 50%。诊断结论：左心房增大，左心室心肌对称性增厚，主动脉瓣退行性变伴钙化，主动脉瓣重度狭窄伴中度关闭不全。二尖瓣后叶瓣环钙化伴少－中量反流，三尖瓣少量反流（图 9–1）。

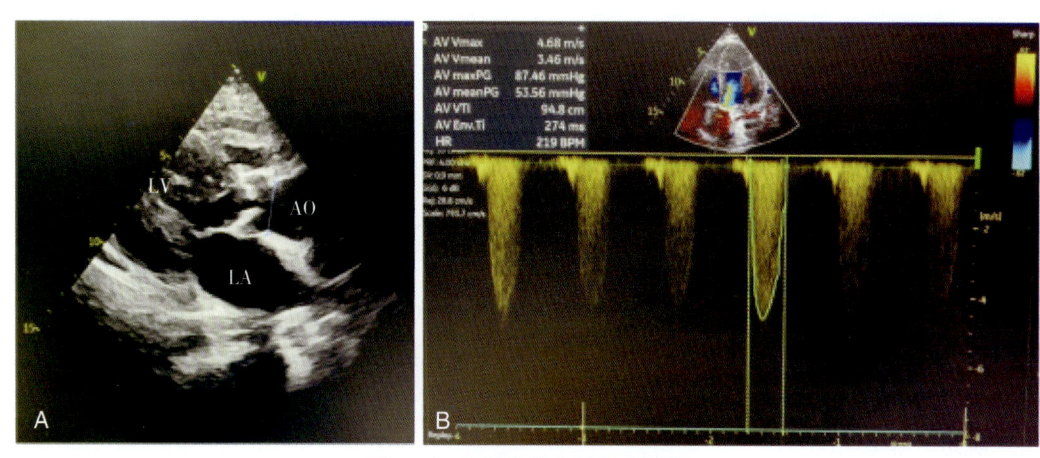

图 9–1　患者术前心脏超声影像

A. 主动脉瓣瓣叶在左心室收缩期时开放受限；B. 测量主动脉瓣瓣口最大流速为 4.68m/s，估测跨主动脉瓣压差 87mmHg

4. *颅内段＋颈部血管彩色多普勒超声*　①双侧颈动脉内－中膜不均增厚伴斑块（多发），左侧颈动脉球部狭窄（小于 50%），左侧椎动脉 V1 段狭窄（70% ～ 99%）；②双侧颞窗不透声，左侧椎动脉频谱形态改变——提示颅外段病变。

5. *术前胸腹主动脉 CTA*　胸腹主动脉及分支多发粥样硬化，主动脉弓、腹主动脉多发穿透溃疡。主动脉瓣钙化。附见：两肾偏小，右肾低密度灶，左肾结石。主动脉瓣钙化。

6. *实验室检查*　血清肌钙蛋白 T 测定（POCT）：肌钙蛋白 T 0.570μg/L（0.01 ～ 0.017μg/L）。血常规（五分类）＋超敏 C 反应蛋白测定（急诊）：白细胞计数 10.66 × 10^9/L、红细胞计数 2.70 × 10^{12}/L，血红蛋白 85g/L，血小板 216 × 10^9/L。肝肾功能及电解质：总蛋白 64.5g/L，白蛋白 36.1g/L，谷丙转氨酶 8U/L。肌酐 713μmol/L，尿素 35.58mmol/L，尿酸 376μmol/L，K^+ 4.40mmol/L，Na^+ 132mmol/L，Cl^- 98mmol/L，无机磷 2.49mmol/L，肾小球滤过率 4.3ml/min。B 型钠尿肽 25 800.00ng/L（300 ～ 1800ng/L）。降钙素原 0.25ng/ml。2024 年 5 月 18 日糖化血红蛋白测定：糖化血红蛋白 A1 7.1 %、糖化血红蛋白 A1c 5.7 %。

【术前诊断】胸闷，主动脉瓣狭窄（重度），高血压病，糖尿病。慢性肾功能不全（5 期），尿毒症血液透析状态。

二、MDT 会诊意见

1. *监护室*　患者诊断明确，为主动脉瓣狭窄（重度），高血压病，糖尿病，冠心病，慢性肾功能不全，尿毒症血液透析状态，现拟行经导管主动脉瓣膜置换术（transcatheter aortic

valve replacement，TAVR）手术治疗，患者并发疾病较多，手术风险较大，5 月 24 日曾行经皮冠状动脉介入治疗（PCI），伴有导管相关性感染，建议感染科会诊确定抗感染疗程及目前是否适合行手术治疗，患者目前尿毒症血液透析状态，加上 PCI 术后口服双抗，TAVR 后抗栓抗凝策略须调整。

2. 体外循环　患者高血压病、主动脉瓣重度狭窄伴中度关闭不全，合并慢性肾病 5 期，血透状态，拟行 TAVR。术中加强出凝血功能监测，警惕不可控出血导致的相关并发症。手术床旁备术中体外循环及体外生命支持。

3. 超声医学科　高危老年患者，超声提示主动脉瓣重度狭窄伴中度关闭不全，拟行经导管主动脉瓣置换术，从心脏彩超结果分析，无 TAVR 禁忌，符合手术指征，术中可予经食管心脏超声检查以指导治疗。

4. 心脏大血管外科　目前多项研究显示在 TAVR 术前分期完成 PCI 或与 TAVR 同期完成 PCI 均是可行的，并且临床结果相似。但对于左心室射血分数≤ 30% 或美国胸外科医师协会心脏手术风险评分＞ 10% 者，PCI 引起的风险明显增加。建议如果选择同期 PCI，可考虑术中先给予主动脉瓣球囊扩张改善血流动力学后再行 PCI。此患者 2 周前已行右冠状动脉支架置入，右冠状动脉血流改善明显，但患者目前心功能改善不明显，考虑与主动脉瓣重度狭窄相关，TAVR 指征明确，做好相关并发症准备，如需要可转行外科手术，心脏大血管外科将提前做好相应手术准备。

5. 麻醉科　患者目前神清，精神软弱，轻微活动即感胸闷气促，心功能Ⅲ级。既往合并高血压病和糖尿病，药物控制可，尿毒症 10 年余，目前已行血液透析治疗。肺部 CT 提示两肺散在炎症，两侧胸腔少量积液伴两肺下叶部分萎陷。建议：①患者 2 周前右冠状动脉药物支架置入，目前口服阿司匹林、氯吡格雷抗血小板治疗，须加强围术期凝血功能监测，关注操作过程中隐匿性出血；②患者目前肾功能 5 期，围术期须注意容量的补充，防止容量过负荷，加强电解质监测，及时纠正电解质紊乱；③患者肺部 CT 提示两肺散在炎症，术中采取肺保护性通气策略，尽早拔除气管导管；④患者高龄，心功能较差，注意血红蛋白监测，术中应尽可能保持较高的血红蛋白水平（大于 100g/L）。

三、MDT 会诊后诊治经过

MDT 会诊后继续予患者抗感染治疗，继续使用降压药至手术当天，降糖药物至手术前 1 天。拟行手术，24 小时内行透析治疗。凝血方面，口服双抗至术前 5 天，改用低分子肝素桥接，手术当天，停用肝素。术前备血。手术医师仔细阅读患者心脏 CTA 及心脏超声影像，决定瓣膜型号及制定手术策略。

四、麻醉及手术经过

1. 入室后患者的生命体征　血压 171/93mmHg，心率 74 次 / 分，吸空气状态下脉搏血氧饱和度 100%。

2. 麻醉方式　气管插管全身麻醉。

3. 麻醉监测　患者入室后行常规心电图，无创血压，指脉氧监测血氧饱和度，同时行桡动脉穿刺置管连续监测血压，右侧颈内静脉穿刺置管监测 CVP。

4. 麻醉诱导　舒芬太尼 20μg，咪达唑仑 2mg，维库溴铵 8mg，依托咪酯 10mg。

5. 麻醉维持　持续泵注丙泊酚、瑞芬太尼、顺阿曲库铵、七氟烷。使用血管活性药物，持续低剂量去甲肾上腺素泵注维持血压在基础血压 ±20%。

6. 手术经过　穿刺右股动脉，置入 6F 动脉鞘。造影指导下穿刺左股动脉，置入 6F 动脉鞘。穿刺左股静脉，置入 5F 鞘管。左股动脉预置两把 Proglide 血管缝合器。经左股动脉鞘送入 AL1 导管，经导管送超硬导丝到升主动脉，换 20F APT 大鞘。经右股动脉鞘送 J 型导丝导入 6F 猪尾导管到无冠状窦处协助定位。经左动脉鞘在 AL1 辅助下送直头导丝跨主动脉瓣进入左心室，交换为 260J 导丝，置入 5F 猪尾导管，测量左心室和主动脉根部的收缩压和舒张压分别为 174/71mmHg、126/39mmHg。在 180 次 / 分起搏下以 20mm 球囊预扩一次，测量跨瓣压差 116mmHg。将装配好的微创 24# 瓣膜置入，反复造影定位，起搏下释放瓣膜，撤出瓣膜释放系统，未回收。复查主动脉根部，测量跨瓣膜压差 4mmHg，造影提示微量瓣周漏，左右冠状动脉通畅，人工瓣膜置入深度：无冠状窦侧为 5mm，左冠状窦侧 7mm。经食管超声心动图检查显示瓣中无反流，微量瓣周漏。复查左心室、主动脉根部的收缩压和舒张压分别为 92/65mmHg、82/62mmHg。弓部造影未见夹层。心电监测未见房室传导阻滞。予两把 Proglide 缝合左股动脉穿刺口，固定起搏器导线，Angioseal 缝合右股动脉，压迫止血。结束手术。

手术时间 3 小时 55 分钟，麻醉时间 4 小时 11 分钟，术中输入 400ml 生理盐水、100ml 20% 白蛋白，出血量 200ml。

五、转归

手术结束后患者即刻清醒，拔除气管导管，转入 ICU 加强监护，第 2 天转入普通病房。术后 1 周复查人工主动脉瓣流速压差正常范围，少量瓣周漏，左心房增大，左心室心肌对称性增厚，二尖瓣后叶瓣环钙化伴少 – 中量反流、三尖瓣少量反流。术后患者血红蛋白降低，最低 52g/L，CRP 升高，肺部出现感染，经输血和控制感染治疗后，患者于术后 2 周痊愈出院。

六、病例解析要点

（一）肾功能与 TAVR 手术

慢性肾病普遍存在于 TAVR 患者中。TAVR 对肾功能的影响是复杂的。一方面，与手术相关的多方面原因，如造影剂暴露、动脉粥样硬化性栓塞疾病、低血压、出血等可导致高达 50% 的 TAVR 病例出现急性肾损伤。肾功能不全患者发生急性肾损伤的风险最高，并且与短、中期死亡风险显著增加相关。另一方面，目前已有学者提出，TAVR 后或可改善心输出量，改善动脉血流动力学继而改善内皮功能，缓解心肌缺血，改善肾灌注，降低静脉压力，改善肾功能。

现今，尚缺乏充分的有关 TAVR 与肾功能相关数据，以及 TAVR 后肾功能变化与死亡率之间关系的资料。前期多中心注册研究 OCEAN-TAVI 报道了 TAVR 后晚期肾损伤受不良心 – 肾事件影响，这与 TAVR 1 年以后晚期死亡率的风险增加相关。最新的一项回顾性队列研究报道了 TAVR 后肾功能改善与死亡率之间存在相关性。回顾性分析中包含的 80% 的患者在 TAVR 后 1 个月肾功能持续稳定或得到改善。此外，肾功能改善与 2 年死亡率降低之间存在相关性，无论慢性肾功能不全是何种状态，肾功能恶化与死亡率增加相关。

总的来说，总体人群及主动脉狭窄和慢性肾病患者的肾结局数据证实了 TAVR 的安全性。这些数据也强调了 TAVR 后肾功能恶化的重要性，并且强调了无论基线肾功能如何，接受 TAVR 的患者都需要预防肾脏损伤。

（二）合并冠心病的 TAVR 患者管理及处理策略

TAVR 正在逐渐成为外科主动脉瓣置换术的有效替代方案。在接受 TAVR 治疗的患者中，45% ～ 75% 的患者合并冠心病。TAVR 患者存在冠心病时，有 50% 的情况是多支血管受累，其中 10% 的患者涉及左主干。合并主动脉瓣狭窄的冠心病患者冠状动脉干预的指征与单纯冠心病相似，但在实施 PCI 与 TAVR 治疗时，应该选择同期处理还是分期进行，尚无定论。

理论上，在瓣膜置换前治疗严重的冠状动脉狭窄可以改善患者心肌灌注，使患者更好地耐受 TAVR 期间的血流动力学波动，降低循环崩溃的风险。特别是某些冠状动脉狭窄，如近端左前降支和左主干病变，可能显著影响心肌血液供应。当前指南（2021 欧洲心脏病学会 / 欧洲心胸外科协会）强调在 TAVR 前解决这些高危病变的重要性，以期将不良心脏事件的风险最小化。另一方面，PCI 可能出现靶血管重建失败、支架内血栓、PCI 后抗栓药物引起的出血等并发症。介入医师的另外一个顾虑为，经 TAVR 后的冠状动脉再介入具有一定的挑战性。动脉瓣人工瓣膜自展瓣和球扩瓣置入后再进行冠状动脉介入的策略和技巧有所不同。相比于球扩瓣，自展瓣冠状动脉介入难度更高，虽然有望通过改良瓣膜设计降低冠状动脉再介入的难度，目前来说 TAVR 后冠状动脉造影或 PCI 仍然具有挑战。因此在冠状动脉介入治疗时机的选择上，有些医师更愿意在 TAVR 前或 TAVR 中同步解决冠状动脉问题。

总的来说，选择同时进行或分期进行 PCI 和 TAVR 取决于多种因素，包括患者年龄、手术时间、造影剂使用、器官功能和冠心病的复杂性。简单的冠状动脉病变可以进行一站式 PCI 和 TAVR 来治疗，而复杂的病变可能需要在 TAVR 前进行 PCI，以提高患者在 TAVR 期间对缺血的耐受性。对于不能耐受长时间手术和高剂量造影剂的老年患者和器官功能障碍患者，分期手术可能更合适。

（三）慢性肾功能不全患者的凝血与出血问题

慢性肾功能不全患者的血栓和出血风险都会增加。内皮细胞和血小板功能障碍、凝血异常、贫血、合并心房颤动的抗凝治疗、炎症状态及透析膜的血液相容性等是慢性肾功能不全患者高凝和低凝倾向的主要因素。高凝状态无疑增加了患者心血管疾病和静脉血栓的发生风险。但是目前研究对于慢性肾功能不全患者抗血小板和抗凝治疗的安全性和有效性评估不足。患者行 PCI 后，需要双联抗血小板药物治疗，血液透析患者的管路也需要抗凝处理，因此慢性肾病患者的凝血功能管理具有一定的挑战，出凝血障碍需要关注。最近的 meta 分析显示 TAVR 前的 PCI 会增加患者 TAVR 后 30 天内的出血风险。

（四）TAVR 手术中的麻醉关注点

我国对 TAVR 的流程进行了规范，以减少并发症的发生（图 9–2）。TAVR 手术中麻醉医师有众多方面需要关注。

1. *瓣膜置入前后的血流动力学波动*　经导管心脏瓣膜置入技术因瓣膜种类不同而存在技术上的差异。如爱德华 S3 Ultra 这样的球囊扩张瓣膜，是放置在主动脉瓣环内的，然后在快速起搏（通常是每分钟 180 次）下通过球囊扩张释放，这时显著降低了心输出量和收缩压。

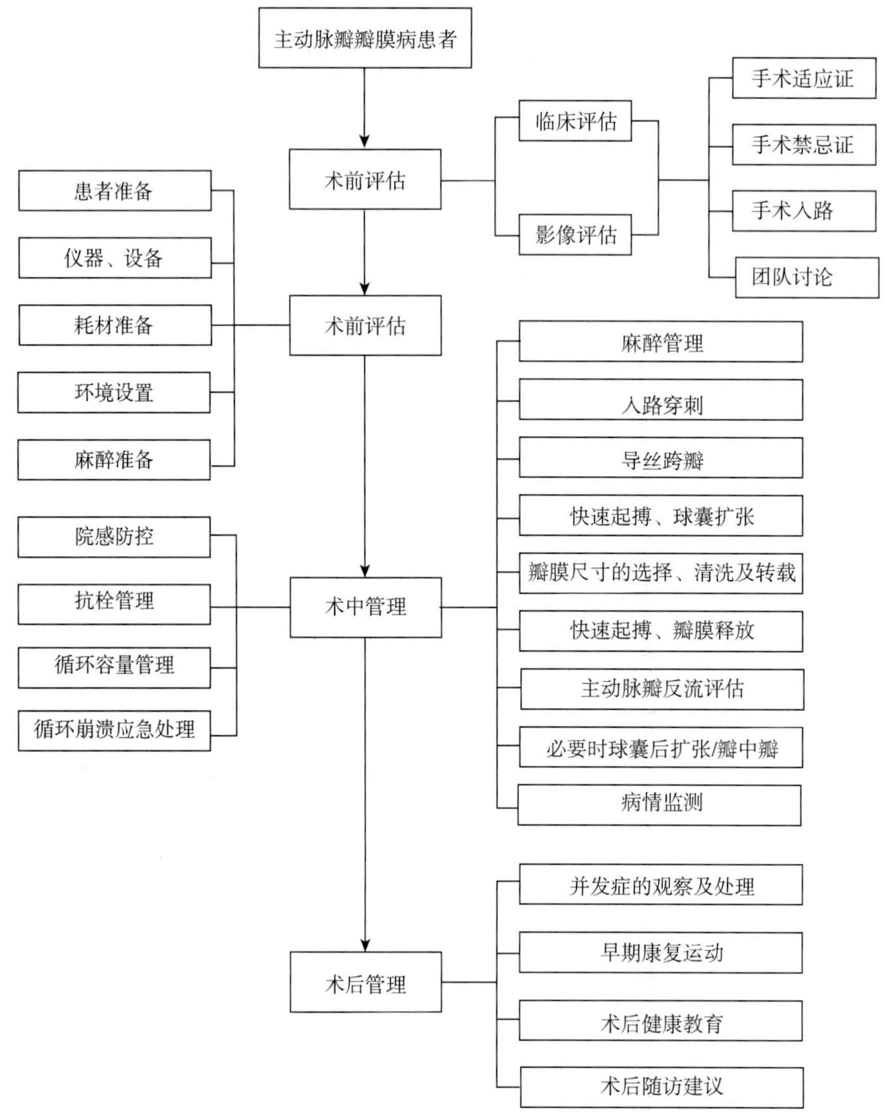

图 9-2　经导管主动脉瓣置换术手术全流程图

经导管主动脉瓣置换术（TAVR）流程优化专家共识 2022 版 . 中华急诊医学杂志，2022，31：154-160

而美敦力 Evolut Pro plus 这样的自展瓣，则是在更慢的起搏速度下（每分钟 90 ～ 120 次），支架与瓣环接触后慢速释放的，这个过程对血压的影响比球囊扩张释放瓣膜时对血压的影响小一点。因此，麻醉医师应该准备好升压药和降压药，立即治疗持续的低血压或瓣膜释放后的反弹性高血压。对于接受 TAVR 且左心室收缩功能明显降低的患者，谨慎的做法是准备好肾上腺素。在患者对常规静脉复苏药物升压药无反应时，操作医师直接通过导管注入肾上腺素至主动脉根部来对患者进行复苏。快速起搏前维持内环境稳定，包括酸碱平衡和电解质稳态，维持 K^+ 浓度大于 4mmol/L；快速起搏一般持续 10 ～ 20 秒，停止起搏后若出现室性或室上性心律失常，可给予胺碘酮或利多卡因等抗心律失常药物处理；对于球扩后未达到预期效果须二次扩张者，应等待循环稳定后再进行；球扩后若循环崩溃，应立即心肺复苏，给患者戴上冰帽保护脑功能，循环难以维持时应启动体外循环。瓣膜释放后 TEE 检查及造影复查瓣膜和冠状动脉情况，关注心电图变化；跨瓣压差减小后，血压有不同程度升高，须逐渐减少升压药物的使用；术前有心功能减退者，术后仍须支持左心功能；经心尖入路 TAVR 心尖缝合时应控制血压，避免出血或心脏破裂。

2. *心律失常*　心动过缓和心脏传导阻滞可能在瓣膜释放后立即发生。通常在 TAVR 术中放置一根临时右心室起搏导线，以备必要时进行起搏，但也有一些瓣膜团队通过左心室导管进行起搏。术前应检查心电图，以评估患者是否存在束支传导阻滞或缓慢性心律失常，以判断患者在瓣膜释放后是否有较高的缓慢性心律失常风险。对于这些患者，可以通过颈内静脉放置一根临时起搏导线，以便在不限制患者卧床休息的情况下进行 24 小时监测。如果是使用股静脉起搏导线，则需要患者卧床休息。有一小部分患者在手术后 24 小时以上出现心脏传导阻滞，包括一些已经出院的患者。需要指出的是，起搏器的放置需要在透视及经食管超声定位下将其放置于右心室或心尖处，测试保证正常起搏，如果位置不当和用力过度则存在起搏导丝引起心脏破裂的可能。另外，导丝对血管的刺激可诱发迷走反射，密切监护，阿托品、肾上腺素备用。

在 TAVR 过程中，快速性心律失常也可能发生。最常见的快速性心律失常是心房颤动或心房扑动。使用抗心律失常药物应谨慎，避免诱发心脏传导阻滞。室性心动过速或室颤很少见，当导丝在跨过主动脉瓣时易诱发室性心律失常，通常可通过提前放置的除颤器治疗。

对于术后新发心房颤动的治疗主要以药物控制心室率为主，同时给予规范抗凝治疗。如果超声心动图等检查排除心脏器质性问题，患者心悸、胸闷症状较明显，并且药物控制不佳者，可后期行房颤射频消融治疗。对于术后持续性心房颤动，有长期抗凝禁忌者，为预防血栓栓塞等并发症，可选择左心耳封堵治疗。

3. *心脏穿孔*　心脏穿孔或者瓣环破裂是罕见的并发症，可能发生在右心室或左心室装置使用后或瓣膜释放后，表现为心包积液和心包填塞，导致心输出量降低和低血压。心包填塞的诊断在没有经食管超声心动图探头时可通过升高的中心静脉压、颈静脉扩张、低血压、持续降低的血红蛋白和血细胞比容、透视下心脏轮廓增宽或经胸超声心动图来确定，紧急处理是通过导管或切口引流心包以缓解心包填塞，必要时需要紧急开胸手术。大出血时麻醉团队需要做好准备，备好自体血回收机器，自体血回收可以在稳定血压的同时减少异体血的输注。

4. *主动脉夹层和破裂*　TAVR 时瓣膜的释放可能导致窦管交接处附近的内膜损伤，可能诱发急性主动脉夹层。这种损伤非常少见但致命。为降低此类风险，术前应选择合适的瓣膜和球囊大小，避免瓣膜尺寸过大和球囊过度扩张。如果瓣环和（或）瓣膜下组织钙化明显或瓣膜根部过小，需要特别注意，当怀疑发生主动脉夹层或破裂时，经食管超声心动图或血管造影可能可以确诊。在这些情况下，麻醉团队的主要目标是把血压控制在正常范围内，并且为紧急手术做好准备。在考虑放置血流动力学监测导管时，应该意识到可能需要通过右腋动脉插管进行心肺转流。

5. *腹膜后出血（股动脉、髂动脉、腹主动脉破裂）*　输送直径相对较大的导管、严重的动脉硬化等因素可能导致入路部位出现严重的血管并发症。术前需要充分评估患者的动脉情况，包括动脉大小和入路病变的严重程度（最小管腔直径及粥样斑块、纡曲和钙化的数量和分布）。如果插入鞘管时创伤过大，可能会发生髂股动脉夹层或穿孔。在血管闭合前，应从对侧股动脉入路部位进行髂股血管造影，这样可以快速识别血管并发症并在必要时进行后续治疗。发生血管穿孔或破裂时，常见的临床表现为低血压、低血容量或心肌缺血。当大动脉鞘管堵塞穿孔时，只有在移除鞘管后穿孔才可能变得明显。在使用血管内装置时，禁忌使用肝素拮抗剂，如果患者出现大出血且已经释放了瓣膜，可以移除血管内装置并迅速给予鱼精蛋白。有时髂动脉破裂引起的腹膜后出血比较隐匿，可能会表现为隐匿性低血压。

6. 股动脉闭塞和下肢缺血　有时在拔除鞘管后，由于血管内膜受损或血管剥离，股总动脉可能会闭塞。心脏团队通常会利用血管内技术治疗股动脉闭塞。血管再通后可能会出现缺血再灌注期，导致代谢性酸中毒和电解质紊乱。麻醉团队应监测动脉血气、及时了解患者内环境情况。

7. 冠状动脉阻塞　尽管在 TAVR 规划阶段会仔细测量瓣膜支架高度、窦管连接处高度、Valsalva 窦直径、瓣叶钙化程度及冠状动脉距离瓣环的高度，但在瓣膜释放后仍可能会出现意外的冠状动脉阻塞。这种阻塞可能导致急性心肌缺血、心肌功能障碍和心源性休克。麻醉团队必须准备好使用正性肌力药物、抗心律失常药物，并且准备随时进行心肺转流。心脏团队可以通过仔细的术前规划、预先放置冠状动脉支架（“停放”在冠状动脉中但未释放）或将自扩张瓣膜释放 70% 来避免这种并发症。可以通过主动脉根部血管造影来确定是否出现冠状动脉阻塞。如果出现发生冠状动脉阻塞的迹象，可以重新收回自展瓣膜。

8. 瓣膜移位　是相对常见的并发症。如果采用可回收输送系统，在确认瓣膜置入位置不当后，可将瓣膜回收至输送系统重新定位释放。如采用不可回收输送系统，在瓣膜置入位置过深时，瓣膜释放后瓣周漏发生率较高，可考虑采用“瓣中瓣”方式进行补救。如瓣膜释放后确认瓣膜位置较高，甚至在主动脉瓣上，患者若无冠状动脉梗阻，血流动力学稳定，也可采用“瓣中瓣”技术，在该瓣膜下方重新定位释放“瓣中瓣”进行补救。瓣膜移位至主动脉时，大多数情况下不会引起明显的血流动力学波动。如瓣膜明显移位至主动脉瓣环以上遮挡冠状动脉开口，或移位至左心室过深影响二尖瓣开闭，则需要中转外科手术处理。瓣膜置入术后也有可能发生晚期瓣膜移位。麻醉团队与心脏团队需要积极进行沟通，讨论心肺转流和开放手术的可能性，以取出或修复移位的瓣膜。

9. 脑卒中和脑保护　神经系统事件通常是多因素的，其中一些与手术有关。操作导丝和（或）大直径导管通过主动脉弓、器械定位、球囊扩张主动脉瓣成形及快速起搏和器械展开过程中脑血流不足均为神经损伤的潜在原因。老年患者心房颤动和动脉粥样硬化性疾病的发病率很高，这些因素也增加了围术期脑血管事件的风险。最初，人们以为与 TAVR 相关的脑卒中风险主要发生在手术过程中，但进一步的研究分析显示，脑卒中的风险实际上在手术后早期仍然存在。

10. 主动脉瓣严重关闭不全　在 TAVR 后，如果出现低血压、动脉波形的脉压增大，舒张压过低，应高度怀疑主动脉瓣关闭不全。主动脉瓣关闭不全也可以使用经食管超声心动检查来判断。TAVR 后很少出现严重的主动脉瓣反流，通常与急性瓣膜结构性故障有关。这可能包括假体瓣膜破裂或瓣叶功能不良（“冰冻瓣叶”），这种情况虽然很少见，但也是 TAVR 后可能出现的并发症，可能需要置入第二个瓣膜，也可能需要及时进行体外循环开胸下的瓣膜置换术来解决。

11. 自杀性左心室　极少数情况下，慢性重度主动脉瓣狭窄突然解除后，后负荷的突然消失会使肥厚的左心室强烈而完全地收缩，从而阻塞前向血流，此时可出现二尖瓣和三尖瓣的反流，这种情况被称为 TAVR 后的“自杀性左心室”。它的危险因素可能包括术前左心室流出道的梗阻，左心室不对称性肥厚，室间隔肥厚大于 15mm、左心室内径小于 40mm，每搏输出量小于 60ml 等。治疗方法包括输液增加前负荷，使用血管收缩剂（去甲肾上腺素），避免使用正性肌力药物，控制心率，避免使用利尿剂等。

12. 其他的问题　包括二尖瓣损伤、乳头肌损伤、肾损伤、瓣周漏、感染性心内膜炎等。

七、病例小结

本例患者为老年人，同时患有肾衰竭、高血压病和糖尿病，并且被诊断为主动脉瓣重度狭窄。在进行 TAVR 之前，需要对患者的整体健康状况进行评估和优化，这包括控制感染、进行血液透析等。同时，医疗团队必须对 TAVR 术中可能出现的并发症及术中患者可能出现的变化有深入的了解和准备。在充分掌握疾病病理生理的基础上，通过麻醉科、心内科、感染科、重症监护室、超声科及体外循环团队的密切合作和精心管理，患者最终顺利康复并出院。

参考文献

国家心血管病中心，国家结构性心脏病介入质控中心，中华医学会心血管病学分会，等，2023. 经导管主动脉瓣置换术临床实践指南 [J]. 中华医学杂志，103(12): 886–900.

经导管主动脉瓣置换术流程优化共识专家组，2022. 经导管主动脉瓣置换术（TAVR）流程优化专家共识 2022 版 [J]. 中华急诊医学杂志，31(2): 154–160.

周达新，潘文志，吴永健，等，2020. 经导管主动脉瓣置换术中国专家共识 (2020 更新版) [J]. 中国介入心脏病学杂志，28(6): 301–309.

Butala N M, Chung M, Secemsky E A, et al., 2020. Conscious sedation versus general anesthesia for transcatheter aortic valve replacement: Variation in practice and outcomes[J]. JACC Cardiovasc Interv, 13(11):1277–1287.

Caminiti R, Ielasi A, Vetta G, et al., 2024. Percutaneous coronary intervention before or after transcatheter aortic valve replacement: A systematic review and meta–analysis involving 1531 patients[J]. J Clin Med, 13(12):3521.

El–Gamel A, 2013. Cardiovascular collapse during transcatheter aortic valve replacement: diagnosis and treatment of the “perilous pentad” [J]. Aorta, 1(6): 276–282.

Fallahtafti P, Soleimani H, Ebrahimi P, et al., 2024. Comparative analysis of PCI strategies in aortic stenosis patients undergoing TAVI: a systematic review and network meta–analysis[J]. Clin Cardiol, 47(8): e24324.

Faroux L, Villecourt A, Metz D, 2023. The management of coronary artery disease in TAVR patients[J]. J Clin Med, 12(22): 7126.

Kingery D R Jr, Roberts A, Horstemeyer D, et al., 2022. Complications of TAVR From an Anesthesia Perspective[J]. HCA Healthc J Med, 3(4): 225–229.

Lorente–Ros M, Das S, Malik A, et al., 2024. In–hospital outcomes of transcatheter aortic valve replacement in patients with chronic and end–stage renal disease: a nationwide database study[J]. BMC Cardiovasc Disord, 24(1): 21.

Peillex M, Marchandot B, Bayer S, et al., 2020. Bedside renal Doppler ultrasonography and acute kidney injury after

TAVR[J]. J Clin Med, 9(4): 905.

Singh S, Pershad A, 2023. White paper on mitigating risk factors for acute kidney injury in TAVR: a protocol to decrease TAVR–associated AKI[J]. Indian Heart J, 75(3): 213–216.

Son B J, Kim U, Nam J H, et al., 2024. Acute mitral valve regurgitation caused by left ventricular pacing wire during transcatheter aortic valve replacement[J]. Tex Heart Inst J, 51(1): e238215.

Thiele H, Kurz T, Feistritzer H J, et al., 2020. General versus local anesthesia with conscious sedation in transcatheter aortic valve implantation: The randomized SOLVE–TAVI trial[J]. Circulation, 142(15): 1437–1447.

Vahanian A, Beyersdorf F, Praz F, et al., 2022. Linee guida ESC/EACTS 2021 per il trattamento delle valvulopatie elaborate dalla Task Force per il trattamento delle valvulopatie della Società Europea di Cardiologia (ESC) e dell' Associazione Europea di Chirurgia Cardio–Toracica (EACTS) [2021 ESC/EACTS Guidelines for the management of valvular heart disease][J]. G Ital Cardiol (Rome),23(5 Suppl 1): e1–e75.

第10章

Stanford A 型主动脉夹层术后截瘫患者行主动脉吻合口狭窄解除术

一、病例简介

【一般情况】患者，男性，59 岁，身高 170cm，体重 75kg。

【主诉】胸闷伴双背部疼痛 1 小时。

【现病史】患者 1 小时前无明显诱因突发胸闷，数分钟后感双侧背部疼痛，表现为持续不能缓解的刀割样剧烈疼痛，休息不能缓解，伴双下肢无力，至急诊就诊。笔者所在医院急诊胸腹主动脉 CTA 示主动脉夹层动脉瘤（Sanford A 型）。超声心动图示主动脉夹层（Sanford A 型），主动脉瓣轻中度反流，二尖瓣少量反流。为进一步诊治，拟以“主动脉夹层 A 型”收住入院。病程中无头晕、黑矇，无发热、寒战，无咳嗽、咳痰，无恶心、呕吐。

【既往史】患者既往高血压 10 余年，口服苯磺酸氨氯地平片，血压控制情况不详。否认糖尿病、脑梗死、心肌梗死、先天性心脏病、脊椎外伤史等。兄弟姐妹体健，父母健在，均无类似疾病，否认其他家族重大传染病及遗传性疾病史。

【体格检查】神志清，精神差，急性面容，血压 115/47mmHg、心率 69 次 / 分，呼吸 23 次 / 分，体温 36.9℃。胸廓未见明显畸形，呼吸运动正常，听诊双肺呼吸音清，未闻及明显干湿啰音。心前区未见异常隆起，心尖搏动位于第 5 肋间锁骨中线外，可闻及舒张期吹风样杂音，未触及明显震颤及心包摩擦感。腹软，肝脾肋下未触及，全腹无压痛、反跳痛及肌紧张，移动性浊音阴性。四肢活动正常，双下肢无力。

【辅助检查和检验结果】

1. 胸腹主动脉 CTA　升主动脉、弓部、降主动脉、腹主动脉及两侧髂动脉显示良好。于升主动脉起至左侧髂内外动脉及右侧髂内动脉止，动脉腔内可见新月形稍高密度影，于主动脉弓、腹主动脉起始处、腹主动脉下段水平增强后可见少许造影剂进入。弓部三支大血管显影良好，管腔内未见明显充盈缺损灶，腹腔动脉、肠系膜上下动脉及两侧肾动脉显示良好，未见明显扩张及狭窄。诊断意见：主动脉夹层动脉瘤（Sanford A 型）（图 10-1）。

2. 超声心动图　升主动脉内见内膜飘带样回声，累及主动脉弓，延伸至降主动脉，腹主动脉因气体干扰显示不清。收缩期二尖瓣见少量血液反流。舒张期主动脉瓣可见少 - 中量反流。诊断意见：主动脉夹层（Sanford A 型），主动脉瓣轻中度反流，二尖瓣少量反流。

3. 常规心电图　窦性心律，ST 段、T 波改变。

4. 头颅 CT 平扫　急诊头颅 CT 未见明显急症征象。两侧侧脑室旁、半卵圆中心缺血性改变考虑。

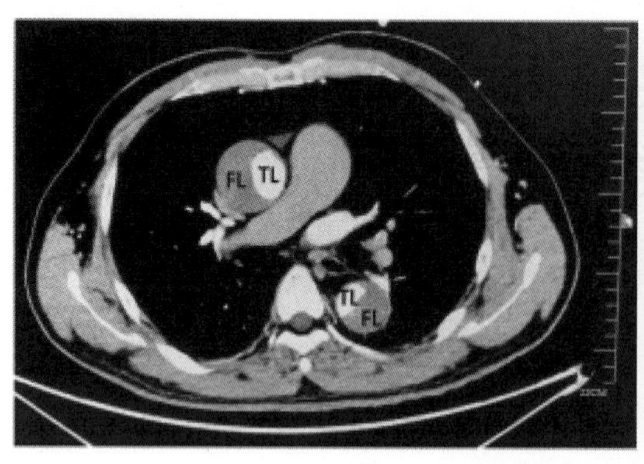

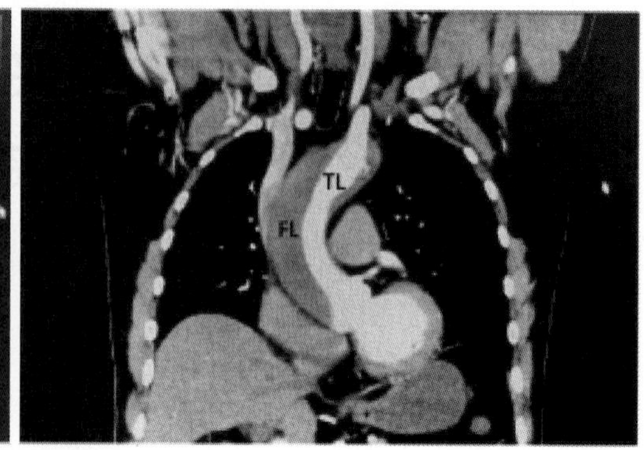

图 10–1　本例患者术前胸腹部 CTA 影像图片

FL.false lumen，假腔；TL.true lumen，真腔

5. 腰椎 CT 平扫 + 三维重建　未见明显骨折、脱位征象。

6. 实验室检查　心肌酶谱常规检查：谷草转氨酶 15U/L，乳酸脱氢酶 290U/L，羟丁酸脱氢酶 246U/L，肌酸激酶同工酶 44U/L。肌钙蛋白 T ＜ 0.010μg/L，B 型钠尿肽 75.00ng/L（300 ～ 900ng/L），国际标准化比值 1.10，纤维蛋白原 1.24g/L，活化部分凝血活酶时间 31.2 秒，凝血酶时间 24.2 秒，凝血酶原时间 12.7 秒，D– 二聚体＞ 88 000μg/L（0 ～ 700μg/L）FEU，肌酐 99μmol/L。血常规、超敏 C 反应蛋白、降钙素原定量检测、肝功能检查无明显异常。

【初步诊断】主动脉夹层 A 型、高血压。

二、MDT 会诊意见

患者入院后完善相关检查、检验，行急诊手术。在全身麻醉体外循环下行主动脉弓置换 + 升主动脉替换 + 主动脉瓣成形 + 主动脉窦修补 + 象鼻支架置入术。术中见心包积液，左心增大，左心室显著，弓部溃疡，升主动脉血肿形成。术中切除病变主动脉，修补主动脉窦，行主动脉瓣成形，取 28mm 佰仁四分叉人工血管和 28# 微创带分支支架系统替换升主动脉及主动脉弓，同时行象鼻支架置入术。手术顺利，心脏自动复跳，胶水和止血纱严密止血，心包及纵隔广泛渗血，予以纱布填塞，关胸，留置心包纵隔引流管各一根，逐层关胸。手术时间 6 小时 55 分钟，麻醉时间 8 小时 20 分钟，体外循环时间 2 小时 24 分钟，术后送 ICU 进一步治疗。

患者入 ICU 后予抗休克、抗炎、抗感染等对症支持治疗。术后当天，患者因急性肾损伤行 CRRT。术后 4 小时停镇静药物后患者双上肢不自主活动，双下肢未见活动，对疼痛刺激无反应。心脏大血管外科与神经外科会诊后诊断主动脉夹层术后截瘫，行床边腰大池穿刺置管术引流脑脊液减压，予以甲泼尼龙冲击治疗联合甘露醇脱水治疗。术后第 2 天评估患者肌力，双上肢肌力 3/5 级，双下肢肌力 0/5 级。患者术后反复出现室性心动过速，给予胺碘酮、艾司洛尔、去甲肾上腺素、同步电复律等处理，转为窦性心律，期间患者肌钙蛋白 I 持续升高，复查心电图示下壁导联 ST 段改变。

患者主动脉夹层术后病情进展，行 MDT。

1. 神经外科　患者主动脉夹层术后截瘫与根大动脉或左锁骨下动脉覆盖、术中控制性低血压时间过长有关，通常表现为术后下肢活动障碍。目前已行腰大池引流减压，甲泼尼龙冲击治疗联合甘露醇脱水治疗，可考虑完善胸腰椎 MRI 检查进一步评估脊髓病变情况。患者目前经口气管插管接呼吸机辅助呼吸，意识不清，双侧瞳孔等大等圆，对光反射不灵敏，左上肢刺痛有回缩，余肢体未见刺痛反应，肌力检查不配合。头颅 CT 提示多发低密度灶，考虑梗死可能，合并脊髓损伤，建议监测生命体征，稳定内环境，保证脑和脊髓灌注，谨防血压波动过大，密切关注患者病情变化。

2. 心血管内科　患者主动脉夹层术后，病情危重，目前肌钙蛋白呈逐步增高趋势，床旁心电图提示下壁导联 ST 段改变，建议动态监测心电图、心肌酶谱、肌钙蛋白变化，须考虑其他因素引起肌钙蛋白升高，如休克等。积极控制感染，维持循环及电解质稳定，控制心律失常，监测出入量、血气分析等。冠状动脉 CTA 示未见冠状动脉管腔明显狭窄，密切观患者病情变化，若无明显出血情况，根据病情变化必要时可考虑冠状动脉造影检查。

3. 心脏大血管外科　患者主动脉夹层术后迟发性截瘫，是此类手术术后严重并发症之一，脊髓缺血是其主要原因，建议复查主动脉 CTA。考虑休克、心律失常、感染等因素引起的心肌损伤，尽量维持循环稳定，抗心律失常和控制感染，严密监测。

三、MDT 会诊后诊治经过

MDT 会诊后行主动脉 CTA 检查，可见主动脉与象鼻支架吻合口狭窄（图 10-2）。心脏大血管外科会诊后有急诊手术指征，遂请麻醉科会诊，评估围术期风险。

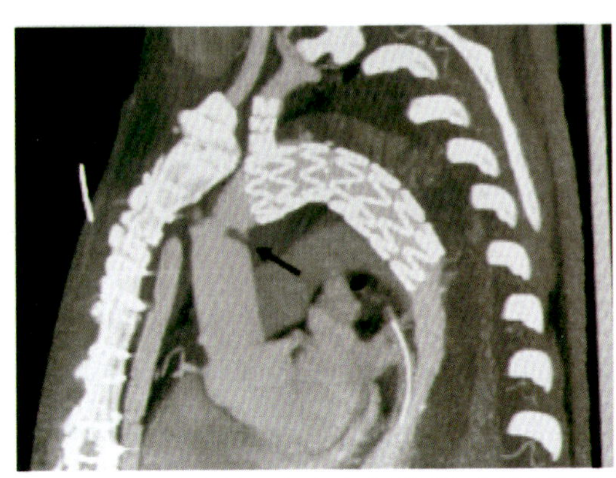

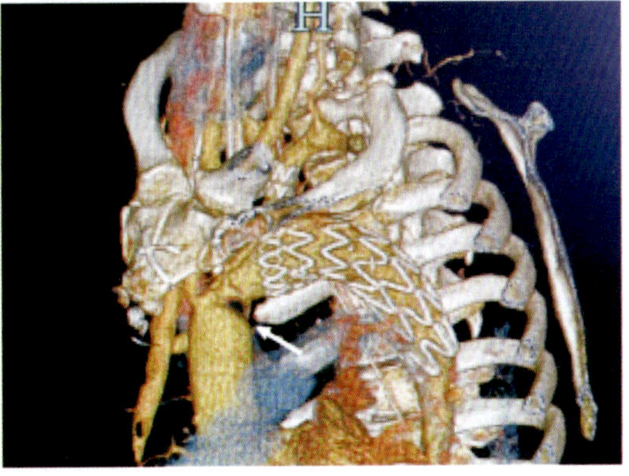

图 10-2　患者在第一次主动脉弓置换术后胸腹部 CTA 影像，可见主动脉吻合口的狭窄（箭头所示）

麻醉科会诊后认为主动脉夹层术后截瘫是多因素共同作用的复杂病理过程。目前患者心肌损伤明显，现拟行开胸探查手术，术中麻醉管理总原则是维持稳定的血流动力学状态，合理使用血管活性药物，根据手术性质和患者情况选择应用脊髓监测。术后注意四肢肌力和皮温，行脑脊液引流、适当升压、激素治疗、抗凝、扩血管、营养神经、降颅压等联合治疗，改善患者预后。

四、麻醉及手术经过

1. 入室状态　患者气管插管状态入手术室，入室后接呼吸机，设定呼吸机机械参数：吸入氧浓度（FiO_2）60%，氧流量 1.5L/min，潮气量 6 ～ 8ml/kg，呼吸频率 12 ～ 16 次 / 分，吸呼比 1 ： 1.5，呼气末正压通气（PEEP）35mmHg，维持呼气末二氧化碳分压（$PetCO_2$）35 ～ 45mmHg。

2. 麻醉方式　静吸复合气管插管全身麻醉。

3. 麻醉监测　监测常规心电图，心率，无创血压、有创血压，血氧饱和度（SpO_2），脑电双频谱指数（BIS），体温，血气分析。

4. 麻醉诱导　依次缓慢静注依托咪酯 15mg，顺式阿曲库铵 10mg，舒芬太尼 30μg。

5. 麻醉维持　丙泊酚、瑞芬太尼、顺阿曲库铵、七氟烷。术中视具体情况给予血管活性药物去甲肾上腺素维持血流动力学稳定，采用 BIS 监测麻醉深度，维持 BIS 在 45 ～ 60，体温 36 ～ 37℃。

主动脉夹层术后第 1 天行开胸探查手术。

患者带气管插管入室，丙泊酚及瑞芬泵注。

麻醉诱导：丙泊酚 100mg，维库溴铵 8mg。

麻醉维持：丙泊酚 300mg/h 泵注，瑞芬太尼 0.5mg/h 泵注。

术中见主动脉远端吻合口一血肿压迫，部分狭窄，予以清除血肿，狭窄解除。手术顺利，术后转 ICU 继续治疗。

五、转归

术后第 3 天评估患者双侧肢体肌力，双上肢 4/5，双下肢 0/5。经抗休克，抗炎，抗感染，抗心律失常，化痰，护胃止泻，维持水、电解质平衡，营养支持，康复锻炼等对症支持治疗后，患者于术后 21 天拔除气管导管，改经鼻高流量吸氧。术后第 38 天转回普通病房，术后第 58 天患者病情稳定，转康复医院进一步康复治疗。

六、病例解析要点

（一）主动脉夹层的病理生理、疾病分类、并发症和治疗方式

典型的主动脉夹层（aortic dissetion，AD）是各种原因导致的主动脉内膜撕裂，血液流入动脉壁间，主动脉壁分层、分离，血管腔被游离的内膜片分隔为真腔和假腔。主动脉内膜上的血流入口即为原发破口，在主动脉远端可有继发破口，使真假腔之间血流相通。假腔内可以是持续的血流灌注，也可因血液淤滞导致血栓化。

AD 的分型有助于指导临床治疗和评估预后。1965 年，DeBakey 等首次根据 AD 的破口位置和夹层累及范围将其分为 3 种类型（图 10–3）。①Ⅰ型：原发破口位于升主动脉或主动脉弓，夹层累及范围自升主动脉至腹主动脉；②Ⅱ型：原发破口位于升主动脉，夹层局限于升主动脉，少数可累及主动脉弓；③Ⅲ型：原发破口位于左锁骨下动脉以远，夹层累及范围局限于胸降主动脉为Ⅲ a 型，夹层向远端累及腹主动脉为Ⅲ b 型。1970 年，Daily 等根据夹层累及的范围提出了更简便的 Stanford 分型，即将 AD 分为 A 型和 B 型：凡是夹层累及升主动脉的为 Stanford A 型，相当于 DeBakeyⅠ型和Ⅱ型；夹层累及左锁骨下动脉以远的胸降主动脉及其远端者为 Stanford B 型，相当于 DeBakeyⅢ型。目前，上述两种分型在国际上应用最广泛。

急性主动脉夹层是一种起病急骤、病情凶险、进展快速的急性主动脉疾病。如不进行恰当和及时的治疗，破裂风险大，死亡率高。急性 Stanford A 型主动脉夹层是发病 24 小时内

死亡率最高的单病种之一。近年来，主动脉夹层发病率呈上升趋势和年轻化倾向。由于主动脉夹层患者常合并冠状动脉粥样硬化性心脏病、高血压病、脑血管疾病、糖尿病等，手术危险性进一步增加，因此，在有限的时间内实施正确精准的麻醉，不仅能够为外科手术挽救生命争取时间，而且可提高患者的远期生存率。

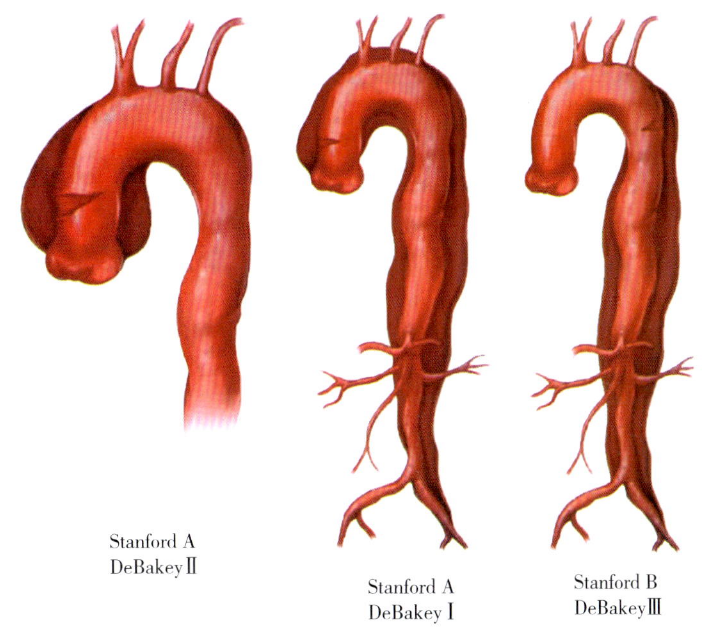

图 10-3　主动脉夹层 DeBakey 分型和 Stanford 分型示意图

典型的急性 AD 患者会出现胸背部突发剧烈的，甚至腹部撕裂样疼痛。约 60% 的 AD 起源于升主动脉，若主动脉撕裂范围较大，还可出现相应脏器的缺血甚至坏死。撕裂口仅限于升主动脉时可出现前胸疼痛，撕裂至降主动脉可有后背疼痛，若撕裂至腹主动脉，甚至扩展至肠系膜动脉、肾动脉及股动脉时，可出现剧烈腹痛、少尿、血尿、一侧或双侧肢体缺血表现，若向上撕裂至头臂动脉或锁骨下动脉，会出现双上肢血压不对称，甚至中枢神经系统缺血表现，严重者如逆行撕裂至主动脉根部可出现急性心肌梗死，甚至心脏压塞、猝死。一经确诊即应尽快完善术前准备，尽早手术。

急性 AD 应采取以手术治疗为主的综合治疗方式。早期应该充分镇痛、镇静，将收缩压降至 100 ～ 120mmHg，心率降至 60 ～ 80 次 / 分，防止夹层进一步扩大。注意观察肾脏灌注，避免少尿（＜ 25ml/h）。如无禁忌，均应使用 β 受体阻滞剂。溶栓剂、抗凝剂、抗血小板药禁用于 AD。后期主要是手术治疗。长期随访结果表明 Stanford A 型夹层手术治疗效果明显优于内科保守治疗。外科治疗是急、慢性 Stanford A 型夹层的最有效治疗方法。主动脉腔内隔绝术（介入治疗）主要适用于 B 型夹层。

（二）AD 围术期的脊髓损伤及其主要原因

AD 术后截瘫发生率为 0.4% ～ 18%，其常见原因是脊髓血流灌注不足，主要表现为受伤平面以下双侧肢体感觉、运动、反射等消失，以及膀胱、肛门括约肌功能丧失。临床上，根据脊髓损伤发生的时间可分为急性脊髓损伤和迟发性脊髓损伤。主动脉手术中脊髓损伤的原因非常多（表 10–1）。

表 10–1　开放性修复和介入下胸腹主动脉修复（TEVAR）术中脊髓损伤机制

损　伤	影　响
开放性修复	
长时间的主动脉阻断	脊髓的节段动脉和侧支循环灌注丧失
平均动脉压降低（麻醉和体外循环）	脊髓灌注压力不足（导致脊髓急性、全身性灌注不良）
脑脊液压力升高	降低脊髓灌注压力，引发“脊髓室综合征”
重要的节段动脉丧失	直接的脊髓灌注急性丧失
远端灌注压力不足（体外循环 / 无脉型血流）	远端的侧支循环血流不足
切开动脉瘤囊后通过开放的节段动脉发生的窃血现象	减少脊髓灌注压力→脊髓水肿
阻断引起的再灌注损伤	脊髓水肿（恶性循环开始）
术后供应脊髓的血管血栓形成	可能导致迟发性截瘫（例如在 TEVAR 后）
TEVAR	
左侧锁骨下动脉、肋间动脉和腰动脉的 TEVAR 覆膜支架置入术，以及腹主动脉和骶动脉的覆膜支架置入术	供应脊髓近端、中端和远端的直接和侧支循环血量减少
主动脉远端手术史	髂内动脉受损，远端侧支循环血流会受到损害
严重外周血管疾病	主要是远端侧支血流的减少，髂内动脉受损也会引起侧支循环的血液流动减少

Contemporary spinal cord protection during thoracic and thoracoabdominal aortic surgery and endovascular aortic repair：a position paper of the vascular domain of the European Association for Cardio-Thoracic Surgery. Eur J Cardiothorac Surg，2015，47：943-957

1. 脊髓缺血的时间和程度　主动脉人工血管置换术中需要降温并阻断主动脉，主动脉阻断后不仅会使脊髓前动脉的灌注压降低，还会使阻断近端以上的压力增大，造成颅内压增高、脑脊液分泌过多导致脑脊液压力增高，使脊髓前动脉的灌注压降低，造成脊髓损伤。

2. 脊髓的缺血 – 再灌注损伤　无论是开放性还是血管内介入治疗，都会导致一定程度的脊髓局部缺血。脊髓缺血时，神经细胞内的三磷酸腺苷（ATP）储备被消耗，产生 ADP、AMP 和次黄嘌呤。ATP 依赖的 Na^+–K^+ 泵无法正常工作，因此细胞无法维持正常的电化学梯度。细胞内这些物质的积累引起细胞内渗透性肿胀。电压敏感的 Ca^{2+} 通道被激活，导致大量 Ca^{2+} 内流；谷氨酸的摄取受损，在突触间隙积累，谷氨酸激活 N– 甲基 –D– 天冬氨酸（NMDA）和 α– 氨基 –3– 羟基 –5– 甲基 –4– 异噁唑丙酸（AMPA）受体依赖的离子通道，这进一步增加

细胞内 Ca^{2+}，上述机制引起细胞内 Ca^{2+} 超载，激活钙蛋白酶，致神经细胞凋亡。神经元凋亡后，炎症介质被释放，损伤周围组织和内皮，同时招募小胶质细胞和中性粒细胞，这导致组织肿胀，进一步降低脊髓血流并产生继发性缺血性损伤。在血流恢复后，神经细胞内代谢产生大量的氧自由基，这些氧自由基破坏膜结构的完整性，引起神经细胞凋亡。

3. 脊髓血供无法恢复　主动脉手术中对脊髓供血血管封闭、未行肋间动脉重建、未行动脉远端灌注等，也是导致脊髓缺血性损伤的原因之一。主动脉术中多需行覆膜支架置入，患者主动脉基础病变情况决定了覆膜支架的长度和位置。主动脉术中覆膜支架的放入，会封闭相应节段的肋间动脉，造成相应节段脊髓缺血。另外，术后脊髓血管内的血栓也可导致脊髓血供丧失。

除了上述脊髓损伤的原因，还有很多危险因素不可忽视，例如，术前急性贫血、全身性低血压、患者本身有严重的外周血管疾病等都会造成脊髓缺血缺氧，导致脊髓损伤事件发生。既往接受过脊柱手术的患者也更容易出现脊髓损伤事件。

（三）脊髓的供血

为脊髓供血的是一个复杂而精细的系统，直接观察脊髓的血供是非常困难的，以前对于脊髓供血的认识大多基于对尸体解剖的研究，近年来影像学手段的应用，使人们对于脊髓血供系统的认识也随之加深（图 10–4）。

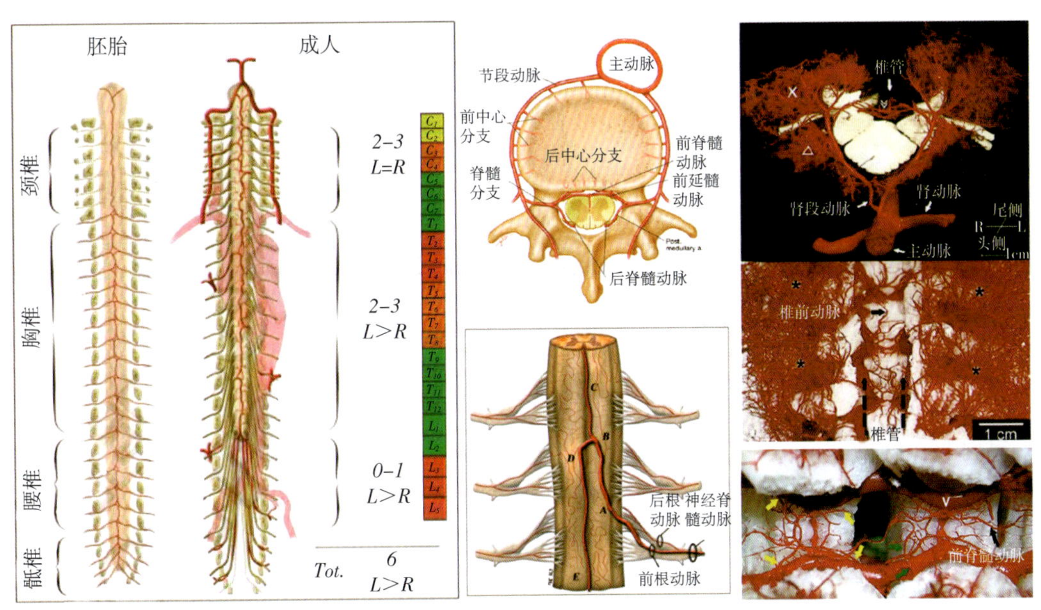

图 10–4　脊髓动脉血供示意图及脊髓动脉丰富的侧支循环

改绘自：1. An anatomical review of spinal cord blood supply. J Cardiovasc Surg （Torino）. 2015，56：699-706.

2. Contemporary spinal cord protection during thoracic and thoracoabdominal aortic surgery and endovascular aortic repair：a position paper of the vascular domain of the European Association for Cardio-Thoracic Surgery. Eur J Cardiothorac Surg，2015，47：943-957

脊髓的血供依赖于椎动脉和节段动脉。椎动脉发出的脊髓前动脉负责脊髓前 2/3 的血供，此区域与运动传导有关，缺血时可发生下肢的运动障碍。椎动脉发出的脊髓后动脉负责脊髓后 1/3 的血供，该区域与脊髓的感觉传导有关，缺血时可发生感觉异常。除了脊髓动脉，脊髓还接受节段动脉的血供。节段动脉由椎动脉、锁骨下动脉、肋间动脉、腰动脉、髂内动脉的分支发出，对于脊髓的血供也非常重要。在胚胎发育期间，节段动脉有 31 对，成年以后脊髓节段动脉退化为少数的几条，颈段有 2 ～ 3 条，胸段有 2 ～ 3 条，腰段有 0 ～ 1 条。

Adamkiewicz 动脉（也称为大前根髓动脉）是脊髓一条特别重要的节段动脉，它并不是直接从主动脉发出的，通常起源于胸主动脉的肋间动脉或腹主动脉的腰动脉，对于下胸段和腰骶段脊髓的腹侧血供非常重要。它通过与脊髓前动脉的连接，为脊髓提供重要的血液供应。关于 Adamkiewicz 动脉的一项 meta 分析显示，87.4% 的人拥有一条 Adamkiewicz 动脉，11.3% 的人有两条 Adamkiewicz 动脉，极少数人有 3 ～ 4 条。76.6% 的 Adamkiewicz 动脉起源于左侧，而 23.4% 起源于右侧，89% 起源于 T_8 ～ L_1（最常起源于 T_9 水平，占 22.2%，其次是 T_{10} 和 T_{11}，分别占 21.7% 和 18.7%）（图 10–5）。

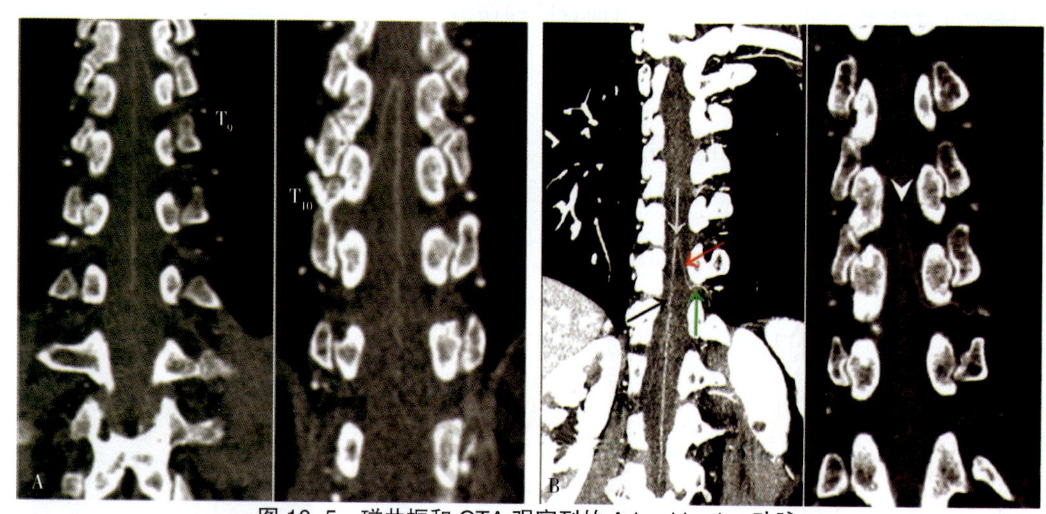

图 10–5 磁共振和 CTA 观察到的 Adamkiewicz 动脉

A. 磁共振检查；B. CTA 检查

An anatomical review of spinal cord blood supply. J Cardiovasc Surg （Torino），2015，56：699-706

目前存在两种理论：一种理论认为除了椎动脉供应前后脊髓的血液外，脊髓依赖于节段动脉的血供，节段动脉的损伤会造成脊髓损伤。30 年前的研究发现，当整个胸腹主动脉被切除时，脊髓损伤的发生率高达 30%。临床上也观察到，同时或先前行腹主动脉修复手术，以及多个支架移植物广泛堵塞胸主动脉，与瘫痪风险显著增加有关。还有研究观察到，如果肋间动脉或 Adamkiewicz 动脉在 AD 中由假腔供血，也会导致术后截瘫的发生率增加。在切断或者结扎了大部分肋间动脉和腰椎动脉之后，脊髓剩余的侧支循环供血可能是非常少的，在此情况下，如果再合并低血压或心输出量降低，则脊髓功能受损风险更大。重新置入或修复重要的脊髓节段动脉与降低脊髓损伤的发生率有关。基于这些现象对此理论的支持，在进行胸腹主动脉瘤手术或腔内修复术时，如果手术需要覆盖到 T_8 ～ L_1 段的主动脉，术前确定 Adamkiewicz 动脉的确切位置以避免术后发生截瘫至关重要。因此，有些外科医师会选择在主动脉修复期间，保留、重新连接或重建肋间或腰椎动脉以维持对脊髓的血液供应。但是这种方法也存在一定的缺点，尤其是当重建多根肋间或腰椎动脉时，脊髓的缺血时间可能会延长；如果重建的某个分支较小或闭塞，可能会花费大量时间却无益处。临床还发现即使对一个起主导作用的脊髓节段动脉成功进行再血管化，也可能观察到有症状的脊髓损伤。

另外一种理论认为脊髓存在广泛的侧支循环，这种侧支循环会根据身体的代谢需求动态调整血流的方向和流量，而且这种侧支循环可在脊髓缺血损伤时提供保护作用。Griepp 博士在猪模型上展示了前脊髓动脉与相邻背部肌肉的血管之间丰富的相互联系，以及脊髓某些水平的血管与上方和下方血管之间的联系。这个强大的侧支循环网络可以极大地补偿脊髓动脉损坏的情况。因为脊髓血供存在广泛的侧支循环，即使从肋间动脉和腰动脉发出的节段动脉发生慢性堵塞，也不会出现脊髓卒中。研究表明脊髓灌注压大约是平均动脉压的 80%，随着脊髓动脉的破坏可降至 25%。然而，术后无论是否存在脊髓损伤，脊髓灌注压在 5 天内均可恢复到基线水平，这也是脊髓存在广泛侧支循环的有力证据。因此在分期手术中行分阶段的动脉结扎或堵塞，会显著减少脊髓损伤。由于脊髓侧支循环的存在，在主动脉手术时重建节段动脉会观察到窃血和吻合口的回流出血，这种窃血和吻合口的出血反而会减少脊髓的供血。因此有学者强调通过锁骨下动脉和髂动脉对脊髓的上下供应，严格维持脊髓血管的灌注压。

（四）防治脊髓损伤的措施

1. 减少脊髓缺血的时间　主动脉阻断时间的长短与脊髓缺血的风险密切相关。因此，手术的一个主要目标是尽量缩短总体缺血时间，体外循环支持启动远端主动脉灌注，否则在主动脉钳夹以下的部位没有或仅有最小限度的血流。

2. 深低温　脊髓中代谢活跃的灰质比白质对缺血更敏感。常温条件下，中枢神经系统对缺血的耐受性很差，血液流动停止后 5 分钟内就会出现神经元功能障碍和损伤。当发生不完全缺血时，通常在主动脉钳夹 15 分钟以内不会发生脊髓缺血。在人类研究中，唯一被一致证明在血流缺失期间可对中枢神经系统起到保护作用的干预措施是低温。低温能够起到保护作用被认为是由于降低与减少了脊髓氧消耗相关的代谢需求。同时，低温也可能通过稳定膜结构和减轻再灌注期间对缺血的炎症反应和兴奋递质毒性反应来保护细胞。

3. 增强脊髓的灌注压　在主动脉手术期间，脊髓的灌注依赖于以下几个因素。①来自近端主动脉压力供应的、起源于近端主动脉钳夹上方的节段动脉的血流；②依赖于通过左侧冠状动脉旁路移植术或体外循环进行远端主动脉灌注的，起源于远端主动脉钳夹下方的血管的血流；③中心静脉和脑脊液压力。

4. 增加平均动脉血压　脊髓灌注压 = 根动脉末端压力 – 静脉压或脑脊液压力。增加平均动脉压（最好结合脑脊液引流）是预防和治疗脊髓缺血的方法之一。使用去甲肾上腺素等升压药物维持平均动脉压至 80 ～ 100mmHg，才能确保至少 70mmHg 的脊髓灌注压。保证满意的心输出量和保证最佳氧输送（控制血红蛋白）也很重要。须防止手术中和手术后早期血压大幅波动。许多迟发性脊髓损伤患者都有一段血压的不稳定期。医师需要平衡升高血压造成围术期出血与维持低血压引起脊髓损伤的利弊。

5. 引流脑脊液　这种方式可通过降低脑脊液压力来增加脊髓灌注压，在减少脊髓损伤中非常有效。近端主动脉钳夹期间的颅内血压升高可能导致脑脊液过度产生和压力升高。脑脊液压力的升高会进一步降低脊髓灌注压。如果脑脊液压力超过脊髓灌注压，脊髓血流将停止。降低脑脊液压力和降低中心静脉压，对于预防脊髓缺血至关重要。如果术后脑脊液压力升高，加上血压不稳定，可能会发生脊髓水肿导致的晚期脊髓损伤。脑脊液压力应该维持在10mmHg 以下，同时引流速度不宜太快。脑脊液引流的并发症发生率约为 1%，包括低颅压、硬膜下血肿、颅内出血、小脑出血、脊髓头痛、持续性脑脊液泄漏、脊髓内血肿、导管断裂、脑膜炎和直接脊髓损伤。

6. *吻合节段动脉*　目前 CTA、磁共振血管造影可以使我们在术前就对脊髓节段动脉进行评估。重新吻合重要的节段动脉可以增加脊髓灌注压。该方法行之有效的前提是吻合的节段动脉没有窃血现象，以及很少或没有反流血（back bleeding）。预防动脉窃血效应和缝合反流血的节段动脉非常必要。在侧支循环减少的患者中，重新置入 T_8 ～ L_1 关键区域的任何节段动脉窦可能会永久性地增加侧支循环的灌注压力，这可能是避免脊髓梗死的重要因素。

（五）体感诱发电位和运动诱发电位

体感诱发电位（somatosensory evoked potential，SSEP）和运动诱发电位（motor evoked potential，MEP）是目前常用的脊髓功能监测方法，可以及早发现脊髓缺血。医师通过监测诱发电位可以在缺血发展成梗死之前进行早期干预（图 10-6）。虽然脊髓缺血会引起诱发电位振幅的降低，但这些技术在检测脊髓缺血方面的敏感性和特异性还有待确定。

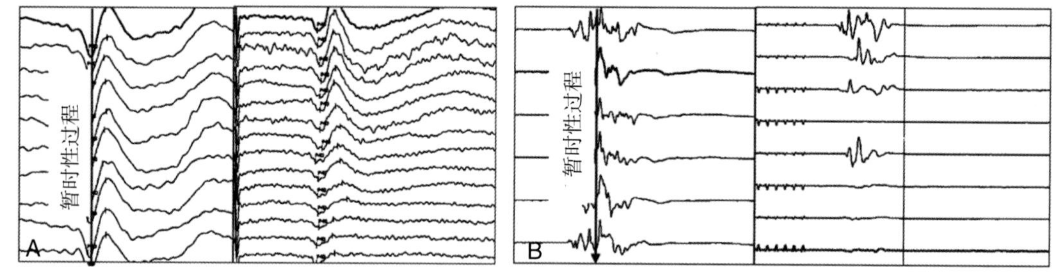

图 10-6　SSEP 和 MEP 监测

A 为 SSEP 图形，B 为 MEP 图形（生理性的 EP 在左，病理生理性的 EP 在右）

Contemporary spinal cord protection during thoracic and thoracoabdominal aortic surgery and endovascular aortic repair: a position paper of the vascular domain of the European Association for Cardio-Thoracic Surgery. Eur J Cardiothorac Surg，2015，47：943-57

术中诱发电位信号的变化或丢失并不总是由脊髓缺血引起。生成 SSEP 和 MEP 信号需要一个功能正常的外周神经。因此，任何原因引起的外周神经缺血都会影响到诱发电位的振幅。在没有脊髓缺血的情况下，如果下肢的血流显著受损，下肢的血管灌注不良也可能导致外周诱发电位信号的丢失。引起下肢灌注不良的原因包括 AD 本身、动脉栓塞或体外循环的股动脉插管。与灌注不良类似，如果没有远端主动脉灌注，随着时间的推移，主动脉阻断会导致下肢诱发电位信号逐渐消失。术中急性脑卒中也可能导致诱发电位的变化。通过对比沿神经传导路径不同部位记录的信号，可以判断诱发电位的变化是否是由脊髓缺血引起。脑卒中与皮质特定区域的信号丢失相关，通常影响上下肢的诱发电位。

通过感觉皮质测量的 SSEP 记录可能受到外周神经、脊髓、脑干、感觉皮质、技术和麻醉因素的影响。SSEP 监测的一个优点是，通过比较上下肢记录的 SSEP 振幅和潜伏期监测脊髓功能，相对安全且易于解释。在全身麻醉下使用神经肌肉阻滞剂可以提高 SSEP 的保真度。

由于高浓度的吸入麻醉药、硫喷妥钠或丙泊酚可能会减弱皮质SSEP信号，术中需要动态观察。从解剖学上讲，SSEP 通过外周神经传递，进入与被刺激神经相对应的脊髓背角，进一步向上传递。脊髓背角介导本体感觉和振动。SSEP 监测的一个潜在局限性是脊髓前角的局部缺血可能导致选择性运动缺陷，但感觉完好。在这种情况下，SSEP 监测可能无法检测到脊髓前角的缺血。由于脊髓中记录的 SSEP 对低血压敏感，SSEP 已被用于在胸腹主动脉瘤手术中评价控制性降压的安全性。同时，因为 SSEP 对远端灌注的敏感性导致了大量假阳性结果。由于主动脉阻断会损害前脊髓的灌注，并且主要导致运动缺陷，因此 SSEP 监测并不会减少有远端主动脉灌注的胸腹主动脉瘤手术中的脊髓并发症。

MEP 监测运动通路，包括 α 运动神经元的功能，是监测前脊髓功能的敏感方法。电磁刺激大脑皮质产生通过皮质脊髓束的下行活动。MEP 比 SSEP 的监测更具特异性。在主动脉手术期间，急性下肢 MEP 信号丢失后，可利用 MEP 确定需要重新连接的肋间和腰椎节段动脉的数量和水平。术中 MEP 记录可以指导医师确定术后血压的最佳水平。在有显著脊髓缺血风险的患者中，主动脉的顺序夹闭可能会帮助术者识别出为脊髓提供重要血液供应的主动脉节段动脉。因为 MEP 的振幅对神经肌肉阻断剂和许多全身麻醉剂都很敏感，MEP 有时也会产生假阳性结果。要获得满意的 MEP 信号，需要在全身麻醉时不使用肌松药或严格控制肌松药的药量。

使用术中神经电生理监测的另一个潜在限制是，该方法使用的设备复杂，结果的解读需要由专业的神经生理学家进行，并非适用于所有机构。

（六）AD 术后神经损伤的主要治疗

强调早发现、早处理，包括以下方面。①脑脊液引流：通过早期脑脊液引流可以降低脑脊液压力，增加脊髓灌注压，并可将脊髓损伤后释放出的炎性因子排出。通常维持脑脊液压力在 10cmH_2O 左右，降低椎管内压力以改善脊髓血供。②维持良好的组织灌注压：如果患者术后心功能较差，运用强心剂、升压药，维持血压在稍高的水平（收缩压 130 ～ 150mmHg、平均动脉压＞ 70mmHg）以改善脊髓的血供。③抗凝：运用低分子肝素 0.5mg/kg，延缓假腔内的血栓形成。④脱水：适当的脱水降压（如甘露醇）可以进一步降低脊髓鞘内压力，提高脊髓灌注率。⑤抗炎：可运用激素抗炎，缓解脊髓因缺血缺氧、全身炎症反应而导致的灌注不良。⑥加强护理与术后监护：加强主动、被动运动，鼓励患者最大程度地发挥自理能力，做好排便锻炼、呼吸道管理、饮食管理、皮肤护理等。肢体功能仍未完全恢复者，指导家属出院后继续为患者做被动运动及按摩，鼓励患者坚持功能锻炼，以减少后遗症。

七、病例小结

总结本例患者麻醉管理，首先应重视 MDT，充分综合各个科室的意见和建议，评估风险，制订完善的个体化治疗方案。对于麻醉科，术前应重点评估发病过程、累及范围、血压状况、血压的控制程度、重要脏器受累程度，尤其是脊髓、心、脑、肾、肺、胃肠道及血液系统等器官的受损程度。根据患者及手术的具体情况制定麻醉管理方案，做好各种心血管事件发生的预案。术中麻醉管理的总原则是维持稳定的血流动力学状态。保证充分的镇静和完善的镇痛，注重术中液体管理和心功能监测，通过完善的监测维持血流动力学平稳，合理使用血管活性药物和正性肌力药物预防和避免心衰的发生，根据手术性质和患者情况选择性应用脊髓监测，保障患者的良好转归。

参考文献

程卫平，张铁铮，2018. Stanford A 型主动脉夹层外科手术麻醉中国专家临床路径管理共识 (2017)[J]. 临床麻醉学杂志，34: 1009–1013.

庄心良，曾因明，陈伯銮，2020. 现代麻醉学 [M]. 北京：人民卫生出版社.

周旻，符伟国，2022. Stanford B 型主动脉夹层诊断和治疗中国专家共识(2022 版). 中国血管外科杂志(电子版)，14(2): 119–130.

Cambria R P, Conrad M F, Matsumoto A H, et al., 2015 Multicenter clinical trial of the conformable stent graft for the treatment of acute, complicated type B dissection[J]. J Vasc Surg, 62(2): 271–278.

Dong Z, Liu H, Kim J B, et al., 2023. False lumen–dependent segmental arteries are associated with spinal cord injury in frozen elephant trunk procedure for acute type I aortic dissection[J]. JTCVS Open, 15: 16–24.

Ellauzi H, Arora H, Elefteriades J A et al., 2022. Cerebrospinal fluid drainage for prevention of spinal cord ischemia in thoracic endovascular aortic surgery–pros and cons[J]. Aorta (Stamford), 10(6): 290–297.

Etz C D, Weigang E, Hartert M, et al., 2015. Contemporary spinal cord protection during thoracic and thoracoabdominal aortic surgery and endovascular aortic repair: a position paper of the vascular domain of the European Association for Cardio–Thoracic Surgery†[J]. Eur J Cardiothorac Surg, 47(6): 943–957.

Melissano G, Bertoglio L, Rinaldi E, et al., 2015, An anatomical review of spinal cord blood supply[J]. J Cardiovasc Surg (Torino), 56(5): 699–706.

Plotkin A, Vares–Lum D, Magee G A, et al., 2021. Management strategy for lower extremity malperfusion due to acute aortic dissection[J]. J Vasc Surg, 74(4): 1143–1151.

Simon F, Wagenhäuser M U, Busch A, et al., 2020. Arteriogenesis of the spinal cord–the network challenge[J]. Cells, 9(2): 501.

Taterra D, Skinningsrud B, Pękala P A, et al., 2019. Artery of Adamkiewicz: a meta–analysis of anatomical characteristics[J]. Neuroradiology, 61(8): 869–880.

Ye C, Chang G, Li S, et al., 2011. Endovascular stent–graft treatment for Stanford type A aortic dissection[J]. Eur J Vasc Endovasc Surg, 42(6): 787–794.

第四部分

头颈部手术

第 11 章

颌下间隙感染清创手术

一、病例简介

【一般情况】患者，男性，32 岁，身高 170cm，体重 90kg。

【主诉】牙痛 1 个月余，右面部肿胀 10 余天。

【现病史】 患者 1 个月前出现右下后牙疼痛，伴自发痛，13 天前右侧面部出现轻度肿胀，并且逐渐增大加重，伴疼痛，至当地医院就诊，予以头孢曲松及甲硝唑静脉滴注 11 日消炎、抗感染治疗后症状稍缓解。5 天前感冒后自觉症状再次加重，肿痛明显。2 天前至急诊科就诊，予以头孢呋辛钠及甲硝唑静脉滴注 2 日抗炎治疗，自觉症状反复，同时伴夜间发热，至口腔科急诊就诊。

【既往史】患者既往糖尿病病史 10 余年，平素皮下注射胰岛素，未定期监测血糖，控制不详。否认高血压病、心脏病、气管炎等特殊疾病史，无手术麻醉史，无食物、药物过敏史及家族史。

【体格检查】生命体征：体温 37.6℃，脉搏 93 次 / 分，呼吸 16 次 / 分，血压 138/85mmHg，疼痛评分（NRS）为 4。神志清，精神可，自主体位，查体合作，口唇无发绀，心脏听诊律齐，各瓣膜听诊区未闻及杂音，双肺呼吸音清，未闻及干湿啰音，腹平软，四肢肌力正常，双下肢无水肿。专科检查：右侧颌下区及颏下区肿胀，张口度一指，张口型尚可，肿胀区域触之无波动感，皮温高，压痛明显。右侧颌下区质软，气道通畅，颌下腺导管口无明显红肿溢脓，口底无明显抬高，伸舌正常。

【辅助检查和检验结果】

1. 常规心电图　提示窦性心律，符合广泛前壁、下壁急性心肌梗死心电图表现（图 11–1）。

2. 下颌骨 CT 平扫　颌面部及颈部软组织肿胀、咀嚼肌间隙明显肿胀并多发积气，考虑感染性病变，伴右侧颌下多发淋巴结肿大，下颌骨右后缘局部骨皮质毛糙（图 11–2）。

3. 超声心动图　左心饱满，左心室壁节段性运动减弱（LVEF：50%），二尖瓣、三尖瓣少量反流，心包少量积液。

4. 双下肢深静脉超声　双下肢血流通畅。

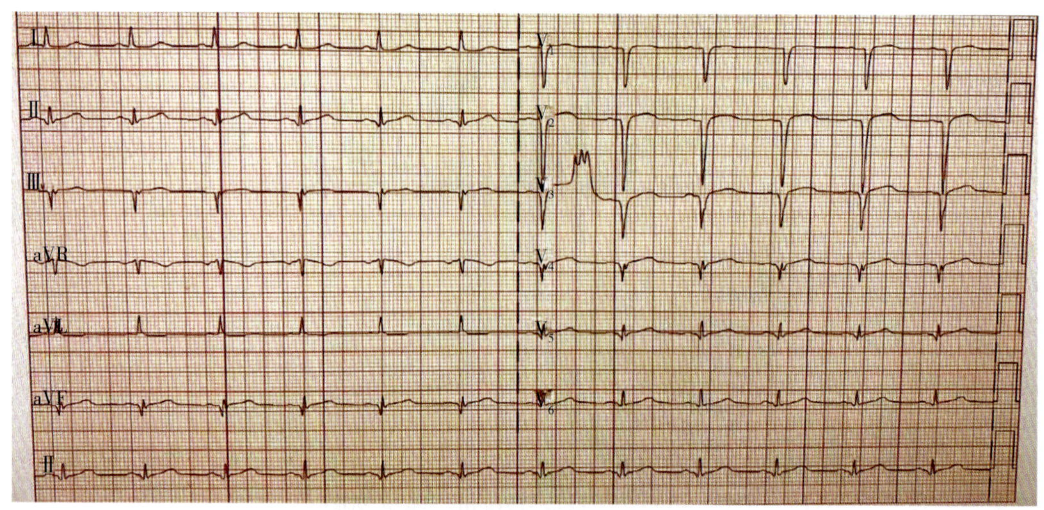

图 11-1　患者入院当天心电图

5. 实验室检查　白细胞 16.11 × 10^9/L，中性粒细胞 75.1 %。超敏 C 反应蛋白 73.68mg/L，空腹血糖 7.39mmol/L，纤维蛋白原 6.08g/L，国际标准化比值 1.28，凝血酶时间 14.4 秒，凝血酶原时间 14.5 秒。高敏肌钙蛋白定量 0.060ng/ml（正常参考值 0 ～ 0.034ng/ml）。肝肾功能、电解质检查未见明显异常。

【术前诊断】颌下间隙感染、糖尿病、慢性鼻窦炎。

二、MDT 会诊意见

1. 放射科　下颌骨 CT 平扫提示颌面部及颈部软组织肿胀、咀嚼肌间隙感染伴积气、右侧颌下多发淋巴结肿大。冠状动脉 CTA 提示左前降支近段轻度狭窄，右冠状动脉近段管壁内非钙化斑块形成伴局部管腔中 – 重度狭窄，远段显示不清。肺部 CT 平扫显示右肺感染。

2. 心血管内科　患者目前无明显胸闷胸痛史，复查动态心电图 ST 段较前回落，肌钙蛋白水平降至正常范围内，心脏超声提示下壁、前壁运动较前增强、协调，左心室射血分数较前上升，目前心功能尚可，考虑心肌损伤恢复，目前不考虑心肌梗死。但患者糖尿病、肥胖，冠状动脉 CTA 成像效果不佳，阅片示冠状动脉病变较重，有冠状动脉造影 / 介入术指征。建议先行处理颌下间隙感染。告知患者及其家属围术期心肌缺血、心肌梗死、心律失常等风险高，患者家属表示理解，排除禁忌后低分子肝素每日 1 次抗凝，术后可转心血管内科就诊，择期行冠状动脉造影术。同时围术期建议动态监测心电图、肌钙蛋白及心肌酶谱变化。

3. 耳鼻喉科　患者颌下间隙感染，右侧颌面部及颈部红肿明显，预备颌下间隙清创引流术、气管切开。建议后续康复后完善睡眠呼吸监测，排查阻塞性睡眠呼吸暂停低通气综合征（OSAHS），必要时呼吸机治疗。

4. 感染病科　颌面部及颈部软组织肿胀、咀嚼肌间隙感染伴积气，使用头孢呋辛、甲硝唑抗感染后炎症指标和体温下降，同意目前抗感染方案。

5. 口腔科　患者颌下区、咽旁、翼下颌间隙感染，建议尽早行脓肿切开术并放置负压封闭引流。

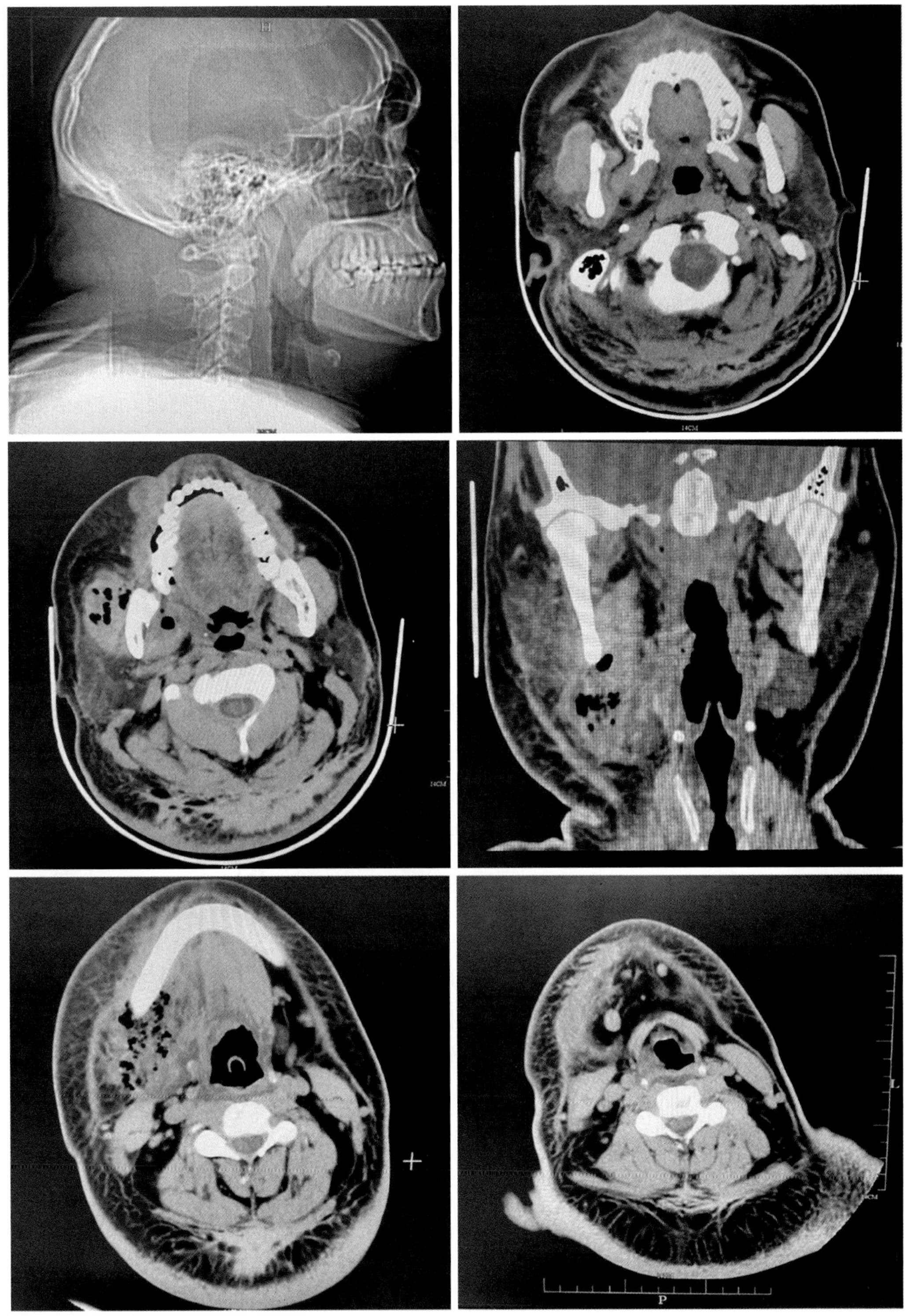

图 11-2　患者术前颌面部及颈部 CT 图像

颌面部及颈部软组织肿胀、咀嚼肌间隙明显肿胀并多发积气

6. 麻醉科　患者右侧颌下间隙感染，拟行颌下间隙清创引流术。本院心电图提示符合急

性心肌梗死改变（广泛前壁、下壁），行急诊冠状动脉 CTA 显示左前降支近段轻度狭窄，右冠状动脉近段管壁内非钙化斑块形成伴局部管腔中 - 重度狭窄。心内科会诊不考虑急性冠脉综合征。建议：①患者肥胖、颈短，颌面部、颈部软组织及咀嚼肌间隙肿胀明显，存在气管插管困难。建议耳鼻喉科于术前行气管切开。②患者冠状动脉病变，肥胖，有糖尿病病史，存在睡眠呼吸暂停综合征可能，围术期急性心肌梗死、恶性心律失常、心力衰竭等心血管风险显著增高，建议持续监测心电图、动态测定肌钙蛋白及心肌酶谱，围术期维持氧供氧耗平稳。③围术期关注患者感染状态，警惕感染性休克。

三、MDT 会诊后诊治经过

患者在监护室进一步加强抗感染治疗并动态观察心肌损伤指标，未发现心功能进一步恶化的征象。因患者肥胖合并颌下间隙感染，为了防止病情进展出现气道梗阻，以及麻醉诱导后困难气道无法行气管插管的情况，在重症监护室对患者行纤维支气管镜引导下清醒气管插管。之后患者紧急转入手术室，拟行颌下间隙感染灶清创引流术。

四、麻醉及手术经过

1. 入室时的生命体征　血压 174/80mmHg，心率 108 次 / 分，机械通气频率 12 次 / 分，脉搏血氧饱和度 100%。

2. 麻醉方案　气管插管全身麻醉。

3. 监测　心电图，无创血压，脉搏血氧饱和度，体温，BIS，左侧桡动脉有创测压，间断测定血气。

4. 麻醉诱导　舒芬太尼 40μg，咪达唑仑 3mg，维库溴铵 8mg，依托咪酯 20mg。

5. 麻醉维持　瑞芬太尼、丙泊酚、七氟烷。麻醉期间根据脑电双频指数、血流动力学情况调整用量。

6. 呼吸管理　潮气量 6 ～ 8ml/kg，频率 12 次 / 分，PEEP 5mmHg，间断手法膨肺。

7. 术中液体出入量　术中输入晶体液 1000ml，出血量 20ml，尿量 100ml。

8. 手术和经过　右侧下颌骨下缘 1.5cm 做切口，打开颈阔肌后发现其筋膜组织内有大量脓性坏死组织，打通脓腔，清除坏死组织，转移带蒂皮瓣，修复局部软组织缺损，放置负压封闭引流管。术后患者镇静状态下带气管插管转入 ICU。

五、转归

患者在术后第 2 天脱离呼吸机，自主呼吸，术后第 3 天转入普通病房，术后第 7 天再次在全身麻醉下行“慢性溃疡修复术”，去除负压引流管，皮肤对位缝合。患者于第二次手术后第 9 天恢复良好，痊愈出院，共住院 19 天。

六、病例解析要点

（一）口腔颌面间隙感染的病因、临床表现和感染扩散的解剖基础

1. 病因和临床表现　口腔颌面间隙感染是位于颌骨、肌肉、筋膜、脂肪、皮肤之间的面部疏松结缔组织产生的急性化脓性炎症，本例患者发生的下颌下间隙感染是口腔颌面间

隙感染的一部分。口腔颌面间隙感染局限时会形成局部脓肿，而当化脓性炎症扩散时，即产生蜂窝织炎，多由牙周炎、牙槽脓肿等牙源性感染扩散所致，其余病因还包括鼻旁窦炎、中耳炎、外伤等造成的感染扩散。临床症状主要表现为感染区域的红、肿、热、痛，脓肿形成后局部可触及明显波动。当感染向舌下间隙扩散时，可伴有口底肿胀，吞咽不适等症状，严重者常伴有高热、寒战、乏力等全身征象。

2. 解剖基础　口腔颌面间隙是由颈部筋膜包裹、分隔而创造出的多个潜在性筋膜间隙的统称，根据区域的不同，可分下颌下间隙、咽旁间隙、舌下间隙、咬肌间隙、翼下颌间隙等诸多间隙（图 11-3）。了解颈部各筋膜解剖位置是理解口腔颌面间隙感染扩散的基础，颈部筋膜分为浅层（红色）和深层（紫色、蓝色、绿色、橙色）。浅层筋膜紧贴真皮层下方，从颅骨延伸至胸腔和腋窝，包裹着颈阔肌、面部表情肌和浅层肌肉腱膜系统。深层筋膜又分为浅层（封套筋膜）、中层（气管前筋膜）、深层（椎前筋膜）3 层。封套筋膜（紫色）是颌面部各个间隙感染，尤其是牙源性感染扩散的关键结构，封套筋膜的坚韧性使脓液不易通过皮肤破溃流出，而是易于沿此筋膜向下扩散至纵隔，向上扩散至侧咽和咀嚼肌间隙，向后可压迫气道，造成气道梗阻塞。气管前筋膜（蓝色）通常是构成颈部深层间隙感染的基础，它的屏障作用可以阻止感染扩散到肺部、气管支气管树、食管和椎前间隙。深层的椎前筋膜（橙色）是纵隔感染的后界，它很少被感染穿透，但当其被穿透时，可能会导致颈椎骨髓炎或硬膜外脓肿。颈部深、浅筋膜包裹颈部器官、肌肉、神经和血管并分隔出的这些潜在腔隙之间存在广泛交通，发生感染时易引起炎症的蔓延和扩散。下颌下间隙向上可经下颌舌骨肌后缘与舌下间隙相续，向后内可通往翼下颌间隙、咽旁间隙，向前毗邻颏下间隙，向下可达颈动脉三角和颈前间隙，若感染无法控制，下颌下间隙感染最终可发展成口底多间隙感染。

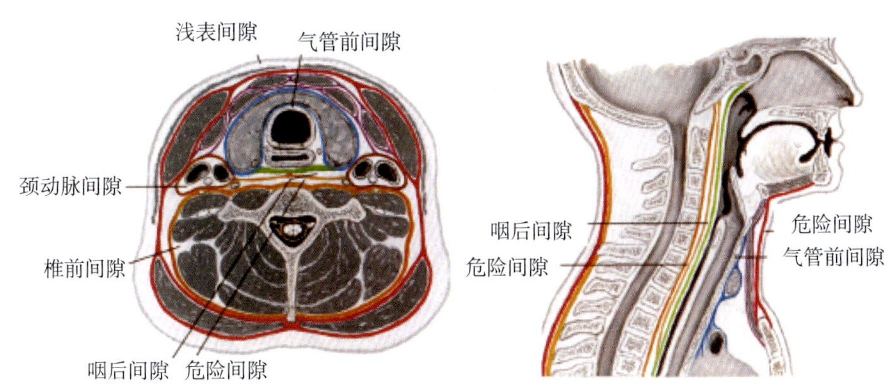

图 11-3　颈部筋膜间隙示意图

Deep space neck infection：principles of surgical management. Oral Maxillofac Surg Clin North Am，2008，20：353-365

（二）围麻醉期存在的风险和管理要点

1. 困难气道　气道评估是口腔颌面部手术术前评估的重中之重。麻醉医师术前访视时，应对气道的急迫性做出评估，如患者为困难气道，则需要进一步区分急诊困难气道和非急诊困难气道。急诊困难气道，一般可通过患者的临床症状、体征或辅助检查做出初步的判断：患者有气促，自诉呼吸困难，需要侧躺或端坐体位维持呼吸，或者观察到三凹征、喘鸣、发音困难、吞咽困难等，或颌面颈部的 X 线片、超声、CT 提示气道压迫显著时，均提示气道压迫程度比较严重，需要尽快实施脓肿切开引流手术或预防性清醒气管插管或气管切开。产气荚膜杆菌引起的颌面部间隙感染，可在较短的时间内引起气道梗阻，须格外警惕、尽快处理。此类患者实施气道管理时，建议耳鼻喉医师在现场，做好气管切开准备。气道评估正常的患者，可考虑全身麻醉常规诱导后的气管插管方案，但诱导前须做好意外困难气道的准备。已评估为困难气管插管或预计麻醉诱导后可能出现困难通气的患者，建议选择清醒镇静表面麻醉下纤维支气管镜或可视喉镜尝试插管，一旦发现插管困难，切不可反复试插以免造成急诊气道，应及时气管切开以保证气道安全。

2. 拔管风险　因为颌下间隙感染病变本身可能压迫、阻塞呼吸道，存在通气功能障碍、低氧血症的风险。对于合并呼吸系统疾病的颌面部间隙感染患者，术前应行动脉血气分析检查。动脉血气分析可以提供患者通气、氧合、组织灌注及酸碱平衡状态的信息，帮助医师评估患者呼吸功能和肺内分流情况。当患者存在严重的酸碱失衡或呼吸衰竭时，应在术前予以纠正。若术前已存在困难气道，术后气道梗阻未缓解甚至加重，同时合并呼吸功能受损，血流动力学不稳定，中枢神经系统受损等拔管危险因素时，应留置气管导管，送 ICU 监护治疗，待咽喉部肿胀消除，全身情况改善，达到拔管指征后再择期拔管，拔管时建议根据情况使用气道交换导管以保证气道安全。对于已行气管切开的患者，苏醒后生命体征稳定的情况下，留置气管切开套管可返回病房。

3. 心血管意外的风险　感染和伴随的疼痛可以增加心肌的氧耗。本例患者 1 月 5 日入院，心电图提示广泛前壁心肌梗死，当日肌钙蛋白达到 0.05ng/ml，心脏超声显示患者左心室壁阶段性运动减弱，射血分数 50%，二尖瓣、三尖瓣轻度反流，冠状动脉 CTA 提示三支病变严重，心内科会诊后建议观察患者的心电图及肌钙蛋白的动态变化。患者随后复查心电图、心脏超声及肌钙蛋白，都显示上述指标逐渐恢复正常。由于患者存在下颌感染伴发的疼痛，有可能掩盖了患者心肌梗死发作时的疼痛。感染严重时也可引起肌钙蛋白升高，但是一般不会引起广泛的 ST 段抬高。因此在多学科会诊后诊断该患者为心肌梗死，但是无法确定患者心肌梗死的开始时间。幸运的是本例患者心肌梗死面积不大，冠状动脉自行再通，ST 段和肌钙蛋白水平恢复到正常范围。对于急诊手术，术前需要尽可能地改善患者心功能和全身状况，如控制感染，纠正贫血，调整血糖，纠正内环境的紊乱，使患者充分镇静，优化血流动力学指标，术中加强监测，麻醉诱导和维持力求平稳。

4. 全身感染、脓毒症　口腔颌面间隙感染得不到有效控制时，可蔓延、扩散造成全身感染，甚至发展成脓毒症，进一步加重病情并威胁生命安全。术前应对感染来源、感染范围、呼吸与氧合、循环和组织灌注状态、是否存在肺损伤及肾脏、肝脏等重要器官是否受损等进行快速评估。一旦患者被诊断或高度怀疑为脓毒症，应积极地进行干预，包括液体治疗、抗生素使用、循环和组织灌注支持、血管活性药物准备，以及尽快对感染灶进行清创、引流。

5. 纵隔感染和肺部感染　纵隔感染，尤其是下行性坏死性纵隔炎是口腔颌面部重症感染的严重并发症，有着较高的死亡率。颌面部感染向纵隔扩散的途径主要有以下 3 条：①通过气管旁间隙向下蔓延至前纵隔；②通过咽外侧途径到达中纵隔；③感染扩散至咽后食管后间隙到达后纵隔。纵隔感染极易伴发肺部感染。临床主要表现为牙痛、张口困难、颈部、前胸部肿痛、吞咽困难、气促、胸闷，同时常伴发热、寒战、乏力等全身症状。颈胸部增强 CT 是诊断纵隔感染及下行性坏死性纵隔炎的主要手段，其影像学表现主要包括纵隔增宽或纵隔脂肪密度增加、纵隔局灶性或弥漫性积气、胸腔积液、心包增厚、肺部感染等。纵隔感染一经确诊，应积极抗感染治疗并尽快对感染组织进行彻底的清创引流，以提高患者生存率。

6. 三叉神经－心脏反射及迷走神经反射　颌面部间隙感染的手术操作主要在颌骨、颌下、口底、咽旁及颈部进行，而这些手术探查部位有着广泛的迷走神经、三叉神经和其发出的分支分布。对颌下间隙感染患者进行气管插管及手术探查时，要保证足够的麻醉深度，在此基础上麻醉医师应密切关注患者生命体征，谨防三叉神经－心脏反射及迷走神经反射的发生。

七、病例小结

口腔颌面间隙感染起病急、发展快，若不及时控制，炎症蔓延、扩散可引发口底多间隙感染，患者短期内可出现吞咽困难、语言功能障碍，严重时可导致气道阻塞、脓毒血症、感染性休克等危及生命的并发症，给麻醉管理带来极大的挑战。术前 MDT，控制感染和针对合并症进行治疗，改善重要脏器功能，维持血流动力学稳定，优化患者全身情况，积极制订个性化手术方案、稳妥的气道管理计划和合理的麻醉实施措施，是保障手术成功、促进患者早期康复的关键。

参考文献

邱宝军，王凌帆，任德龙，等，2019. 口腔颌面部间隙感染的管理（八）：麻醉管理策略 [J]. 实用口腔医学杂志，35(2): 317–320.

Osborn T M, Assael L A, Bell R B, 2008. Deep space neck infection: principles of surgical management[J]. Oral Maxillofac Surg Clin North Am, 20(3): 353–365.

Qian Y, Ge Q, Zuo W, et al., 2021. Maxillofacial space infection experience and risk factors: a retrospective study of 222 cases[J]. Ir J Med Sci, 190(3): 1045–1053.

Kinzer S, Pfeiffer J, Becker S, et al., 2009. Severe deep neck space infections and mediastinitis of odontogenic origin: clinical relevance and implications for diagnosis and treatment[J]. Acta Otolaryngol, 129(1): 62–70.

Li R M, Kiemeney M, 2019. Infections of the neck[J]. Emerg Med Clin North Am, 37(1): 95–107.

Zimmerman A M, Marwaha J, Nunez H, et al., 2016. Preoperative myocardial injury as a predictor of mortality in emergency general surgery: an analysis using the American college of surgeons NSQIP database[J]. J Am Coll Surg, 223(2): 381–386.

Maile M D, Jewell E S, Engoren M C, 2016. Timing of preoperative troponin elevations and postoperative mortality after noncardiac surgery[J]. Anesth Analg, 123(1): 135–140.

Doyle D J, Hantzakos A G, 2019. Anesthetic management of the narrowed airway[J]. Otolaryngol Clin North Am, 52(6): 1127–1139.

第 12 章

甲状腺术后气管食管瘘修补术

一、病例简介

【一般情况】患者，男性，58 岁，身高 173cm，体重 61kg。

【主诉】甲状腺术后声嘶、呛咳 13 天，呼吸困难 5 天。

【现病史】13 天前患者于外院行右甲状腺切除术，术后出现声嘶，饮水吞咽时有呛咳表现，无法进食，无发热，无气促、胸闷。5 天前活动后出现呼吸困难，因 CT 气道重建显示“气管上段局部不连续，周围见囊袋状突出影，局部向周围间隙内渗入”，遂来院就诊。肺部 CT 提示两肺散在炎症，右侧甲状腺术后，术区软组织肿胀，有少许积气，气管上段连续性欠佳，考虑气管食管瘘和吸入性肺炎（Mendelson 综合征）。门诊以“甲状腺术后食管气管瘘”收治入院。

【既往史】既往体健，否认高血压、糖尿病、心脏病、气管炎等特殊疾病史，13 天前有右甲状腺切除术史，无食物、药物过敏史及家族史。

【体格检查】生命体征：体温 36.3℃，脉搏 87 次 / 分，呼吸 19 次 / 分，血压 108/80mmHg，疼痛评分（NRS）0 分，神志清，精神软，声音嘶哑，自主体位，查体合作。口唇无发绀，颈部切口愈合可，心脏听诊律齐，各瓣膜听诊区未闻及杂音，双肺呼吸音清，未闻及干湿啰音。专科检查：右侧声带麻痹，梨状窝积液。

【辅助检查和检验结果】

1. 气管镜检查　气管上端后方近声门（2 ～ 3cm）处见直径 2 ～ 3cm 的瘘口，内有淡绿色脓液。

2. 颈部 CT 平扫 + 增强检查　右侧甲状腺术后，术区软组织肿胀积气，气管壁不连续（图 12–1）。

3. 气道重建 CT　气管上段连续性欠佳，气管憩室破裂或破裂待排除。

4. 肺部 CT　两肺散在炎症。

5. 心脏超声　左心室舒张功能减退，二尖瓣、三尖瓣轻度反流。

6. 深静脉超声　双下肢深静脉血流通畅。

7. 心电图　窦性心律，T 波改变。

8. 实验室检查　白细胞 7.67×10^9/L，中性粒细胞 70.8%，血红蛋白 137g/L，血小板 477×10^9/L，超敏 C 反应蛋白 39.9mg/L。D– 二聚体 3140μg/L FEU，纤维蛋白原 4.91g/L，APTT 27.1 秒，PT 12.8 秒。白蛋白 37.4g/L。肝肾功能基本正常。

【术前诊断】手术后气管食管瘘，颈部气管损伤，声带麻痹（右侧），肺炎，甲状腺术后。

二、MDT 会诊意见

1. 耳鼻喉科　患者甲状腺术后出现进食呛咳，气道 CT 检查提示食管气管瘘、肺部感染。经抗感染、对症治疗后患者血象、C 反应蛋白（CRP）较前好转，但声嘶仍未改善。复查颈部 CT 平扫 + 增强提示右侧甲状腺术后，术区软组织肿胀、积气，气管壁局部不连续。考虑患者存在气管食管瘘，建议复查肺部 CT，感染控制后可行颈部探查＋食管气管瘘修补术，术前须完善胃镜检查，探查食管瘘口情况。

2. 消化内科　患者目前高位气管瘘明确，有进食呛咳和吸入性肺炎，气道 CT 检查提示气管食管瘘，建议术中胃镜检查，明确食管损伤的情况。

3. 普胸外科　暂无特殊处理，建议复查肺部 CT，明确患者肺部感染情况。

4. 感染病科　患者气管食管瘘合并吸入性肺炎，目前头孢曲松抗感染，建议改哌拉西林他唑巴坦抗感染。

5. 麻醉科　患者因甲状腺手术后颈部气管损伤拟行气管食管瘘修补，目前合并吸入性肺炎，建议复查胸部 CT、血气等，同时抗感染，对症支持治疗，完善术前准备。由于患者存在较高误吸风险，术前须严格禁食禁饮。因气管瘘口邻近声门，可考虑镇静、表面麻醉保留自主呼吸下气管插管，纤维支气管镜定位明确气管导管气囊超越瘘口后充气，以隔离瘘口，建立有效的肺通气。必要时术后送监护室监护治疗。

6. 呼吸内科　患者甲状腺手术后气管断裂损伤，气管镜见气管右后方近声门（2 ～ 3cm）处见直径 2 ～ 3cm 瘘口，建议行气管修补术。

三、MDT 会诊后诊治经过

会诊后升级抗生素，改善患者肺部感染。鉴于气管食管瘘修补对于治愈患者的必要性，会诊后嘱患者禁食禁水，拟择期行颈部探查术，同时请消化内科进行术中食管瘘口探查，明确瘘口大小及后续治疗方案。

四、麻醉及手术经过

1. 入室后患者的生命体征　血压 91/59mmHg，心率 67 次 / 分，吸空气状态下脉搏血氧饱和度 88%。

2. 监测　常规心电图，无创血压，脉搏血氧饱和度，体温，BIS，左侧桡动脉置管进行有创测压，间断测定血气。

3. 麻醉实施　① 气道建立：患者带胃管入室，高流量给氧后，给予咪达唑仑 2mg，舒芬太尼 5μg，丙泊酚 200mg/h 镇静，保留自主呼吸，表面麻醉后可视喉镜下气管插管。插管后予以纤维支气管镜检查明确气管导管套囊越过气管瘘口，纤维支气管镜定位套囊位置越过气管瘘口后打满气囊，行机械通气。② 麻醉维持：麻醉药物选用瑞芬太尼、丙泊酚、七氟烷，麻醉期间根据 BIS、血流动力学调整药物用量。

4. 呼吸管理　潮气量 6 ～ 8ml/kg（根据二氧化碳分压调整），呼吸频率 12 ～ 14 次 / 分，吸入氧浓度（FiO_2）60%。呼气末正压通气（PEEP）5mmHg 。

5. 手术经过　气管插管全身麻醉后，先行胃镜检查，术中胃镜发现：距门齿 17 ～ 20cm 见巨大食管瘘口，瘘口中央见一处桥样黏膜。根据胃镜结果，确定颈部切口，分离颈前组织，显露颈部气管，第 3 气管环水平可见一纵行长约 3cm 瘘口，局部气管环缺损（图 12-1）。探查发现同水平位置一长约 3cm 食管纵行瘘口，行气管食管瘘修补，沿食管长轴分层吻合瘘口，气管缺损处予转移带状肌制作带蒂筋膜瓣修补，切除同侧胸骨舌骨肌，制作轴型组织瓣吻合加固瘘口外层。牵拉左侧甲状腺，暴露气管前壁，于第 5 气管环处切开气管前壁，取出之前插入的气管导管，在第 5 气管环处插入 7.5 号加强气管导管。放置 3 根负压引流管，逐层缝合，手术结束前拔出气管导管，更换一次性气切套管。手术历时 2 小时，术中血流动力学稳定，氧合良好。术中输晶体液 1500ml，出血量 10ml，尿量 200ml。

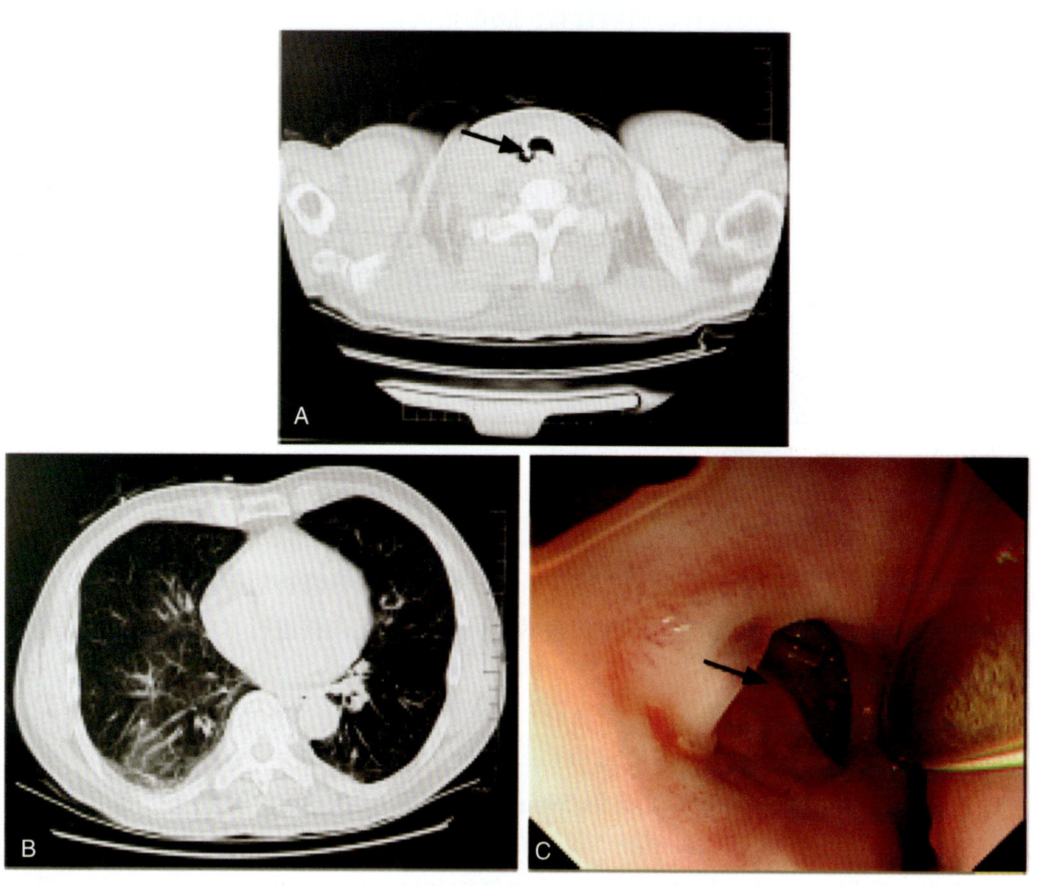

图 12-1　本例患者术前颈部 CT 及术中胃镜影像

术前肺部 CT（A）及术中胃镜下（C）可以观察到气管食管瘘瘘口（箭头所示）。同时肺部 CT（B）可见患者肺部感染灶

五、转归

术后 2 周食管造影提示气道内气管导管球囊上方造影剂聚集，胃管可见。再次打开颈部切口，探查发现气管后壁局部瘘口仍未愈合，清除分泌物及坏死组织，清理创面后，置入碘伏纱条引流，敷料包扎。清创后患者仍反复感染、发热，加强抗感染治疗效不佳。5 周后再次手术探查，术中可见气管环缺损面积为 0.5cm × 0.5cm，食管瘘口约为 1cm × 1cm，较前缩小。

食管内见肉芽组织生长，切除并留取标本，清创后利用胸大肌皮瓣吻合食管和气管。术后食管病理报告提示鳞状上皮癌。PET-CT 检查提示食管上段及相邻气管呈不规则增厚软组织密度影，符合食管癌改变，侵及气管，左侧颈部淋巴结、纵隔淋巴结，颅内右顶叶 FDG 代谢增高，考虑转移。综上考虑患者甲状腺鳞癌复发。放疗科会诊认为患者伴有气管食管瘘，存在放疗禁忌。呼吸科会诊后暂不考虑气管支架置入。随后患者决定转院治疗。

六、病例解析要点

（一）气管食管瘘的病因、临床表现及常见医源性气管食管瘘的病因和预防

气管食管瘘是食管病变或发育异常导致的气管与食管之间出现瘘管，其病因主要有先天性和后天性因素。先天性患者多合并心血管、泌尿生殖系统等其他先天性畸形，后天性患者多见于晚期食管癌、食管异物、外伤、医源性损伤。后天性的良性气管食管瘘既往最常见的病因是肉芽肿性纵隔感染，如结核病。然而，随着结核病等感染性疾病的治愈率的提升，目前约 75% 的获得性良性气管食管瘘被认为是医源性损伤所致，长时间的气管插管和气囊压力过高、气管切开或颈部手术损伤气管后壁等，都可造成医源性气管食管瘘。气管食管瘘的临床表现取决于瘘管的形成速度、大小、位置、合并症和患者的免疫状态。Burt 等通过对 200 多位气管食管瘘患者的分析发现，气管食管瘘主要的症状和体征有咳嗽（56%）、误吸（37%）、发热（25%）、吞咽困难（19%）、肺炎（5%）、咯血（5%）和胸痛（5%），其中 81% 的患者自诉吞咽固体、液体时咳嗽加重。因气管食管瘘的临床症状缺乏特异性，患者出现症状后常无法及时得到诊治，研究发现，恶性疾病导致的气管食管瘘从症状出现到确诊的平均时间为（7.3 ± 4.3）个月。良性疾病导致的气管食管瘘从开始出现症状到确诊的时间也因病因不同而有所不同，例如，因外伤性所致的气管食管瘘确诊的时间为 5 ～ 15 天，因医源性损伤引起的需要 21 ～ 30 天。在镇静下机械通气的患者中，如果气囊充气良好，但在呼吸机回路中检测到持续的漏气，应怀疑患者存在气管食管瘘。若患者出现通气时持续的腹部膨胀、潮气量减少、氧合恶化、反复肺部感染和脱机失败，也应该怀疑可能发生了气管食管瘘。气管食管瘘不太可能自行愈合，若不积极进行治疗，最终会导致严重呼吸系统并发症甚至死亡，因此需要及时进行风险分层和积极治疗。

颈部手术导致的医源性气管食管瘘，可能与术中在气管及其周围组织过度使用电凝有关。电凝的热扩散有损伤周围组织的潜在风险。气管虽有可能在手术时被直接损伤，也有可能是由热损伤导致血管闭塞、血流中断而坏死。而这种损伤在开始时可能不明显，之后因坏死组织和局部血肿成为细菌感染灶，而导致更大范围的坏死、缺损。气管上段血液供应主要来源于甲状腺下动脉的小分支。这些细小的分支在手术侧入路时易受损，一旦血供中断会导致其供血区的气管壁缺血和坏死。为了避免这些血管在甲状腺切除术中遭受损伤，术中应尽量减少使用电凝或使用低能量的电凝。

气管插管机械通气是医源性气管食管瘘的重要原因：气管插管时间过长，气囊注气过多、压力过高会对气管壁施加过大的压力，导致其血供中断，组织坏死，进而形成瘘管。研究发现，当气囊压＞ 30cmH$_2$O 时，气管黏膜毛细血管血流开始减少；当气囊压＞ 50cmH$_2$O 时，血流将被完全阻断。所以，多数指南推荐气管导管气囊压力维持在 20 ～ 30cmH$_2$O。此外，持续的高气道压力也会增加气管壁的压力，加重组织损伤。人工气道建立时间过长也会导致

气管组织的慢性损伤和炎症反应，增加气管食管瘘的风险。插管时的不当操作或气管内异物摩擦，也会促使气管食管瘘的形成。此外，高龄、肺部感染、低蛋白血症及营养不良等因素影响组织修复和免疫功能，也是气管食管瘘的高风险因素。

（二）气管食管瘘的治疗进展

由于气管食管瘘的病变涉及多个器官和系统，且其病因、瘘口位置和严重程度各不相同，因此气管食管瘘的治疗是对呼吸科、胃肠科、消化科、胸外科医师的一大挑战。目前，气管食管瘘的治疗方法主要是介入封堵瘘口而非手术修补。治疗前须通过内镜检查评估病变范围、瘘管大小和狭窄程度。对于只有下段食管瘘口而没有气管狭窄的患者，单纯置入食管支架封堵是良好选择。但有以下情况的患者需要实施气管和食管双支架置入，包括：① 食管支架置入可能会加重气道狭窄的患者。在这种情况下，应先置入气道支架，然后再行食管支架置入。② 因置入食管支架诱发的气管食管瘘，目前倾向于先置入气管支架，然后再置入新的食管支架。③ 尽管没有明显食管狭窄但食管支架容易移位的情况下，为避免食管支架移位，食管支架的上缘应放置在高于气道支架上缘的位置。④瘘口直径大于 20mm 的巨大瘘，仅进行食管支架置入不足以达到治疗效果，并且食管支架可能会通过瘘口移位到气管腔内。因此为了防止支架移位并实现治疗效果，需要进行双支架置入。

对于气管支架的选择，可根据瘘口的位置，进行个体化的筛选：直形和沙漏形支架常用于高位近端气管食管瘘，而 Y 形或 L 形支架通常用于低位气道瘘。支架的长度根据病变区域选择。气道支架的直径应比瘘口邻近的气道内径大 10% ～ 20%。为了避免支架移位，通常直型支架的上下边缘各约 5mm 不被覆盖。为安全起见，支架覆盖范围有时甚至需要超越瘘口近端和远端各 20mm。对于没有明显气道狭窄的患者，Y 形和 L 形支架更为理想。理想的支架应满足以下要求：①完全覆盖瘘口并完美贴合气管壁；②牢固压在气管壁上以防止移位；③金属支架的膜应安全耐用；④支架能够长时间保持一定的张力；⑤可以方便地放置和取出；⑥气管黏膜无刺激性，不加重感染和促进肉芽组织形成；⑦不抑制纤毛运动，不影响气道清除功能。

食管支架置入也可能产生如支架压迫气管导致刺激性咳嗽，影响排痰功能，继发肺部感染、支架断裂、严重移位，甚至造成瘘口扩大等一系列并发症。虽然近几年国内外应用食管支架治疗中、下段食管狭窄及气管食管瘘收到良好的疗效，但目前普遍认为距门齿 21cm 以上的食管上段病变仍属放置的禁忌，主要原因有以下两点：①食管在不注气的自然状态下呈扁狭的管状，第一个生理性狭窄区更是如此，是各狭窄区中最小部分，内径只有 1.5cm 左右，但食管中段以下部分由于充气及进食后形状可改变成近圆筒状态，以利于食物通过，由上固定改成下固定，能够较好解决支架移位、固定、通畅的 3 个问题，支架置入安全有效；②食管上段属横纹肌，如果支架上口呈喇叭形，在肌肉收缩时，由于二者的形状不能吻合，摩擦力加大，很可能加重并发症。本例患者瘘口位置高，故不考虑支架治疗。

对于无法采用支架治疗的患者，若条件允许，可选择手术治疗。手术方式取决于瘘口的大小和位置，当瘘口≤ 5mm 时，手术方式为分离瘘管，间断缝合气管，修补食管，双层缝合加固，气管与食管中间使用带蒂肌瓣填塞加固；当瘘口≥ 10mm 时，则需要在瘘口远端横断气管，气管导管由术野置入远端气管，同时在瘘口近端横断气管，食管瘘口清创，双层缝合加固，带蒂肌瓣填塞加固，气管断端吻合。对于本例患者，经相关学科会诊讨论后，完善术前准备，行全身麻醉下胃镜检查 + 颈部探查 + 气管食管瘘修补术。

（三）气管食管瘘患者围麻醉期管理要点和注意事项

气管食管瘘围麻醉期的管理策略应涵盖疾病的多个方面，包括明确病因，瘘口的位置、大小，患者临床状况的稳定性，最终的手术方式，良好的术前准备和麻醉管理等。

1. *术前评估和准备*　术前需要了解的情况包括患者有无吞咽困难、肺部感染、气道分泌物增加，有无进行性体重减轻，营养状况如何，有无其他合并症和重要脏器功能受损，术前是否已放置胃管、营养管、气管或食管支架，有无胸腔闭式引流，瘘口位置、大小、数量，是否合并气管狭窄和无效通气，术前是否已行气管镜和食管镜检查，瘘口是否有变化。对于此类患者，需要治疗气管食管瘘引起的并发症，控制造成瘘口愈合不良的风险因素，积极预防和治疗呼吸道感染，使用质子泵抑制剂和 H_2 受体拮抗剂进行抑酸治疗，以降低胃液的酸度和容量，床头抬高≥ 45°，严格限制经口摄入，充分吸引口腔分泌物，必要时移除鼻胃管和口胃管，防止瘘管周围的压力导致组织坏死范围扩大，特别是对已实施气管插管，瘘口已隔离的患者。改善包括营养在内的全身情况，必要时可以考虑放置胃造口管（排空残留胃内容物），以及用于肠内营养的空肠造口管。

2. *建立安全、有效的人工气道*　气管插管的关键是保证气管套囊超越或隔离瘘口，建立有效通气。根据瘘口位置、大小，有无气管狭窄、气管支架，是否需要肺隔离等，制订建立气道的方案，确保瘘口和隆突上方有足够的空间固定气管导管套囊，原则上无插管把握者不宜实施全身麻醉诱导，临床上一般采用保留自主呼吸的镇静监测下实施插管或快速顺序诱导插管。但对于靠近隆突的巨大气管食管瘘、疑似困难气道、术前存在低氧血症的患者，选择保留自主呼吸的插管方式更安全。准备合适的气管插管（包括单腔和双腔导管的选择和管径大小的选择）、纤维支气管镜、高频通气装置（若条件允许），危重患者备好体外循环。明视下插管避免加大损伤，纤维支气管镜定位，确保导管通过声门并推进至瘘口远端并隔离瘘口，及时清理分泌物。术中需要密切监测患者气道阻力、潮气量、氧合情况，及时发现导管移位等异常情况。

3. *预防反流误吸*　吸入性肺炎是气管食管瘘患者的常见并发症，围术期反流误吸常见于诱导和苏醒期，一旦发生反流误吸可导致急性呼吸道梗阻、肺部损伤、支气管痉挛、肺水肿和肺不张等严重后果。对此类患者，要做好充分的术前准备（禁食、抑酸，放置胃管引流减压），尽量保证胃内空虚。对于误吸风险较高的气管食管瘘患者，一旦确定好气管导管位置就应该打满套囊，建立有效通气。若是采用快速顺序诱导，建议诱导前高流量面罩预给氧，使用能够快速起效的麻醉药，在患者意识消失后即可行气管插管，同时辅以 Sellick 手法（压迫环状软骨），切忌使用面罩加压给氧，这是因为面罩加压通气时气体容易通过瘘口，升高胃内压，从而增加反流误吸风险。必要时术中也可对胃管进行连续抽吸，以防止瘘口隔离不充分所致反流可能。

4. *脱机管理*　气管食管瘘患者常伴有长期肺炎，肺功能受损，这增加了全身麻醉后拔管的难度。对于肺部感染严重，氧合低下，经评估后不宜在复苏室拔管的患者，建议转入监护室进一步治疗，等待拔管时机。

5. *颈动脉窦刺激反应*　手术过程中须保证足够的镇静和镇痛，在颈部操作时，患者若突然出现心动过缓伴血压降低，须考虑外科手术操作刺激颈动脉窦而引发的颈动脉窦反射。

术者应立即停止操作，观察心率是否回升，如继续操作再次发现心率降低，可静脉给予阿托品，也可在颈动脉窦周围利多卡因局部浸润。

七、病例小结

气管食管瘘患者麻醉管理面临多种挑战，而气道管理更是此类患者术中的重中之重。围术期麻醉管理的主要原则是建立人工气道隔离瘘口，实施有效通气及防止反流误吸。而术前由麻醉科、呼吸内科、胸外科、耳鼻喉科、感染科、重症科、营养科等多学科的通力合作，共同决策，为患者提供全方位、综合性的治疗方案是保障手术顺利实施的关键。

参考文献

Dechong Z, He H, Jigang Z, et al., 2024. Airway and anesthesia management in tracheoesophageal fistula closure implantation: a single-centre retrospective study[J]. J Cardiothorac Surg, 19(1): 172.

Dolan A M, Moore M F, 2013. Anaesthesia for tracheobronchial stent insertion using an laryngeal mask airway and high-frequency jet ventilation[J]. Case Rep Med, 2013: 950437.

Edelman B, Selvaraj B J, Joshi M, et al., 2019. Anesthesia practice: Review of perioperative management of H-type tracheoesophageal fistula[J]. Anesthesiol Res Pract, 2019: 8621801.

Ke M, Wu X, Zeng J, 2015. The treatment strategy for tracheoesophageal fistula[J]. J Thorac Dis, 7(Suppl 4): S389-S397.

Kim H S, Khemasuwan D, Diaz-Mendoza J, et al., 2020. Management of tracheo-oesophageal fistula in adults[J]. Eur Respir Rev, 29(158): 200094.

Kucuk C, Arda K, Ata N, et al., 2016. Tracheomegaly and tracheosephagial fistula following mechanical ventilation: A case report and review of the literature[J]. Respir Med Case Rep, 17: 86-89.

Salih A M, Kakamad F H, Habibullah I J, et al., 2020. Post-thyroidectomy tracheocutaneous fistula; A case report with literature review[J]. Int J Surg Case Rep, 72: 172-174.

第 13 章

侵犯气道的血管畸形患者行硬化剂治疗术

一、病例简介

【一般情况】患者，男性，24 岁，身高 177cm，体重 60.3kg。

【主诉】发现头颈部肿块 24 年，进食呛咳 10 天。

【现病史】患者出生后即见左侧颈后、耳后一硬币大小青紫肿块，质软，界清。后肿块持续增大，20 年前至武汉、郑州等医院就诊，诊断为“海绵状血管瘤”，给予多次硬化剂注射、激光等治疗。20 余年来肿块逐渐增大，蔓延至全颈、左侧枕部及耳后，表面见蓝色血管，质软，剧烈活动时可见明显肿胀，休息后肿胀稍改善。4 年前患者出现胸闷、气急，于当地医院就诊，考虑颈内静脉破裂、血肿压迫气管引起呼吸困难，予以气管插管。之后以“颈部海绵状血管瘤”诊断收住笔者所在医院 ICU，行气管切开术，并行左颈部血管瘤无水乙醇注射术。出院后患者多次入住笔者所在医院血管外科，并且于 4 年前、2 年前、1 年前多次接受无水乙醇注射术。最近一次行血管瘤硬化剂注射在 1 个月前，术后麻醉恢复室（PACU）拔管顺利。近日患者颈部肿块进一步增大，左侧颈部及头枕部大面积肿块，质硬，边界不清。10 天前患者饮水进食后呛咳，口腔内可见肿块凸起，无明显呼吸困难，无胸闷气促等不适主诉，为求进一步治疗来院就诊。近日颈部 MRI 提示血管瘤较前增多、增大，血管外科以“血管畸形（颈部）”诊断收住入院。

【既往史】患者既往体质良好。无高血压病、糖尿病、心脏病，无肾病史、无肺结核，无病毒性肝炎，无其他传染病，无食物、药物过敏史，无外伤史，无输血史，无中毒史，无长期用药史，无可能成瘾药物接触史。疫苗接种史不详。既往多次行血管瘤内无水乙醇硬化治疗。

【体格检查】生命体征：体温 36.8 ℃，脉搏 85 次 / 分，呼吸 18 次 / 分，血压 117/69mmHg 。神志清，精神尚可，双侧瞳孔等大等圆，直径 3.0mm，对光反射灵敏，左侧颈部肿块可触及，质硬，头皮下可见斑片状血管瘤。皮肤、巩膜无黄染，体表淋巴结未及明显肿大，颈软，未见颈静脉怒张，心肺听诊无异常。

【辅助检查和检验结果】

1. 颈部软组织 MRI 平扫＋弥散（1.5T） 左侧口咽、喉部、上纵隔、左侧下颌区、颈项部及所示左侧胸壁皮下软组织内可见片状异常信号影，T_1WI 信号呈不均匀高信号，DWI（扩散加权成像）及 ADC（表观扩散系数）均呈不均匀高信号，病灶自上而下累及鼻咽、口咽及喉部、上纵隔，左侧咽旁间隙消失变窄，气道变窄。左侧颈内动脉、颈内静脉被包绕、推挤（图 13–1）。

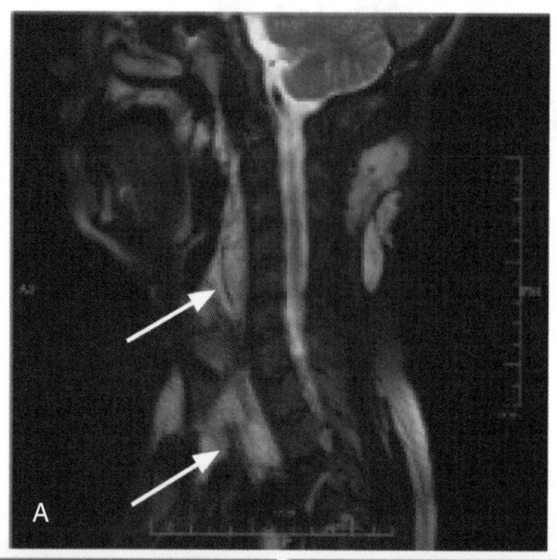
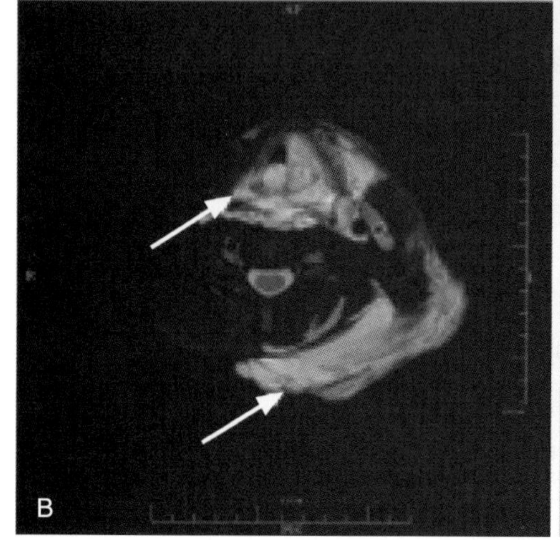
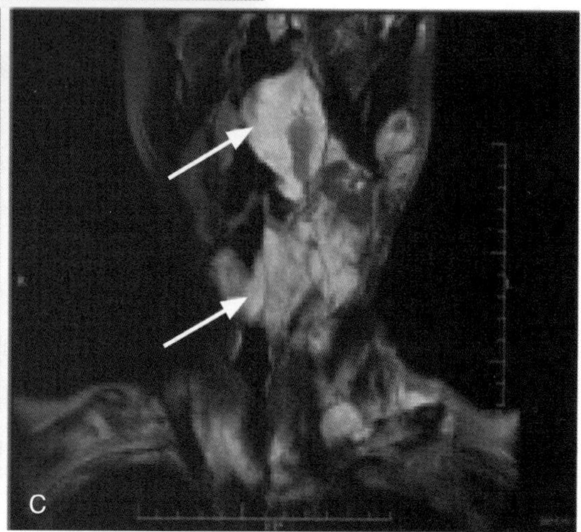

图 13–1 增强 CT 下头面部血管瘤影像

箭头所示为血管瘤

2. 实验室检查结果　辅助检验如血常规、凝血功能、肝肾功能、电解质检查未见明显异常。

【术前诊断】血管畸形（颈部）。

二、MDT 会诊意见

1. 放射科　患者头颈部 MRI 平扫：左侧口咽、喉部、上纵隔、左侧下颌区、颈项部及所示左侧胸壁皮下弥漫分布的血管瘤信号，下端进入上纵隔，病变广泛、位置深。气道受压变窄。

2. 口腔颌面外科　患者头颈部巨大范围血管瘤，口腔内可见左侧口咽部血管瘤瘤体突出，压迫口咽部。患者进食有反流，呼吸道明显狭窄。血管外科先前行无水乙醇自颈部注射，效果不佳，拟经口行瘤体内无水乙醇注射。建议术前行气管切开术。术中有瘤体破裂出血风险，如术中局部出血难以控制，可联系口腔颌面外科协助处理。

3. 耳鼻喉科　患者诊断“头颈部海绵状血管瘤”，多次行硬化剂注射、激光等治疗，效果不佳。近年来颈部肿瘤增大，有呼吸困难、胸闷、气急征象。入院后头颈部 MRI 平扫：左侧口咽、喉部、上纵隔、左侧下颌区、颈项部及所示左侧胸壁皮下弥漫分布的血管瘤信号，下端进入上纵隔，病变广泛、位置深。因患者头颈部海绵状血管瘤范围极大，口咽、喉部明显变窄，气管受压狭窄，头颈部 MRI 见颈部原气管切开口周围血管瘤，局部麻醉气管切开难度大。

4. 麻醉科　因患者头颈部海绵状血管瘤范围极大，口咽、喉部明显变窄，气管受压狭窄，建议先予局部麻醉气管切开，建立人工气道后再行麻醉。

三、MDT 会诊后诊治经过

依据 MDT 意见，患者进入手术室后，耳鼻喉科医师在局部麻醉下行气管切开，患者拟行血管瘤硬化剂治疗。

四、麻醉及手术经过

1. 患者入室后生命体征　血压 102/69mmHg，心率 89 次 / 分，吸空气状态下脉搏血氧饱和度 100%。

2. 监测　患者入室后行常规心电图、无创血压、脉搏血氧饱和度监测。

3. 麻醉诱导　对于本例患者，耳鼻喉科局麻气管切开、建立声门下人工气道后，给予静吸复合全身麻醉。

耳鼻喉科医师充分局部麻醉后行气管切开术，术中突发 SpO_2 下降，最低 50%，行面罩通气给氧发现气道阻力极高，患者腹式呼吸明显，但无法有效通气，耳鼻喉科在气管环插入粗针头，连接麻醉机通气后患者 SpO_2 迅速改善。气管切开口建立后顺利置入气管切开套囊。经气管切开口吸出血性液体约 20ml。

气管切开建立气道后，予以舒芬太尼 30μg，咪达唑仑 2mg，维库溴铵 8mg，依托咪酯 20mg。

4. 麻醉维持　瑞芬太尼、丙泊酚、七氟烷、右美托咪定。

5. 手术过程　消毒后穿刺造影提示口咽部、左侧颈部、左侧枕部多发血管畸形，局部畸形动静脉血管瘤样扩张。定位口咽部、左侧颈部、左侧枕部，多点穿刺畸形血管，回抽见血液后置入导管，推注造影剂确认导管位于血管瘤腔内，予以 10 处注射无水乙醇并予以栓塞，共使用无水乙醇 40ml 左右，术中患者生命体征平稳，手术顺利，术毕送恢复室。

五、转归

患者术后 2 周换 9 号金属气管切开套管，入院第 18 日带气切套管出院。

六、病例解析要点

（一）血管瘤和脉管畸形的分类和治疗方法

血管瘤（hemangioma）和脉管畸形（vascular malformation）统称为血管异常（vascular anomalies），是累及毛细血管、动脉、静脉或淋巴管的内皮疾病。此类疾病涵盖近百种分类，

包含颅外 / 周围血管起源的良恶性肿瘤和各类血管 / 淋巴管畸形及未分类疾病，相关术语十分复杂，常误导诊疗，国际血管异常研究学会（ISSVA）在 2018 年对血管异常进行了分类（表 13–1）。本例患者脉管畸形病变不涉及淋巴管，可称为血管畸形。血管异常总的患病率约为 5%，此类疾病间存在共性。血管畸形根据其血流动力学被分类为低流量病变（静脉、淋巴管和毛细血管畸形）和高流量病变（动静脉畸形、动静脉瘘和动脉瘤 / 扩张 / 狭窄）。

表 13–1　血管异常的分类

血管肿瘤	脉管畸形			
	单纯性	混合性	主要血管的畸形	合并其他畸形
良性 局部浸润性 交界性 恶性	毛细血管畸形 淋巴管畸形 静脉畸形 动静脉畸形 动静脉瘘	毛细血管 – 静脉畸形 毛细血管 – 淋巴管畸形 淋巴 – 静脉畸形 毛细血管 – 淋巴 – 静脉畸形 毛细血管 – 动静脉畸形 毛细血管 – 淋巴 – 动静脉畸形 其他	不在此赘述	不在此赘述

https：//www.issva.org/UserFiles/file/ISSVA-Classification-2018.pdf

治疗目标包括预防和逆转可能危及机体功能的并发症，减少面容损害和继发的痛苦。血管畸形的治疗主要包括药物治疗、激光治疗、放射治疗、手术切除和硬化疗法。对于边界清楚、范围局限的动静脉畸形，可以行手术切除。而广泛累及周围组织的病灶，手术切除风险大，术中易出现难以控制的大出血，部分切除的病灶也存在远期效果不佳的问题。因此广泛累及周围组织的病灶一线治疗是硬化疗法。硬化剂会破坏血管内皮细胞，导致炎症、血栓形成、瘢痕化和病变缩小。虽然硬化疗法可缩小病变、改善症状，但无法消除畸形，需要连续治疗。目前可用的硬化剂包括无水乙醇、明胶海绵、聚乙烯醇等。

（二）头颈部血管瘤

头颈部是血管瘤的好发部位，口唇、舌、颊黏膜和上腭是常见的口腔受累部位。口腔内的血管瘤可能在生长过程中出现隆起于黏膜表面，质地变硬、变色等情况。口腔内的血管瘤对气道管理提出了多重挑战，如面罩通气困难、口开度减小、插管过程中视野受阻、出血导致误吸等。血管瘤质地脆弱，一旦触碰就会大量出血，因此应注意避免弄破血管瘤。在全身麻醉诱导期间必须考虑到出血引起误吸的风险。血管瘤的大小、位置和性质常使得即使是使用面罩通气也变得困难，这使麻醉师不得不选择快速顺序诱导或纤维支气管镜诱导下清醒插管。相关文献有非插管声门上高频喷射通气和经鼻高流量吸氧用于口咽部 – 声门上血管畸形电灼 – 射频治疗的报道。这些病例的特点是病灶仅局限于口咽部，病灶坚实，出血风险较小，手术操作迅速。因此，所有患者都需要了解详细的病史和进行体格检查、影像学检查，麻醉医师必须根据每个患者的具体情况来制订麻醉和气道管理的最佳方案。

（三）无水乙醇治疗血管瘤的原理及可能造成的并发症

无水乙醇具有很强的腐蚀性，引起蛋白的变性坏死，破坏血管内皮细胞，迅速引起组织坏死和血栓形成。目前无水乙醇是使用非常广泛、疗效好的硬化剂，但它也有可能引发严重的并发症。因此在实施无水乙醇注射时要严格避免乙醇注射入正常组织，如神经、肌肉或结缔组织的供血动脉，以免这些正常组织缺血坏死。轻微的并发症包括水疱、皮肤坏死、皮肤颜色改变、短暂的感觉丧失、短暂的神经麻痹、表浅或深静脉血栓。无水乙醇可能引起的严重并发症包括肺动脉高压、脑卒中、低氧、心律失常、心肌缺血、溶血、出血、过敏反应、迷走反射、感染、脓毒血症等。

（四）患者麻醉方式的选择及围术期须关注的事项

1. *麻醉方式的选择和气道管理*　本例患者之前数次手术都采用气管插管全身麻醉，但此次术前可见患者口咽部有新发病灶，并且患者存在进食呛咳的症状（可能是进食造成病灶出血引起呛咳）。手术计划在患者口咽部、颈部和枕部行硬化剂注射，术中有瘤体破裂、出血危及气道的可能。因此只有气管插管全身麻醉是能够满足该患者该手术方式的选择。该患者血管畸形侵犯头颈部，气道在口腔、咽喉和上纵隔水平均受到挤压变形，存在困难气道可能。考虑到畸形血管瘤容易破裂出血，任何形式的经口或经鼻气管插管甚至面罩通气都有可能诱发气道出血，造成紧急困难气道。因此多学科会诊决定监护、局部麻醉下行气管切开后再行全身麻醉。该患者原气管切开切口周围有血管畸形形成，气管切开难度较大，医师术前要充分评估患者相关解剖结构，充分考虑到气管切开导致急性出血而气道迟迟无法建立的可能。无论选择何种麻醉方式，在麻醉前均要充分评估头、颈、咽部血管畸形患者气道情况，充分与外科沟通，了解手术方式和时长。在制订麻醉方案时，不仅要考虑麻醉因素，还应充分考虑外科操作对气道的影响；不仅要考虑麻醉诱导和手术进程，还要考虑患者麻醉复苏后的气道舒适和安全。

2. *乙醇消融术中并发症的识别*　术中要严密观察患者的生命体征，乙醇可使红细胞膜变性破裂，导致溶血。溶血通常伴随着尿色的加深和血红蛋白下降。血压、心率、气道压的变化、皮疹的出现通常能提示过敏反应的发生。肺动脉高压时可能伴随气道压力的升高和血流动力学改变。心肌缺血时可以观察到 ST 段改变。在严重过敏、肺动脉高压、肺动脉栓塞的鉴别上有时可能存在困难。口腔内血管瘤的患者通常经食管超声的置入也存在困难和禁忌，因此患者的诊断需要凭借麻醉医师的经验和其他手段，如经胸超声、肺动脉导管等。还需要注意的是，麻醉中要保证足够的麻醉深度，咽喉部迷走神经丰富，麻醉深度不足时可引起迷走神经反射，造成心动过缓和血压过低。乙醇中毒的可能性也存在，因此外科医师也需要关注乙醇的使用量。

3. *术后管理*　乙醇消融通常伴随着剧烈的疼痛，术后的疼痛通常在 24 小时后缓解。神经阻滞止痛不适合用于头面部巨大血管瘤。在三级镇痛的原则上使用镇痛药物是这类患者的主要镇痛方式，如非甾体抗炎药、静脉镇痛泵等。

七、病例小结

本例患者术前确诊头面部血管畸形，多次硬化剂治疗后。此次入院的 1 个月前行最后一次硬化剂注射治疗，麻醉方式为气管插管全身麻醉，术后 PACU 顺利拔管，无手术、麻醉相关并发症。10 天前发现进食呛咳，可见口腔内肿物突起。入院后 MRI 示：左侧口咽、喉部、上纵隔、左侧下颌区、颈项部及所示左侧胸壁皮下弥漫分布的血管瘤信号，下端进入上纵隔，病变广泛、位置深。口腔、咽喉和上纵隔水平气道受压变窄。各学科专家充分了解患者病史和影像学资料后，从困难气道处理、瘤体出血、气管切开难度评估等方面提出了各自意见。在麻醉医师的严密监护下，首先由耳鼻喉科进行了局部麻醉气管切开，气管切开过程中出血造成上呼吸道梗阻，患者无法有效通气，发生了一过性低氧血症。在紧急气管环穿刺、有效通气后，患者 SpO_2 迅速恢复，未造成严重后果。在充分保护气道后血管外科实施了硬化剂注射术。患者术中血气、血压、心率等生命体征平稳，术后在 PACU 苏醒，后安全返回病房。术后随访无明显并发症。

参考文献

中华医学会整形分会血管瘤脉管畸形学组 , 2024. 血管瘤与脉管畸形诊疗指南（2024 版）[J]. 组织工程与重建科学 , 20(1): 1–50.

Cordero–Schmidt G, Wallenstein M B, Ozen M, et al., 2014. Pulmonary hypertensive crisis following ethanol sclerotherapy for a complex vascular malformation[J]. J Perinatol, 34(9): 713–715.

Hyun D, Do Y S, Park K B, et al., 2013. Ethanol embolotherapy of foot arteriovenous malformations[J]. J Vasc Surg, 58(6):1619–1626.

Kaur M, Goth A, Subramaniam R, 2018. Low flow vascular malformations of cervico facial area: An airway challenge[J]. J Clin Anesth, 48:58–59.

Kunimoto K, Yamamoto Y, Jinnin M, 2022. ISSVA classification of vascular anomalies and molecular biology[J]. Int J Mol Sci, 23(4): 2358.

Mankhair S Jr, Jadhav J A, Chakole V, et al., 2023. Anesthetic and airway management in a case of surgical excision of recurrent buccal hemangioma[J]. Cureus, 15(6): e39951.

Nouraei S A, Sandhu G S, 2013. Treatment of airway compromise due to laryngeal venous malformations: our experience of four patients[J]. Clin Otolaryngol, 38(2):174–177.

Sun Y, Jiang H, Zhu Y, 2009. Airway rescue with an esophageal airway in a child with a huge venous malformation in oral and maxillofacial region: a case report[J]. Paediatr Anaesth, 19(6): 633–635.

Zadkar S, Ranjitha Y S, Mishra P, et al., 2023. High–flow nasal Cannula (HFNC) oxygenation for sclerotherapy of facial and upper airway vascular malformations in pediatric patients: Case series[J]. J Anaesthesiol Clin Pharmacol, 39(2): 309–312.

第14章

妊娠期甲状旁腺亢进患者行甲状旁腺切除术

一、病例简介

【一般情况】患者，女性，34岁，身高158cm，体重50.6kg。

【主诉】发现血钙升高1年余，血肌酐偏高3个月，确诊妊娠11周。

【现病史】患者1年前因“左腰部疼痛5天”到笔者所在医院急诊就诊，查总钙2.94mmol/L，肌酐67μmol/L。全腹CT平扫示右肾多发结石，膀胱结石，诊断为高钙血症，左肾结石，膀胱结石，予以山莨菪碱对症处理后疼痛缓解。1周前患者再次复查总血钙升高至3.67mmol/L，无机磷0.55mmol/L。检查甲状旁腺激素水平升高至1064.0pg/ml。颈部彩超示右侧甲状腺下极下方囊实性团，甲状旁腺来源可能。患者末次月经2023年6月21日，确认妊娠。

【既往史】患者既往克林霉素过敏，表现为全身瘙痒，无手术史。

【体格检查】体温37.4℃，脉搏94次/分，呼吸18次/分，血压115/71mmHg。颈部未及包块，神志清，精神尚可，全身浅表淋巴结未触及肿大，双肺呼吸音粗，未闻及干湿啰音，心律齐，听诊未闻及病理性杂音，腹部膨隆如孕周，双肾区无叩击痛，双下肢无水肿。

【辅助检查和检验结果】

1. *超声心动图*　示二尖瓣、三尖瓣轻度反流。

2. *颈部彩超*　见右侧甲状腺下极下方囊实性团，甲状旁腺来源可能。

3. *腹部彩色多普勒超声检查*　探及子宫内2.3cm×1.1cm×8cm大小孕囊回声。双肾内探及多枚强光斑，右侧较大者直径约1.2cm，左侧较大者约0.5cm。双侧输尿管未见明显扩张，膀胱充盈尚可，膀胱壁结构清晰，厚度正常。盆腔内未见明显游离液性暗区。

4. *甲状旁腺激素水平*　为1064.0pg/ml（15.0～65.0pg/ml）。

5. *血气加电解质检查*　总钙3.62mmol/L（2.11～2.52mmol/L），肌酐93μmol/L，钾2.80mmol/L，镁0.65mmol/L（0.75～1.02mmol/L），无机磷0.55mmol/L（0.85～1.51mmol/L），血pH 7.38，钠137.00mmol/L，二氧化碳分压$PaCO_2$ 34.9mmHg，氧分压PaO_2 90.2mmHg，氯108mmol/L，碳酸氢根浓度20.7mmol/L，实际碱剩余–3.6mmol/L。

6. *血常规*　白细胞6.7×10^9/L，中性粒细胞70.8%，血红蛋白93g/L，血细胞比容28.5%，血小板125×10^9/L。

7. *凝血功能*　纤维蛋白原4.45g/L；D-二聚体970μg/L FEU，凝血酶原时间13.4秒和活化部分凝血酶时间32.1秒，在正常范围。

【术前诊断】甲状旁腺功能亢进，甲状旁腺腺瘤，血肌酐升高，高钙血症，肾结石（双肾多发），确认妊娠。

二、MDT 会诊意见

1. 肾内科　患者入院时总钙 3.67mmol/L，甲状旁腺激素 1064.0pg/ml，甲状腺彩超提示右侧甲状腺下极下方探及一枚囊实性团，大小约 3.3cm × 2.0cm × 1.9cm，考虑甲状旁腺功能亢进，具备手术指征。但患者合并妊娠，且有强烈继续妊娠意愿，而目前处于孕早期，高甲状旁腺激素、高钙及手术应激，流产风险较高。另一方面，患者妊娠，合并高钙血症，血液黏度明显增高，随时可能出现胎盘血栓形成、胎儿缺氧致流产。建议待患者妊娠达 12 周后再行手术治疗，充分告知患者手术及胎儿流产风险，并且告知患者因妊娠检查受限，不能排除是否有其他甲状旁腺结节（包括异位），可能手术后血钙、甲状旁腺激素仍高，治疗效果欠佳，须再次行手术治疗或辅助其他治疗方式。

2. 超声科　患者右侧甲状腺下极下方囊实性团块，甲状旁腺来源待排除，伴有甲状旁腺激素明显升高，考虑为原发性甲状旁腺功能亢进可能大。因旁腺结节伴囊性变，实性成分较多，故建议首先考虑手术切除，如无法手术，可考虑消融治疗。

3. 甲状腺外科　建议排除禁忌后手术治疗，告知患者手术治疗效果欠佳可能，以及围术期流产风险、肺部感染风险等。

4. 产科　患者血肌酐升高，高钙血症，肾结石，肾囊肿，孕 11^{+4} 周，建议择期手术治疗，围术期黄体酮针 40mg 每日 1 次肌内注射预防宫缩，密切关注患者腹痛及阴道出血的情况。

5. 麻醉科　患者诊断为甲状旁腺肿瘤，甲状旁腺功能亢进，拟行甲状旁腺切除术。患者孕 11^{+4} 周，既往体健，孕前检查发现高钙、低镁、低磷血症，目前一般情况尚可，生命体征平稳，无不适症状。若高钙血症难以控制需要手术治疗，围术期须加强麻醉监测，但由于孕早期，高甲状旁腺激素、高钙及手术应激，流产风险较高，需要和患者及其家属充分沟通，告知风险。术后警惕产妇及新生儿出现低钙性抽搐及痉挛。

三、MDT 会诊后诊治经过

MDT 会诊明确了患者手术治疗的必要性。为预防围术期流产，给予患者黄体酮预防宫缩，预备术中胎心和宫缩监测，完善术前准备。

四、麻醉及手术经过

1. 入室后患者的生命体征　血压 103/62mmHg，心率 72 次 / 分，吸空气状态下脉搏血氧饱和度 99%。

2. 麻醉方案　左侧颈浅丛复合右侧颈深、浅丛神经阻滞的麻醉方案。

3. 监测　心电图、无创血压、脉搏血氧饱和度监测，鼻导管吸氧。

4. 麻醉诱导　超声引导下行左侧颈浅丛神经阻滞（20ml 0.5% 罗哌卡因），同时行右侧颈深、浅丛神经阻滞（20ml 0.5% 罗哌卡因）。术中未予静脉药物维持麻醉。

5. 手术过程　颈丛麻醉成功后，手术探查见右下甲状旁腺 2.5cm × 1.1cm，余甲状旁腺未见明显肿大。完整切除右下甲状旁腺及周围附着部分甲状腺粘连组织，冷冻提示为甲状旁腺腺瘤。手术时间 46 分钟，麻醉时间 53 分钟，术中输注 500ml 晶体液，出血量 3ml。术后患者转入恢复室继续监护复苏。

五、转归

麻醉恢复室监护 30 分钟后，患者无不适，转回普通病房。术后第 1 天复查甲状旁腺激素 3.4pg/ml，总钙 2.46mmol/L，钙离子逐渐下降至正常范围。术后 3 天痊愈出院。嘱术后定期随访。1 年后电话随访得知患者足月顺利娩出一胎儿。

六、病例解析要点

（一）原发性甲状旁腺功能亢进

特征是高钙血症和甲状旁腺激素水平升高。在美国，由于疾病的早期诊断，大多数的患者都无症状（80%），有症状的患者最常见的临床表现是高钙血症（39%）、肾结石（17%）和骨病（1.4%）。病理检查发现大多数原发性甲状旁腺功能亢进是由孤立性甲状旁腺腺瘤引起（80%），少数也可为多发性腺瘤，甚至出现 4 个甲状旁腺都受累的情况。甲状旁腺功能亢进引起的高钙血症需与肿瘤骨转移引起的高钙血症和肾病引起的继发性甲状旁腺功能亢进相鉴别。

疾病早期患者并没有典型症状或体征。典型的症状和体征主要由甲状旁腺激素刺激骨吸收、骨形成和高钙血症引起。骨密度下降可引起外周骨折和脊柱骨折。高钙血症与血压升高、左心室肥大、心肌收缩力增强和心律失常相关。此外，钙沉积可表现为心肌、心脏瓣膜和冠状动脉的钙化。肾结石可能由高钙血症、肾小球滤过的钙量增加引起。40% 的原发性甲状旁腺功能亢进症患者可发现高钙尿症及肾钙化。原发性甲状旁腺功能亢进与消化性溃疡的发病相关。另外，即使轻度甲状旁腺功能亢进症（血清钙＜ 12mg/dl）也可能会引起抑郁、焦虑、疲劳、生活质量下降、睡眠障碍、认知功能障碍记忆力下降等非特异性症状。

（二）妊娠合并原发性甲状旁腺功能亢进症

妊娠期原发性甲状旁腺功能亢进症应主要关注其对胎儿和新生儿的潜在影响。妊娠期原发性甲状旁腺功能亢进症的潜在并发症包括自然流产、低出生体重、瓣上主动脉狭窄和新生儿手足搐搦。新生儿手足搐搦是由于钙在妊娠期间容易穿过胎盘，母体高钙水平抑制胎儿甲状旁腺腺体功能。这些新生儿在子宫内习惯了高钙血症，出生后会出现功能性甲状旁腺功能减退，可能在生命的最初几天出现低钙血症和手足搐搦。目前，由于大多数患者（无论是否妊娠）表现为轻度甲状旁腺功能亢进，建议对妊娠期原发性甲状旁腺功能亢进症患者手术时机的选择采取个体化管理方法。最近的一项回顾性研究表明，原发性甲状旁腺功能亢进症并未增加流产风险，并未降低出生体重、身长或 Apgar 评分。因此，许多轻度甲状旁腺功能亢进患者可以在不进行手术的情况下安全地进行跟踪，新生儿结局满意。中重度妊娠合并甲状旁腺功能亢进症，首选妊娠中期进行手术。外科须与产科、麻醉科、内科等多学科联合对孕妇及胎儿状况进行充分评估，制订个体化治疗方案，充分告知患者及其家属手术获益、创伤及风险。除非遇到紧急情况，不建议在胎儿状况不稳定的情况下实施手术，对于流产风险较高的患者，须在产科医师监护下实施手术。

内科治疗是保证母胎安全过渡到可施行手术阶段的桥梁策略，是管理妊娠合并甲状旁腺功能亢进患者的基础。内科保守治疗适用于无症状或症状轻微，或者已经处于妊娠晚期且血钙在 2.75mmol/L 或白蛋白校正血钙在 2.85mmol/L 以下的患者。一般性内科治疗包括对疾病的监测，保持充分的水分摄入，避免使用增加血钙的药物（如噻嗪类利尿剂），避免长时间不活动，摄入活性维生素 D、磷酸盐、拟钙剂等。其他治疗方式如热消融和低钙透析液腹膜透析等临床报道较少，证据不充分，不推荐作为处理妊娠合并甲状旁腺功能亢进高钙血症的常规方案。

（三）孕早期非产科手术的麻醉

1. *孕早期手术和麻醉的风险*　回顾性研究表明，早期妊娠手术后流产发生率约 10%，妊娠中期的流产率不到 1%。一般来讲，孕中期被认为是进行手术的有利时机，这是因为此期自然流产的风险低于孕早期，而孕晚期手术会增加分娩，包括早产的发生率。

2. *麻醉药物*　麻醉剂潜在的致畸效应是麻醉医师和患者都非常担心的问题。在动物研究中，麻醉剂的致畸效应似乎取决于给药剂量和浓度、暴露时间、胎儿发育阶段和个别物种的易感性。但是多项大型人类回顾性研究报告显示，妊娠期间接受手术和麻醉的母亲所生的婴儿患先天性缺陷的风险没有增加。目前使用的任何麻醉剂在临床剂量和浓度下，即使在早期妊娠使用，也没有充足的致畸风险的证据。麻醉剂对发育中胎儿大脑的影响是一个正在进行的研究领域，目前没有足够的证据证明，推荐使用特定的全身麻醉技术或改变标准做法可以减少胎儿神经毒性的风险。在可能的情况下使用区域麻醉并限制麻醉暴露的总时间，可能会减少麻醉对神经发育的潜在不利影响。吸入麻醉药和静脉麻醉药在非产科手术中有长期有效和安全使用的历史。吸入麻醉药在胎儿手术中使用更普遍，因为它可能会减少孕中期和孕晚期的子宫收缩和早产发生率。所有阿片类药物都可以安全使用，但应避免使用氯胺酮，因为它会增加子宫张力。

3. *围术期血压*　孕早期母体血压下降，在孕中期近孕晚期达到最低点，在孕晚期再次上升。如前所述，子宫的血流不是自动调节的，而是依赖于母体血压。尽管母体血压的“安全”下限不详，但通常接受将母体血压维持在基线水平的 80% ～ 100%。使用升压药物或正性肌力药物应与非妊娠患者相同的标准进行。虽然历史上将麻黄碱视为剖宫产期间治疗低血压的“金标准”，但去氧肾上腺素可改善胎儿酸碱状态而使用更普遍。具有 β 肾上腺素能作用的药物可以增加胎儿心率。发生引起血流动力学紊乱的母体心律失常应迅速进行心脏复律。

4. *通气*　低通气和母体高碳酸血症可能导致胎儿酸中毒和心肌抑制。同样，过度通气和母体低碳酸血症可能导致子宫胎盘的血管收缩和胎儿缺氧。

5. *手术方式*　腹腔镜手术可以在妊娠的所有阶段安全进行，妊娠患者从腹腔镜手术中获得的益处与非妊娠患者相同。气腹压应保持在 15mmHg 以内，孕晚期可以考虑使用开放手术，以防损伤子宫。

6. *胎心监测*　是否使用术中胎心监测应由多学科团队根据妊娠年龄、手术类型、可用资源及手术期间胎儿或母体合并症导致胎儿窘迫的风险来决定。胎儿心率监测指标恶化可能表明子宫灌注不足。因此，术中监测胎儿心率最有用的目的是发现通过母体监测单独未能识别的任何对胎儿不利的可逆因素。

7. *术后镇痛*　神经阻滞和椎管内麻醉通常用于优化术后镇痛，并且可以减少胎儿暴露于全身麻醉剂的概率。局部麻醉剂量不能过大。术后镇痛在妊娠期间尤为重要，因为疼痛控制不佳可能会增加早产的风险。在妊娠期使用有限剂量的非甾体抗类药（NSAID）可以控制急性术后疼痛，并且不会对胎儿造成重大风险。阿片类药物已被证明在用于急性术后疼痛时是安全的，但不应长期使用。

（四）颈神经丛阻滞及注意事项

颈神经丛由 C_1 ～ C_4 前支组成，除第一颈神经（C_1）为运动纤维外，C_2 ～ C_4 脊神经为感觉神经。解剖可见颈椎横突短、距椎孔近，颈脊神经中除 C_1 ～ C_2 从椎板间隙中穿出外，其余均从椎间孔穿出，经椎动脉后方行至横突，到达横突尖端时分为升支和降支。颈神经丛分为浅丛（皮支）和深丛（肌支），浅丛分支在胸锁乳突肌后缘中点形成神经丛，呈放射状分出 4 个主要分支，即向前为颈前神经，向下为锁骨下神经，向后为枕小神经，向后上为耳大神经，这些神经支配头颈、胸肩上部皮肤。颈深丛主要支配颈部深肌，包括肩胛提肌、舌骨下肌群和膈肌，并且有分支与舌咽神经和舌下神经、迷走神经及颈交感神经的节后纤维呈网状联系。膈神经（C_3 ～ C_5）是颈丛最重要的分支，支配膈肌的运动。膈神经的运动纤维支配膈肌，感觉纤维分布于胸腹膜、心包，右膈神经的感觉纤维还分布于肝、胆囊和肝外胆道等。单纯颈浅丛阻滞可用于颈肩部表面手术，联合颈深丛阻滞可用于甲状腺手术、气管切开术及颈动脉内膜剥脱术等。颈丛阻滞中，颈浅丛阻滞可双侧同时进行，颈深丛阻滞禁忌双侧同时阻滞，避免发生双侧膈神经或喉返神经麻痹，一旦发生应立即面罩给氧，必要时进行气管插管和机械通气支持，直至膈肌或声带功能恢复。

（五）患者围麻醉期风险

1. *流产*　妊娠患者在早孕期间行手术，围术期患者流产风险增加。围术期应预防性使用抑制子宫收缩的药物，警惕患者腹痛及阴道出血。术中和术后予以患者适当的镇静和充分的镇痛，减少患者的焦虑与应激反应。通过上述措施，最大程度减少患者流产风险。

2. *低钙血症*　妊娠合并甲状旁腺功能亢进的患者在甲状旁腺切除后，血钙通常在术后第 3 ～ 4 天降到最低，严重病例甚至出现骨饥饿综合征。骨饥饿综合征是由甲状旁腺手术后甲状旁腺激素水平下降，骨组织活性增高或正常而骨吸收被强烈抑制，骨骼大量吸收钙、磷、镁，血清钙降低所致。患者可表现为手足抽搐、周期性肢体麻木、低钙性面容和低钙束臂征，严重者可出现喉痉挛、全身惊厥、昏迷、心力衰竭和继发性骨折。因此术后须严密监测患者生命体征及血钙水平，出现低钙时及时予以口服或静脉补钙、补镁处理。

3. *神经阻滞的并发症*　颈丛阻滞时可出现膈神经阻滞、喉返神经阻滞、Horner 综合征。膈神经主要由 C_4 组成，同时接受 C_3、C_5 颈神经的小分支，因此颈深丛阻滞极易累及膈神经。单侧阻滞表现为同侧膈肌运动减弱甚至完全麻痹，通气功能显著下降。临床操作时应避免双侧颈深丛阻滞，将少量局麻药局限注射于颈 4 椎体水平胸锁乳突肌腹侧面偏外侧，可减少膈神经阻滞的概率。一旦发生膈神经阻滞，对于症状轻微者予以吸氧，对于明显呼吸困难面罩吸氧不能缓解者须紧急气管插管及呼吸机支持治疗，直至膈肌功能完全恢复。喉返神经是迷走神经的分支，操作时若进针过深、药物容量过大或注药压力过大可导致阻断迷走神经或直接阻断喉返神经，从而引起声带麻痹。单侧阻滞通常表现为声音嘶哑、发声无力、失声，甚至呼吸困难。双侧阻滞可出现严重的呼吸困难。预防措施包括进针不宜过深，局部麻醉药量不宜过大。一般局部麻醉药作用消退后症状即可完全缓解。单侧阻滞可予以吸氧、小剂量镇静剂和糖皮质激素纠正。双侧阻滞应立即给予紧急气管插管，机械通气，直至声带功能恢复。颈交感神经节是交感神经系统的一部分，位于颈部前方的椎前筋膜深侧。颈交感神经阻滞时患者可出现 Horner 综合征。临床表现为同侧上睑下垂、瞳孔缩小、球结膜充血，同侧鼻腔充血及同侧面部无汗，双侧颈交感神经阻滞时可能出现严重心动过缓甚至心搏骤停。预防措施包括减少局部麻醉药用量并使局部麻醉药局限在胸锁乳突肌深面，避免局部麻醉药的溢散。通常该症状为自限性，短期内可自行缓解，无须特殊处理，如出现双侧颈交感阻滞，应密切观察患者生命体征，积极对症治疗。

七、病例小结

患者入院后诊断明确（术前超声影像学诊断，术中进一步病理明确），一般情况尚可，无基础疾病。发现血钙升高 1 年余，血肌酐偏高 3 个月，确诊妊娠 11 周，各科在充分了解患者疾病的病理生理特点、评估围术期风险后，决定对该患者行手术治疗。对于该疾病的处理应始终将患者的生命安全放在首位，手术以尽可能短的时间、尽可能小的创伤、直接有效地去除病灶、缓解高血钙为主要目的，首选开放路径。麻醉医师须完善术前评估，选择合适且影响小的麻醉方式和麻醉药物，保证手术平稳和母胎安全。

参考文献

Beck A J, Reddy V M, Sulkin T, et al., 2022. Management of severe and symptomatic primary hyperparathyroidism in the first trimester of unplanned pregnancy[J]. Endocrinol Diabetes Metab Case Rep, 2022.

Brakke B D, Sviggum H P, 2023. Anaesthesia for non-obstetric surgery during pregnancy[J]. BJA Educ，23(3):78–83.

Chung J Y, Lee Y S, Pyeon S Y, et al., 2022. Bilateral superficial cervical plexus block for parathyroidectomy during pregnancy: a case report[J]. World J Clin Cases, 10(13): 4153–4160.

Davis C, Nippita T, 2020. Hyperparathyroidism in pregnancy[J]. BMJ Case Rep, 13(2): e232653.

Fisher S C, Siag K, Howley M M, et al., 2020. Maternal surgery and anesthesia during pregnancy and risk of birth defects in the National Birth Defects Prevention Study, 1997 – 2011[J]. Birth Defects Res, 112(2): 162–174.

Haciyanlı M, Gür E Ö Ö, Genç H, et al., 2019. Minimally invasive parathyroidectomy using intraoperative ultrasonographic localization for primary hyperparathyroidism in pregnancy: report of two cases[J]. Turk J Surg, 35(3): 231–235.

Kritmetapak K, Kongpetch S, Chotmongkol W, et al., 2020. Incidence of and risk factors for post-parathyroidectomy hungry bone syndrome in patients with secondary hyperparathyroidism[J]. Ren Fail, 42(1): 1118–1126.

Lu Z, Guo Y, Xu D, et al., 2023. Developmental toxicity and programming alterations of multiple organs in offspring induced by medication during pregnancy[J]. Acta Pharm Sin B, 13(2): 460–477.

Sandler M L, Ho R, Xing M H, et al., 2021. Primary Hyperparathyroidism During Pregnancy Treated With Parathyroidectomy: A Systematic Review[J]. Laryngoscope, 131(8): 1915–1921.

Shin J, 2021. Anesthetic management of the pregnant patient: part 2[J]. Anesth Prog, 68(2): 119–127.

第 15 章

肢端肥大症性心肌病患者行垂体瘤切除术

一、病例简介

【一般情况】患者，男性，55 岁，身高 175cm，体重 92.5kg。

【主诉】手指粗大、外观改变 5 年，活动后呼吸困难 5 个月。

【现病史】患者近 5 年出现手指粗大、身体外观改变，5 个月前因活动后呼吸困难至急诊就诊。急诊心脏超声检查示全心增大、左心功能不全（LVEF 21%），升主动脉及肺动脉增宽，二尖瓣、三尖瓣少量反流，主动脉少量反流，重度肺动脉高压（56mmHg）。拟以“扩张型心肌病，心力衰竭，室性期前收缩，高血压病”在心内科住院诊疗。期间查人生长激素（GH）31.4ng/ml（0.00 ～ 3.00ng/ml），类胰岛素样生长因子 -1（IGF-1）418.0ng/ml（45 ～ 210ng/ml）。垂体 MR 报告：鞍区垂体窝可见一椭圆形异常信号影，边界清，大小约 2.0cm × 1.5cm，提示鞍区占位（图 15-1），垂体腺瘤首先考虑。内分泌科会诊考虑肢端肥大症性心肌病，建议心功能纠正后于神经外科进一步治疗。患者住院期间经规范化药物抗心力衰竭、控制心律失常、调节血压等治疗后好转出院。出院后规律服用药物，目前 NYHA 心功能分级为Ⅱ级，病情相对稳定。现为求进一步诊治收住神经外科。无胸闷、气急、头晕、黑矇，无发热、寒战，无咳嗽、咳痰，无恶心、呕吐，无下肢水肿，饮食、睡眠正常，二便如常，近期体重无明显增减。

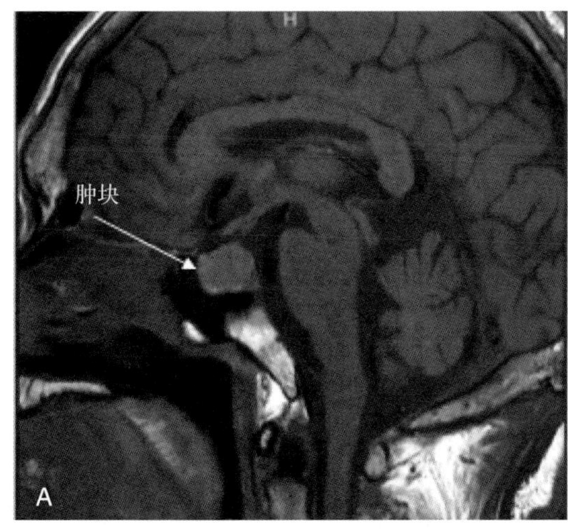

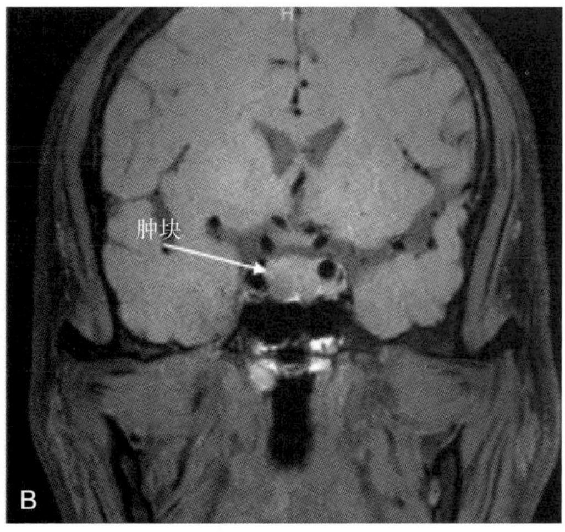

图 15-1　患者术前垂体 MR 平扫 + 增强（3.0T）图像，箭头所示为肿块

A. 矢状位；B. 冠状位

【既往史】患者既往体质良好，无高血压病、糖尿病、肝肾疾病，无手术史。

【体格检查】神志清，精神可，自主体位。血压 122/81mmHg，心率 66 次 / 分，呼吸 18 次 / 分，体温 36.2℃。患者双眼白内障病变改变，视力正常，肢端肥大样面容，颧骨、额骨及下颌骨明显增大，鼻唇肥厚，舌体增大，伸舌居中，双肺听诊呼吸音粗，未闻及明显的干湿啰音及胸膜摩擦音，叩诊心界向两侧扩大，左侧心界最远点位于第 5 肋间左锁骨中线外 0.5cm，听诊心率 66 次 / 分，律齐，二尖瓣听诊区可闻及收缩期吹风样杂音，余瓣膜听诊区未闻及杂音及额外心音，腹软，肝脾肋下未触及，全腹无压痛、反跳痛及肌紧张，移动性浊音阴性，四肢活动正常，手足粗大，手指、足趾增粗，双下肢无水肿。甲颏距离 5cm，马氏分级Ⅱ级，张口度 3 横指，头颈活动度正常。

【辅助检查及检验结果】

1. 超声心动图　全心增大（左心显著，左心室舒张末期内径 70mm），左心室壁增厚，左心室壁运动弥漫性减弱，左心室收缩功能低下（LVEF 41%），升主动脉增宽，主动脉瓣、三尖瓣轻度反流，二尖瓣反流（轻中度）。

2. 常规心电图　窦性心律，Ⅲ、aVF 异常 Q 波，频发室性期前收缩，呈二联律。心室内传导阻滞，电轴左偏，ST 段、T 波改变。

3. 24 小时动态心电图　①窦性心律；②双源房性期前收缩，时成对（共发生 78 次房性期前收缩，占总心搏数＜ 1%，包括 74 次单发房性期前收缩和 2 次成对房性期前收缩）；③多源室性期前收缩，时成对，时呈短阵室性心动过速（共发生 595 次室性期前收缩，占总心搏数＜ 1%，包括 588 次单发室性期前收缩，2 次成对室性期前收缩和 1 次室性心动过速，共检测到 14 次二联律发生）；④ ST 段、T 波改变。

4. 冠状动脉 CTA　左前降支（LAD）可见非钙化斑块于近段，钙化斑块于中段，管腔轻微狭窄。第一对角支（D1）可见混合斑块于近段，管腔轻度狭窄。左回旋支（LCX）可见钙化斑块于近段，管腔轻微狭窄，可见非钙化斑块于远段，管腔轻度狭窄。右冠状动脉（RCA）可见钙化、混合斑块于近中段，管腔轻度狭窄。

5. 肺部 CT（HR）平扫　两肺增殖钙化灶。

6. 脑动脉 CTA 和脑动脉 MRA　未见异常。

7. 实验室检查　人生长激素（GH）12.30ng/ml（0 ～ 3.00ng/ml），泌乳素 3.23ng/ml（3.46 ～ 19.40ng/ml），类胰岛素样生长因子 -1（IGF-1）379.0ng/ml（45 ～ 210ng/ml），类胰岛素样生长因子结合蛋白 -3 8.1μg/ml（3.4 ～ 6.8μg/ml），高敏肌钙蛋白定量 0.053ng/ml（0 ～ 0.034ng/ml），血糖 7.49mmol/L。血常规、尿常规、肝肾功能、血脂、血糖、电解质、凝血功能、血气分析、B 型钠尿肽、促肾上腺皮质激素早 8 点、甲状腺功能、肿瘤标志物无明显异常。

【术前诊断】鞍区肿物（垂体腺瘤），肢端肥大症，扩张型心肌病，二尖瓣反流（轻 - 中度），心律失常（室性期前收缩），高血压病。

二、MDT 会诊意见

1. 内分泌科　患者目前血糖、电解质、甲状腺功能、促肾上腺皮质激素早 8 点大致正常，生殖激素提示泌乳素稍低，考虑垂体瘤压迫可能，暂不特殊处理。结合患者体貌、临床症状，实验室检查和影像学检查结果，考虑生长激素型垂体腺瘤，肢端肥大症性心肌病。术前建议完善促肾上腺皮质激素 + 皮质醇（早 8 点、下午 4 点）、皮质醇（0 点）、类胰岛素生长因子 -1、类胰岛素生长因子结合蛋白 -3 检查，供术后复查对比。

2. *放射科*　垂体 MRI 平扫 + 增强示鞍区占位，大小约 1.9cm × 1.8cm × 1.5cm，结合实验室检查，生长激素型垂体腺瘤考虑。患者左侧颈内动脉海绵窦段被局部包绕，视交叉未见受压。冠状动脉 CTA 示左心室增大。左侧前降支、左回旋支及右冠近段轻度狭窄。肺动脉 CTA 示左心增大，肺动脉未见明确栓塞征象。

3. *心血管内科*　患者目前 NYHA 分级为Ⅱ级，扩张型心肌病与垂体肿瘤相关，存在神经外科手术指征。建议术前继续规律服用药物（螺内酯片 20mg 每日 1 次，呋塞米片 20mg 每日 1 次，恩格列净片 10mg 每日 1 次，阿托伐他汀钙片 20mg 每晚 1 次，沙库巴曲缬沙坦片 50mg 每日 2 次，美托洛尔缓释片 47.5mg 每日 1 次）抗心力衰竭治疗。须注意血管紧张素转化酶抑制剂（ACEI）类药物、β 受体阻滞剂应持续用至手术当日，防止撤药反弹现象，服用螺内酯后，术前应评估血清钾水平。患者左心收缩功能不佳，心室增大，心律失常，须充分告知围术期存在心功能不全、恶性心律失常、心源性猝死等风险。

4. *麻醉科*　本例患者为中年男性，诊断生长激素型垂体腺瘤、肢端肥大症性心肌病、高血压病、冠状动脉狭窄、二尖瓣反流（轻 - 中度）、心律失常，拟行内镜下颅底病损切除术。建议：①患者有扩心病病史，经治疗后心功能有所改善，目前 LVEF 为 41%，一般活动尚可，手术麻醉已无绝对禁忌证，但围术期仍存在有心力衰竭、恶性心律失常、栓塞等高风险，须与其家属及患者充分沟通，告知风险，取得知情同意。②麻醉前访视应对患者的病情进行全面评估，包括生长激素水平、血糖控制情况、心血管系统状况等。充分评估气道，准备困难气道的应对措施。③围术期须加强监测，必要时经食管超声实时监测心功能，保证充分的镇静和良好的镇痛，合理使用血管活性药物维持循环稳定，避免应用对心肌有抑制作用的药物，适当补液，维持电解质平衡。

三、MDT 会诊后诊治经过

MDT 会诊认为目前患者心脏功能较前改善，手术是治疗患者的根本措施。术前继续降压、降糖、降血脂、利尿，调整电解质水平，完善术前准备后，行垂体瘤切除术。

四、麻醉及手术经过

1. *入室后患者的生命体征*　血压 122/73mmHg，心率 63 次 / 分，吸空气状态下脉搏血氧饱和度 93%。

2. *麻醉方式*　静吸复合气管插管的全身麻醉。

3. *麻醉监测*　常规心电图，心率，无创血压，SpO_2，脑电双频谱指数，体温监测。局部麻醉下行左侧桡动脉穿刺置管术，监测有创动脉血压，血气分析。

4. *麻醉诱导*　咪达唑仑 3mg，依托咪酯 15mg，舒芬太尼 30ug，罗库溴铵 50mg。

5. *麻醉维持*　持续泵注丙泊酚、瑞芬太尼、顺阿曲库铵、七氟烷。术中视具体情况予以血管活性药物去甲肾上腺素、麻黄碱维持血流动力学稳定，脑电双频谱指数 40 ～ 60，体温为 36 ～ 37℃。监测血气分析，维持血红蛋白值＞ 80g/L，血细胞比容＞ 25%，pH 为 7.35 ～ 7.45，电解质在正常范围。

6. 手术过程　术中患者取仰卧位，头稍偏向右侧，神经导航确定肿瘤位置，内镜下显露蝶窦前壁及双侧蝶窦开口，磨除蝶窦前壁行蝶窦开放，显露鞍底并磨除鞍底，见肿瘤位于鞍区，质软，血供丰富，肿瘤侵犯颅底骨质。留取少量肿瘤标本送病理，用刮匙及吸引器切除肿瘤，神经内镜下确认止血彻底，鞍膈下陷，鼻中隔骨片回填鞍底，纤维蛋白黏合剂加固，黏膜瓣固定，回纳鼻中隔黏膜瓣，双侧用膨胀海绵填塞鼻腔。手术过程顺利，手术历时 3 小时，出血约 100ml，补液量 1600ml，尿量为 400ml。术后患者送 ICU 进一步治疗。手术切除标本病理诊断为垂体神经内分泌肿瘤 / 垂体腺瘤。

五、转归

患者术后 5 小时清醒，生命体征平稳，拔除气管导管。术后第 2 天转回普通病房，术后第 6 日好转出院。出院后定期随访，心功能指标有所改善（表 15–1）。

表 15–1　患者围术期超声心动图结果及血液指标变化

日期	指标名称	正常值范围	术前 5 个月	术前 1 周	术后 6 个月
心脏超声指标	左心房	25 ～ 35mm	51	50	49
	主动脉内径	＜ 30mm	34	31	33
	肺动脉主干内径	12 ～ 26mm	29	24	24
	室间隔厚度	6 ～ 12mm	10	11	10
	左心室舒张末期内径	35 ～ 55mm	81	70	61
	左心室后壁厚度	6 ～ 12mm	11	12	10
	射血分数	50% ～ 70%	21	41	56
血液指标变化	生长激素	0.00 ～ 3.00ng/ml	31.40	12.30	1.55
	IGF–1	45 ～ 210ng/ml	418	379	258
	B 型钠尿肽	0 ～ 80pg/ml	814	65	12
	高敏肌钙蛋白	0 ～ 0.034ng/ml	0.291	0.053	0.011
	空腹血糖	3.90 ～ 6.10mmol/L	7.49	6.86	5.53

六、病例解析要点

（一）垂体腺瘤的分类和治疗方式

垂体腺瘤是常见的颅内肿瘤之一，占颅内肿瘤的 8% ～ 15%，发病率（8 ～ 15）/10 万，仅次于胶质瘤和脑膜瘤。垂体腺瘤按功能学可分为无功能腺瘤（30%）和有功能腺瘤（70%），其中促甲状腺激素（TSH）细胞腺瘤、促肾上腺皮质激素（ACTH）细胞腺瘤、促性腺激素（LH/FSH）瘤、生长激素（GH）细胞腺瘤、催乳素（PRL）腺瘤属于有功能腺瘤。按瘤体大小可分为微腺瘤（＜ 1cm）、大腺瘤（≥ 1cm）及巨大腺瘤（≥ 4cm）。早期常因肿瘤较小可无任何颅内占位症状，仅出现内分泌功能紊乱的症状，容易被忽视。随着瘤体增大，内分泌功能改变，症状更加明显，主要表现为三大症候群。①垂体本身受压的症候群：垂体致促激素分泌减少、相应周围靶腺体萎缩致生殖功能低下、继发性甲状腺功能低下、继发性肾上腺皮质功能低下；②垂体周围组织受压，如压迫视交叉、颅内高压致视力减退、视野缺损和眼底改变等，肿瘤生长到鞍外致压迫颈内动脉和 Willis 动脉环，进而诱发血管神经性头痛；③垂体前叶功能亢进症候群致高泌乳素血症、肢端肥大症和皮质醇增多症。垂体腺瘤的分类见表 15–2。

表 15–2　垂体腺瘤分型及临床表现

垂体腺瘤分型	分泌激素	临床表现
生长激素腺瘤	GH 和 PRL	巨人症，肢端肥大症
泌乳素腺瘤	PRL	男性阳痿，性腺功能下降 女性溢乳 – 闭经 – 不育
皮质激素腺瘤	ACTH αMSH	Cushing 综合征 Nelson 综合征
生殖腺瘤	FSH/LH	性腺功能减退
甲状腺素腺瘤	TSH	（中枢性）甲状腺功能减退

αMSH. α 黑素细胞刺激素

垂体腺瘤的治疗包括以下几种。①药物治疗：催乳素瘤首选溴隐亭（多巴胺激动剂）治疗，可使催乳素（PRL）降至正常、肿瘤缩小，须长期服用。生长激素瘤可选奥曲肽、溴隐亭。库欣综合征可选赛庚啶、美替拉酮等。针对垂体功能减退，可使用靶腺激素替代治疗。②放射治疗：用于治疗手术不彻底或可能复发的垂体腺瘤及原发腺癌或转移癌。③手术治疗：微腺瘤可选择经蝶窦手术，大腺瘤可选择开颅手术。经鼻腔蝶窦入路内镜下垂体肿瘤切除术，是目前应用最广泛的垂体肿瘤切除手术方式。

肢端肥大症治疗的基本目标是使 GH 和 IGF–1 的血清水平正常化，降低死亡风险，改善临床症状，控制肿瘤大小并维持正常垂体激素功能。原发病的治疗包括内科治疗和外科治疗。内科治疗包括应用生长激素受体拮抗剂或生长抑素类似物。将 GH 水平控制在理想范围（＜ 5μg/L）是肢端肥大症性心肌病获得满意治疗效果的关键。针对肢端肥大症性心肌病，在治疗原发病的基础上加用抗心衰的药物规范化治疗可有效控制症状，进一步改善心血管功能。适合手术的患者通常采用经蝶窦垂体病损切除术，切除持续分泌生长激素的垂体大腺瘤或微腺瘤，从根本上切断激素来源。手术后患者的心脏功能可以得到一定程度的逆转。

（二）肢端肥大症导致的损害

1. 面容改变和呼吸暂停综合征　肢端肥大症是一种慢性进展性内分泌代谢性疾病，以体内生长激素（GH）分泌过多及循环中胰岛素样生长因子 –1（IGF–1）浓度增高为特征，其中超过 95% 的病例是由垂体生长激素细胞腺瘤所引起。GH 和 IGF–1 过度分泌促进全身软组织、骨和软骨过度增生，产生特殊面容改变。睡眠呼吸暂停综合征是一种复杂的疾病，影响多个器官和系统，在肢端肥大症患者中观察到的睡眠呼吸暂停综合征患病率为

11% ～ 30%。解剖学变化包括舌肿胀、黏膜和软骨的变化、肺容量增加、胸廓形状改变及肺弹性降低。气管插管和拔管需要格外关注患者这方面的情况。

2. 高血压病　是肢端肥大症最常见的并发症，以老年患者多见，发病率为 25% ～ 50%，多以舒张压的轻度升高为特点。激素变化引起的水盐潴留、肾素 – 血管紧张素 – 醛固酮系统激活、高胰岛素血症、睡眠呼吸暂停综合征、动脉血管壁的增厚和内皮细胞的功能失调都与高血压的发生相关。

3. 肢端肥大症性心肌病　GH 和 IGF–1，以及高血压的共同作用引起心肌的重塑。肢端肥大症性心肌病是一种慢性进展性心功能障碍综合征，其特征是双心室向心性肥厚和舒张功能障碍（图 15–2）。肢端肥大症性心肌病的主要临床表现：①心室肥厚，以向心性左右心室肥厚，心腔狭小为特点；②进行性心功能不全，约 20% 肢端肥大症患者有心悸、气促、双下肢水肿、心浊音界增大、心脏瓣膜区可闻及收缩期杂音、双肺底可闻及湿啰音等心力衰竭的表现。肢端肥大症性心肌病的发展通常分为 3 个阶段。早期阶段是可逆的，其特征是心肌向心性肥厚、心率加快、心输出量增加，多为高动力心脏综合征的表现，见于病程较短的年轻患者。病程中期，心肌肥厚更加明显，出现心室舒张功能受损，同时伴随运动过程中左心室射血分数降低。如果不加以治疗或现阶段未得到有效控制，心肌发生坏死、广泛的纤维化，导致心室腔扩大，心肌变薄，则病程将进入最终阶段。此期可以同时出现心室舒张功能障碍和收缩功能障碍，最终导致充血性心力衰竭，预后不佳。肢端肥大症性心肌病的诊断可通过以下表现进行确诊，包括肢端肥大症病史、高血压、左心室肥大、心脏扩大、心力衰竭。同时须排除其他类型心脏病（肥厚型心肌病、心脏淀粉样变性等）。超声心动图、心脏磁共振可以帮助明确患者心肌肥厚的程度和心肌纤维化的程度。

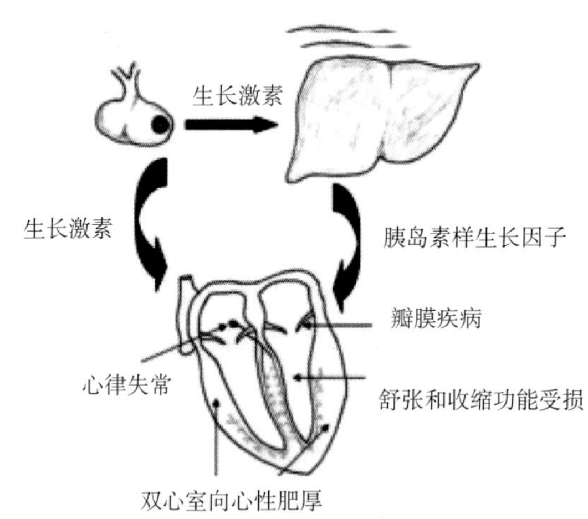

图 15–2　肢端肥大症性心肌病的病理机制

Cardiovascular complications in acromegaly：methods of assessment. Pituitary，2001，4：251-257

4. 心律失常　心肌肥厚和纤维化与心律失常相关。约 50% 的肢端肥大症患者可检出心电图异常，室内传导异常，尤其是束支传导阻滞及室上性或室性异位心律，其发生率随病程延长而增加。复杂性室性心律失常占 48%，患者可表现为心悸、胸闷、头晕，严重者可有晕厥、猝死。

5. *心脏瓣膜疾病*　主动脉瓣和二尖瓣反流多见，分别发生于 24% ～ 30% 和 5% ～ 9% 的患者。心脏瓣膜疾病的发生与左心室的肥厚和病程长短有关系。

（三）肢端肥大症性心肌病患者围麻醉期的风险

这类患者需要尽量在术前调整好状态，规范的内分泌治疗和抗心力衰竭治疗可以使患者更好地耐受手术与麻醉。

困难气道评估和呼吸功能管理：肢端肥大症性心肌病患者多伴有嘴唇增厚、高宽鼻、下颌骨前伸宽大、舌体肥厚、声门增厚及声门下狭窄，患者可出现睡眠呼吸暂停综合征。因此，气管插管可能遇到困难。该类患者在麻醉诱导中易发生严重呼吸道梗阻、通气困难，导致缺氧和 $PaCO_2$ 升高，应选用大号口咽通气道和喉镜，避免因其长度不够而导致声门显露困难。因肢端肥大症导致患者声门及声门下可能存在肥厚狭窄，应选择内径稍细的气管导管以减少对声门和气管壁的损伤。对预估插管困难患者，可选择清醒气管插管，利用纤维支气管镜完成插管。

肢端肥大症性心肌病患者由于结缔组织增生，全身内脏增大增厚，肺容量增大，血管壁增厚，可能存在通气 / 血流比例失调。对于全身麻醉患者术中应动态监测血气分析，随时调整呼吸参数，以尽量符合生理状态。术毕拔管指征：吸空气状态下通气量接近术前水平，$PetCO_2 < 35mmHg$，$SpO_2 > 95\%$ 或达术前水平，肌力恢复，完全清醒，不存在呼吸道梗阻隐患，以及咳嗽反射良好。

避免围术期诱发心力衰竭的因素：肢端肥大症性心肌病患者围术期应注意以下几方面问题。①避免心脏前负荷过重：心室舒张回流的血液过多可使心室舒张期负荷过重，导致心力衰竭。围术期液体输注过多或过快，回心血量增多，左心室、右心室舒张期负荷加重，可能诱发心力衰竭。②避免后负荷过重：围术期血压增高，心脏后负荷增加，可诱发心力衰竭，因此，术中应避免麻醉过浅引起的交感神经系统兴奋，使心脏负荷加重。③避免心肌收缩力抑制：手术期间使用的麻醉药物均有不同程度的心肌抑制作用，使心肌收缩力减弱，术中尽可能使用对心肌抑制作用小的麻醉药物。④避免心动过速，维持窦性心律：心动过速可能会诱发心力衰竭。术中须尽可能维持良好的镇痛镇静深度、正常的血容量及电解质水平，围麻醉期使用利多卡因、β 受体阻滞剂、右美托咪定控制心率，拔管期间避免诱发不必要的心动过速。

综上，此类患者的麻醉管理目标包括维持心肌收缩力，避免使用降低心肌收缩力的药物，维持正常舒张压以确保冠状动脉灌注，维持前负荷，同时防止容量超负荷，避免后负荷增加，避免心律失常，预防血栓栓塞事件。术后应注意血容量及液体调整，患者如能自由进食，应避免过多液体输注。同时加强监测，密切关注患者病情变化，防止心力衰竭的发生。

七、病例小结

总结本例患者麻醉管理，对于肢端肥大症性心肌病患者，术前访视时应注重：①患者心血管合并症的评估，评估内容包括心功能的状态、有无心脏结构病变及心律失常，术前完善相关检查（超声心动图和心电图），充分治疗并存疾病，尽可能改善个体系统功能和心脏功能，同时应根据患者及手术的具体情况制定完善的麻醉管理方案；②术前做好困难气道评估，提高手术安全性；③术中麻醉管理应该避免浅麻醉，保证充分的镇静镇痛，注重术中液体管理和心功能监测，通过完善的监测维持血流动力学平稳，必要时给予血管活性药物和正性肌力药物预防和避免心力衰竭的发生；④手术后加强监测和液体容量管理，避免术后心力衰竭事件，保障患者的良好转归。

参考文献

Aizawa Y, Tanimoto Y, Hirata Y, et al., 2019. Incidence, clinical characteristics, and long-term outcome of the dilated phase of hypertrophic cardiomyopathy[J]. Keio J Med, 68(4): 87–94.

Caicedo D, Díaz O, Devesa P, et al., 2018. Growth hormone (GH) and cardiovascular system[J]. Int J Mol Sci, 19(1): 290.

Damjanovic S S, Neskovic A N, Petakov M S, et al., 2002. High output heart failure in patients with newly diagnosed acromegaly[J]. Am J Med, 112(8): 610–616.

Guo X, Cao Y, Cao J, et al., 2020. Reversibility of cardiac involvement in acromegaly patients after surgery: 12-month follow-up using cardiovascular magnetic resonance[J]. Front Endocrinol (Lausanne), 11: 598948.

Kopchick J J, Basu R, Berryman D E, et al., 2022. Covert actions of growth hormone: fibrosis, cardiovascular diseases and cancer[J]. Nat Rev Endocrinol, 18(9): 558–573.

Melmed S, 2006. Medical progress: Acromegaly[J]. N Engl J Med, 355(24): 2558–2573.

Nair A S, Nirale A M, Sriprakash K, et al., 2013. Dilated cardiomyopathy in acromegaly: Case report and anesthesia management[J]. Anesth Essays Res, 7(3): 411–414.

Pivonello R, Auriemma R S, Grasso L F, et al., 2017. Complications of acromegaly: cardiovascular, respiratory and metabolic comorbidities[J]. Pituitary, 20(1): 46–62.

Ramos-Leví A M, Marazuela M, 2017. Cardiovascular comorbidities in acromegaly: an update on their diagnosis and management[J]. Endocrine, 55(2): 346–359.

Vitale G, Pivonello R, Galderisi M, et al., 2001. Cardiovascular complications in acromegaly: methods of assessment[J]. Pituitary, 4(4): 251–257.

第 16 章

肾衰竭伴重度肺动脉高压和心脏瓣膜疾病患者行甲状旁腺切除术

一、病例简介

【一般情况】患者，男性，53 岁，身高 165cm，体重 52kg。

【主诉】肾移植后肾衰竭，维持血液透析 15 年，发现甲状旁腺功能亢进 1 年，左手指、右足趾疼痛 2 个月。

【现病史】患者 15 年前因尿毒症开始规律血液透析，使用左前臂动静脉内瘘透析，每周透析 3 次（周二、周四、周六）。1 年前患者无诱因出现双侧四肢关节疼痛伴红肿、痛风石，无口干、眼干，无皮肤黏膜溃疡等不适。遂至当地医院就诊，完善检查，诊断甲状旁腺功能亢进，未处理。随诊发现甲状旁腺激素进行性升高，钙、磷代谢紊乱。4 个月前患者至当地医院就诊，拟行甲状旁腺切除术，因心功能不全，不能耐受手术治疗，遂行甲状旁腺消融术。术后患者关节疼痛较前缓解。2 个月前，患者出现左手手指、中指指端发红，体温不高，伴有疼痛，受冷时加重，保暖后好转，逐渐出现右足趾、右踝端发黑，无流脓，疼痛逐渐加重，为求进一步诊治，来院就诊。完善相关检查，以肾脏病五期继发性甲状旁腺功能亢进、心脏瓣膜病于 2 月 16 日收治于心脏大血管科。

【既往史】患者既往肾性高血压病 5 年，现口服美托洛尔缓释片 0.5 片每日 2 次降压，血压控制可。多年前行白内障手术，2014 年行右肾移植术，2018 年移植肾失去功能，继续血透。20 余天前因阴茎钙化行阴茎切除术。患者随诊发现心脏瓣膜钙化，具体不详。

【体格检查】患者身高 165cm，体重 52kg，血压 144/94mmHg，呼吸 19 次 / 分，脉搏 68 次 / 分。神志清，精神一般，对答清楚，全身浅表淋巴结未及肿大，两肺呼吸音清，未闻及明显干湿啰音，心律齐，可闻及心尖部收缩期吹风样杂音，腹部平，腹软，无压痛及反跳痛，肝脾肋下未及，双下肢无水肿，足背动脉搏动正常，右足第二、第三、第五足趾趾端发黑，双手指端皮肤发红，左手第二、第三指指端发黑。

【辅助检查和检验结果】

1. 心脏超声　双心房增大，右心房 67mm×61mm，左心房 71mm×67mm，左心室舒张末内径 54mm，左心室收缩末内径 35mm，舒张期室间隔厚度 13mm，左心室后壁厚度 12mm，LVEF61%。二尖瓣瓣叶及腱索多发钙化斑，二尖瓣中度狭窄伴重度关闭不全，二尖瓣后叶脱垂可能，三尖瓣中重度关闭不全，重度肺动脉高压，依据三尖瓣反流速度估测肺动脉压力为 85mmHg。

2. 全身骨显像　全身软组织显影浅淡，全身骨骼骨质代谢弥漫性活跃，结合病史，考虑代谢性骨病改变。

3. 颈部 CT　双侧颈部及上纵隔多发淋巴结增大。上侧甲状腺后方结节伴环状钙化影，考虑为增大的甲状旁腺。

4. 肺部 CT　双肺感染性病变，双肺散在增殖灶。

5. 甲状旁腺显像 + 脏器断层显像　双叶甲状腺后方及下方多发结节伴放射性不同程度浓聚，结合临床，考虑继发性甲状旁腺增生。

6. 心电图　窦性心律，下壁异常 Q 波，ST 段、T 波改变，QTc 延长。

7. 实验室检查　血常规：白细胞 12.13×10^9/L，中性粒细胞 82.6%，血红蛋白 73g/L，C 反应蛋白 102.24mg/L。K^+ 4.00mmol/L，Na^+ 135mmol/L，Cl^- 94mmol/L，总钙 1.89mmol/L，Mg^{2+} 0.95mmol/L，无机磷 2.05mmol/L。肌钙蛋白 0.144ng/ml，B 型钠尿肽 3250.50pg/ml。甲状旁腺激素 1403pg/ml（15.0 ～ 65.0pg/ml），25– 羟基维生素 D 46.5nmol/L（12.3 ～ 107.0mmol/L），β 胶原降解产物 3339.0pg/ml（＜ 704.0pg/ml），Ⅰ型胶原氨基端前肽 >1200.00μg/L（9.10 ～ 76.20μg/L），骨钙素 N– 端中分子片段 148pg/ml（14.00 ～ 46.00pg/ml）。甲状腺功能：四碘甲状腺原氨酸 29.36nmol/L（62.68 ～ 150.84nmol/L），三碘甲状腺原氨酸 0.31nmol/L（0.98 ～ 2.33nmol），促甲状腺素 2.20（0.350 ～ 4.494mU/L），游离甲状腺素 7.50pmol/L（9.01 ～ 19.05pmol/L），游离三碘甲状腺素原氨酸 1.74pmol/L（2.43 ～ 6.01pmol/L）。

【术前诊断】慢性肾衰竭（继发性甲状旁腺功能亢进，肾性高血压病），肾移植后肾衰竭，肺动脉高压，二尖瓣狭窄伴关闭不全，三尖瓣关闭不全，血液透析，慢性心力衰竭。

二、MDT 会诊意见

入院后继续血液透析，降压，用西乐葆镇痛，口服复方愈创甘油醚止咳，血液透析中用硫代硫酸钠以减轻血管钙化，用罗沙司他胶囊促进促红细胞生成素的产生，补充重组人促红素以促进血红蛋白产生，口服瑞能肠内营养乳剂以补充能量及蛋白质，口服碳酸镧降低血磷水平，血液透析中使用左卡尼汀以调节脂肪酸代谢及补充心肌能量，骨化三醇补钙。通过以上治疗处理，仔细评估患者病情进展，医疗团队经过慎重考虑和讨论，于术前组织专家对该患者行 MDT 会诊，决定后续治疗。

1. 内分泌科　建议继续注射降钙素，使用西那卡塞（抑制甲状旁腺激素的分泌）、血液透析等降钙处理，评估心功能及冠状动脉情况，后续考虑再次甲状旁腺射频消融或甲状旁腺切除手术，可请甲状腺外科、心内科协助诊治。术后须警惕骨饥饿综合征。

2. 肾病中心　患者维持性血液透析，移植肾失去功能，继发性甲状旁腺功能亢进，钙化防御。心超提示二尖瓣瓣叶及腱索多发钙化，二尖瓣前叶根部穿孔，考虑二尖瓣关闭不全（中重度）伴瓣狭窄（轻度），三尖瓣关闭不全（中度 +），肺动脉高压，全心增大。甲状旁腺多发结节。建议继续规律血液透析，硫代硫酸钠血液透析中用，左卡尼丁血液透析中加量。加用西那卡塞，监测肾功能、血钙、血磷、甲状旁腺激素，完善冠脉造影，评估手术麻醉风险。

3. 骨科　患者手指及足趾有明确坏死表现，考虑由慢性肾衰竭继发性甲状旁腺功能亢进，造成钙沉积在皮肤小动脉中膜层，导致尿毒症性钙化性小动脉病所致，建议行左上肢至左下肢血管 CTA 检查，血管外科会诊，排除其他血管因素，可考虑手术清创。

4. 疼痛科　患者左手指、右足趾、右小腿疼痛 2 个月余，疼痛阵发性、电击样，轻触皮肤加重，夜间加重，影响睡眠，目前双氯芬酸钠口服及利多卡因乳膏外用可缓解，暴发痛时镇痛效果欠佳，建议加用普瑞巴林 75mg 每日 2 次口服，可逐渐加至 150mg 每日 2 次，注意头晕、嗜睡等副作用，预防跌倒，如疼痛缓解仍欠佳，可加用丁丙诺啡透皮贴剂 1 贴，每 7 天 1 次贴于前胸皮肤平整处，如有恶心呕吐等则对症治疗。

5. 麻醉科　患者维持血透 15 年，移植肾失去功能，发现甲状旁腺功能亢进 1 年，现二尖瓣关闭不全（中重度）伴瓣狭窄（轻度），全心增大，肺动脉重度高压，拟行甲状旁腺手术。整体评估患者风险，全身严重钙磷代谢异常，患者平日轮椅出行，轻微活动即感胸闷，心功能Ⅲ级，肌钙蛋白 0.144ng/ml，B 型钠尿肽 3250.50pg/ml，无论甲状旁腺切除术或是心脏手术均风险极大，建议患者冠状动脉造影评估冠状动脉状态，再次心超评估并继续治疗甲状旁腺功能亢进，待冠状动脉造影结果回报再次评估麻醉风险。

三、MDT 会诊后诊治经过

经 MDT 讨论后，患者于 2 月 27 日复查心脏超声，结果与 2 月 16 日相似，心脏彩超提示患者无心外科紧急手术指征。3 月 1 日完善冠状动脉造影，提示右冠状动脉原支架内未见明显狭窄，左主干未见明显狭窄，左前降支中段 60% 狭窄；左回旋支原支架内未见明显狭窄，冠状动脉内推注硝酸甘油 200μg，复查冠状动脉造影提示冠状动脉狭窄未解除，未予支架置入。综上结果，决定先行甲状旁腺切除术，待钙磷代谢纠正，骨病恢复后可考虑择期行心脏瓣膜手术。

四、麻醉及手术经过

1. 入室时生命体征　血压 120/78mmHg，心率 104 次 / 分，吸空气状态下脉搏血氧饱和度 94%。

2. 麻醉方式　静吸复合气管插管全身麻醉。

3. 麻醉监测　监测心电图、无创血压、脉搏血氧饱和度，脉搏指示连续心输出量监测（pulse indicator continuous cardiac output，PiCCO），同时穿刺桡动脉置管，连续测量血压、心输出量及监测电解质，尤其是血钾和钙的浓度。行锁骨下静脉穿刺置管，监测中心静脉压，同时以备术中紧急复苏需要。

4. 麻醉诱导　咪达唑仑 2mg，丙泊酚 80mg，舒芬太尼 20μg，顺阿曲库铵 20mg。

5. 麻醉维持　持续泵注丙泊酚、瑞芬太尼、顺阿曲库铵，持续吸入七氟烷。

6. 循环维持　泵注去甲肾上腺素。

7. 手术过程　手术切开皮肤、皮下组织和颈阔肌，显露甲状腺与甲状旁腺，探及 4 枚甲状旁腺与周围组织神经粘连严重，左上 0.9cm × 0.8cm，左下 0.9cm × 0.8cm，右上 1.5cm × 0.8cm，右下 1.3cm × 0.9cm。其中左下甲状旁腺组织坏死严重。取 4 枚甲状旁腺组织送冷冻，病理检查结果示甲状旁腺组织瘤样增生。在手术即将结束前术者在患者前臂肌内行甲状旁腺自体移植。

术中患者血流动力学平稳，术中血钾浓度高达 6.1mmol/L，胰岛素 8U+20g 葡萄糖处理

后血 K^+ 下降至 5.6mmol/L，出手术室，术中血 Ca^{2+} 浓度波动范围为 1.08 ～ 1.13mmol/L。

手术时间 3 小时，麻醉时间 4 小时，术中输异体红细胞悬液 300ml，氯化钠液体 700ml，出血量 20ml。术后患者转入 ICU。

五、转归

在重症监护室治疗期间，予以患者透析、抗感染、抗凝、强心、补钙、控制心率治疗，2 日后患者转入心脏外科继续治疗。心脏外科专家会诊认为患者心脏瓣膜病变有手术指征，但患者合并症多，肾衰竭透析状态，瓷化主动脉，冠心病，建议内科保守治疗，控制心力衰竭，待全身情况改善后择期行心脏瓣膜手术。 3 月 23 日患者在局部麻醉下行左示指和中指坏死清创术。3 月 31 日患者生命体征平稳，恢复可，办理出院。

六、病例解析要点

（一）肾性甲状旁腺功能亢进

慢性肾病导致的甲状旁腺功能亢进属于继发性甲状旁腺功能亢进的一种，主要特征为甲状旁腺激素分泌增加及甲状旁腺腺体增大。慢性肾脏病患者随着肾小球滤过率的下降会发生离子稳态失衡，包括血清钙离子降低、血磷增加、骨化三醇的减少，以及成纤维细胞生长因子 23（FGF23）的升高。这些离子和分子的失衡会促进甲状旁腺激素的释放。在继发性甲状旁腺亢进的基础上会发生三发性甲状旁腺功能亢进症，即自发性甲状旁腺激素分泌结节的形成。三发性甲状旁腺功能亢进常见于长期慢性肾脏病患者、血液透析患者和肾脏移植患者。甲状旁腺分泌过多可引发骨痛、破骨增加、骨质疏松、骨软骨炎，骨质的破坏会让骨骼中的钙进入血液，增加离子钙的浓度。钙离子浓度过高会进一步引起血管钙化、心脏瓣膜钙化等并发症。

目前针对甲状旁腺亢进主要的医疗干预包括药物治疗和手术控制甲状旁腺激素水平和缓解相关症状。早期甲状旁腺功能可以通过药物治疗改善，药物包括维生素 D、磷酸盐黏合剂（减少磷的吸收）、维生素 D 受体激活剂、拟钙剂等，但当药物治疗无法控制甲状旁腺功能亢进时，可以选择甲状旁腺切除术，手术方式包括甲状旁腺全切、次全切、次全切 + 自体移植。

（二）肾衰竭和甲状旁腺功能亢进对心血管系统的影响

肾衰竭患者心血管系统损害大大增加，除了常见的导致心血管损害的因素，包括高血压、糖尿病、高血脂、贫血，其他因素包括血管钙化、炎症反应和尿毒素等。这些因素的共同作用使患者发生心肌缺血、瓣膜疾病、心律失常及心力衰竭等心血管系统疾病。

终末期肾病患者内源性促红细胞生成素生成不足、铁缺乏、胃肠道出血和血液透析时插管部位出血等都可导致贫血，常合并肾性高血压。长期的慢性高血压和贫血会增加心脏负荷，造成心肌肥厚，心肌重塑及心肌间质纤维化。另外，血液透析本身就可以引起心肌损害导致心力衰竭，在动静脉瘘形成的短期内，体循环阻力减小、压力降低，继发交感神经兴奋，增强心肌收缩力以维持心输出量，长期可造成心肌损伤。冠心病在肾衰竭的患者中也比较常见，导致冠心病的危险因素包括透析引起的粥样硬化和冠状动脉钙化。另外，肾衰竭患者行透析时，患者炎性反应失调，如同型半胱氨酸无法从肾排出，引起机体氧化应激损伤、血管内皮损伤和动脉粥样硬化。血管的钙化可以出现在冠状动脉、主动脉、腹部血管、四肢血管。一种特别严重的血管钙化形式是尿毒症性钙化性小动脉病，是由于钙沉积在皮肤小动脉的中膜层，导致皮肤坏死。正因如此，患者出现了阴茎及手足皮肤的坏死，伴随剧烈疼痛。此外，慢性肾病患者二尖瓣和主动脉瓣的病变也比较常见，主要与高龄和较长的透析时间相关，钙磷代谢紊乱可以引起心肌和心脏瓣膜（瓣环、瓣叶、腱索）的钙化，造成瓣膜狭窄、关闭不全及腱索断裂。肾衰患者因为高血压、冠心病、交感神经兴奋，心律失常也较多发，表现为 QT 间期延长、心房颤动、室性心律失常。液体过剩等因素也在慢性肾衰竭患者的心血管损害中发挥了重要作用。

（三）骨饥饿综合征

骨饥饿综合征是在功能性甲状旁腺切除术后 72 小时内，由于甲状旁腺激素水平的突然下降，骨骼对矿物质的大量吸收，导致血清中的钙、磷、镁等矿物质急剧减少，从而引起的临床综合征。主要临床表现包括严重的低钙血症、低磷血症和低镁血症，患者可能出现手足抽搐、肌肉痉挛、惊厥抽搐、喉痉挛、支气管痉挛、呼吸窘迫、QT 间期延长、低血压、心律失常、心力衰竭、意识障碍等表现。患者术后的钙离子水平通常在 24 ～ 48 小时达到最低。大多数甲状旁腺切除术的患者术后需要静脉补充钙剂，因为患者通常术前处于高钙血症的状态，有时即使患者术后血钙水平正常也有可能发生骨饥饿综合征，应于术前 3 天开始口服钙剂和维生素 D。血清钙小于 2.1mmol/L 时需要静脉补钙，术后恢复过程中需要保持警惕。

（四）肺动脉高压的发病原因

研究表明，肺动脉高压在慢性肾病 5 期患者中的发病率为 9.0% ～ 39%，透析开始后发病率进一步增加至 18.8% ～ 68.8%。肺动脉高压在慢性肾病患者中的发病因素主要包括：①容量过负荷引起的肺淤血和肺损伤；②左心室功能异常：该患者二尖瓣中重度反流，左房压升高，造成肺动脉压力增加；③动静脉瘘形成后回到右心的血量增加，全身血管阻力在动静脉瘘建立开始时降低，心输出量增加致肺血过多；④尿毒症的毒素引起血管内皮细胞功能紊乱，一氧化氮分泌减少；⑤血管钙化，甲状旁腺激素（PTH）升高本身就可以增加肺动脉压力；⑥在透析过程中的导管血栓也可形成肺栓塞事件。本例患者肺动脉高压是上述多因素共同参与的结果。

（五）肾损伤时心肌肌钙蛋白、脑钠肽的意义

心肌肌钙蛋白（cTNs）包括 cTNT 和 cTNI，存在于心肌的肌丝内，调节心肌细胞收缩。心肌细胞受损时 cTNs 释放入血，其浓度与心肌损伤的程度呈正相关，在临床上被广泛用于心肌损伤的判断，具有很高的敏感性和特异性。但患者在发生肾损伤时，尽管临床上无心肌损害的证据，也可发现 cTNs 的增高，这可能与肾对其清除降低有关。因此 cTNs 在诊断肾衰竭患者的心肌损伤中意义受限，需要结合心电图、冠状动脉造影、心脏超声、cTNs 的动态变化来判断心肌受损的情况。

在心室牵张、室壁应力增高时，心室、心房心肌细胞内的脑钠肽原（pre-pro-BNP）能被酶降解为脑钠肽原（pro-BNP），并进一步生成 BNP 及 NT-BNP，释放入血。测定循环中的 BNP（半衰期 20 分钟）和 NT-BNP（半衰期 60 ～ 120 分钟）能很好地反映左心室功能和心力衰竭的程度。但是 BNP 和 NT-BNP 都经过肾脏排泄，在肾功能不全时其在血液中的浓度都增加。所以肾衰竭时 BNP 和 NT-BNP 不能很好地反映心脏状态，对其动态变化的观察、

结合其他心力衰竭指标一起分析才有助于判断患者的心力衰竭状态。

（六）围麻醉期的关注要点

1. 心脑血管意外　麻醉科术前访视不仅要评估患者脏器功能受损的严重程度，还应优化患者的血压、血糖、容量，控制感染，促进红细胞再生。该类患者术前常合并冠心病，术中低血压和心律失常发生率高，建议进行术中有创连续测压，及时纠正低血压和心律失常。手术和麻醉应激可能导致冠状动脉氧供需失衡，进而引发心肌缺血，心肌收缩功能减弱，从而导致心力衰竭，因此术中管理需要根据手术步骤和患者的状况优化麻醉方案。

2. 肺动脉高压危象　术前应该严格控制患者的容量平衡，及时纠正高血压、糖尿病和心肌缺血，尽量降低患者体内的毒素水平。可以使用降低肺动脉压力的药物如钙拮抗剂、依前列醇、安立生坦、波生坦及西地那非等。围术期加强监测，维持足够的麻醉深度，避免缺氧、高碳酸血症、酸中毒、气道高压和疼痛，合理使用血管活性药物，避免肺动脉压力升高。

3. 高钾性心搏骤停　该类患者虽定期行血透，但体内血 K^+ 仍可偏高，围麻醉期高钾血症易引起心搏骤停。当患者发生高血钾时，首先要观察患者的心电图表现，如果出现心律失常，可给予 10% 葡萄糖酸钙 10ml 拮抗 K^+ 的心肌毒性，这种 Ca^{2+} 的作用可以维持 30 分钟至 1 小时，在此期间，需要通过其他措施降低钾离子水平，以免发生灾难性的后果。胰岛素合用葡萄糖，纠正酸中毒等都可以降低血钾浓度。

4. 甲状旁腺切除后的低钙危象　甲状旁腺功能亢进患者术前因高甲状旁腺素的作用使体内血钙升高，在甲状旁腺切除后，体内血钙可能迅速降低，导致术后出现低钙血症的表现，术中和术后需要加强血气监测，及时发现低血钙。术前、术后补充骨化三醇、拟钙剂等减少低钙危象的发生。

5. 高凝状态　钙在凝血过程中发挥重要作用，高钙血症会导致高凝状态。围术期需要防止血栓的形成。

6. 气道管理　骨质破坏或骨质疏松有可能累及气道，因此需要对患者的气道进行评估，避免出现插管困难的情况。同时在插管、更换体位时动作要轻柔，防止患者颈椎、牙齿等出现损伤。

7. 容量管理和肾脏保护　术前 24 小时内透析，术中尽量避免使用胶体溶液，可用白蛋白扩容。避免液体输入过多，维持负平衡，可在中心静脉压、心输出量、TEE 等监测下指导输液。术中用药尽量选择对肾功能影响较小的药物，如瑞芬太尼、顺式阿曲库铵、七氟烷等不经过肾脏代谢的药物。避免使用可造成肾损伤的药物，如非甾体抗炎药、曲马多等。

8. 麻醉药物代谢缓慢、蓄积　该类患者已合并肾衰竭，如果患者同时合并电解质紊乱、低血容量、贫血、低蛋白血症等都会降低患者对麻药的耐受性。本例患者选用静吸复合全身麻醉的方式，以吸入麻醉为主，减少静脉麻醉药物的使用，同时选用不经肝脏代谢的肌松药顺式阿曲铵，使用氯化钠溶液进行补液，减少乳酸等离子的堆积。术后镇痛药物的选择和用量也需要根据患者肾衰竭的状况进行调整。

七、病例小结

患者入院后诊断明确，在完善各项检查后诊断患者患有慢性肾衰竭合并甲状旁腺功能亢进，冠心病、心力衰竭等疾病。经多学科会诊，各科在充分了解患者疾病的病理生理过程后，术前继续行血液透析，降压、镇痛，减轻血管钙化，促进血红蛋白产生，降低血磷，骨化三醇补钙，以及补充营养等内科综合治疗，同时评估患者围术期各项风险，决定先行冠状动脉造影评估冠状动脉狭窄程度，完善心脏超声评估心脏功能，充分准备和评估后先行甲状旁腺切除术，手术麻醉顺利，待钙磷代谢紊乱纠正、骨病恢复后可考虑择期行心脏瓣膜手术。

参考文献

王海燕，赵明辉，2021. 肾脏病学 [M]. 4 版 . 北京：人民卫生出版社 .

Ahmadmehrabi S, Tang W H W, 2018. Hemodialysis-induced cardiovascular disease[J]. Semin Dial, 31(3):258–267.

Echefu G, Stowe I, Burka S, et al., 2023. Pathophysiological concepts and screening of cardiovascular disease in dialysis patients[J]. Front Nephrol, 3: 1198560.

Jankowski J, Floege J, Fliser D, et al., 2021. Cardiovascular disease in chronic kidney disease: pathophysiological insights and therapeutic options[J]. Circulation, 143(11): 1157–1172.

Naveh-Many T, Volovelsky O, 2020. Parathyroid cell proliferation in secondary hyperparathyroidism of chronic kidney disease[J]. Int J Mol Sci, 21(12): 4332.

Saeed Z, Sirolli V, Bonomini M, et al., 2024. Hallmarks for thrombotic and hemorrhagic risks in chronic kidney disease patients[J]. Int J Mol Sci, 25(16): 8705.

Walther C P, Nambi V, Hanania N A, et al., 2020. Diagnosis and management of pulmonary hypertension in patients with CKD[J]. Am J Kidney Dis, 75(6): 935–945.

Zhang L X, Zhang B, Liu X Y, et al., 2022. Advances in the treatment of secondary and tertiary hyperparathyroidism[J]. Front Endocrinol (Lausanne), 13: 1059828.

第 17 章

妊娠期合并小脑肿瘤患者行剖宫产及小脑切除术

一、病例简介

【一般情况】患者，女性，26 岁，身高 161cm，体重 65kg。

【主诉】头痛 5 个月余，呕吐 1 个月伴视物模糊 1 周，加重 2 天。

【现病史】患者既往偶有头痛病史，每次发作数小时，发作时不伴恶心、呕吐，不伴眩晕，可自行缓解。孕 4 周开始出现头痛，反复发作，时重时轻，患者未予重视。孕期定期产检，产前筛查未见异常。孕期血糖、血压未见异常。孕 20 周自觉胎动，持续至今无异常。孕 25 周开始出现无明显诱因恶心、呕吐，进食后与空腹时均可发生，呕吐物为胃内容物及胆汁，6 ～ 7 次 / 天。近两周头痛较前加重，1 周前出现视物模糊，视物重影，持续性，无黑矇等不适。外院头颅 MRI 提示小脑肿瘤（5.6cm × 3.4cm）伴第四脑室受压、双侧脑积水；右侧横窦及乙状窦受压。2 天前至外院住院，查尿酮体（+++），入院后予以维生素 C、维生素 B_6、甲氧氯普胺等对症治疗。为求进一步诊治，转至笔者所在医院就诊。目前怀孕 30 周。

【既往史】既往多囊卵巢综合征病史，未予规律治疗。既往头痛病史十余年，未予规律治疗。第一胎时孕期有甲状腺功能减低，产后复查无殊。余无殊。

【体格检查】宫高 29cm，腹围 86cm，胎心监护提示为反应型。神清，无眼震，伸舌居中，指鼻准，龙贝格征阴性，自主体位，步态欠平稳。眼科检查提示双眼球结膜轻度充血，泪河窄，视神经边界欠清，左眼网膜周边变性灶。

【辅助检查和检验结果】

1. 2023 年 4 月 29 日头颅 MRI：右侧小脑区占位，目前脑内肿瘤病变倾向，脑外病变不能除外，小脑扁桃体下疝（图 17–1）。

2. 心电图、肺部 CT、心脏超声、妇科超声、血常规、凝血功能、肝肾功能、电解质检查未见明显异常。

【术前诊断】妊娠合并小脑肿瘤、孕 30 周。

二、MDT 会诊意见

1. 产科　患者孕 30 周，目前合并有颅内高压临床表现，继续保胎治疗有继发脑卒中、癫痫发作、胎死宫内等风险，建议尽早终止妊娠，后续转入神经外科行专科治疗，新生儿送 NICU 监护。

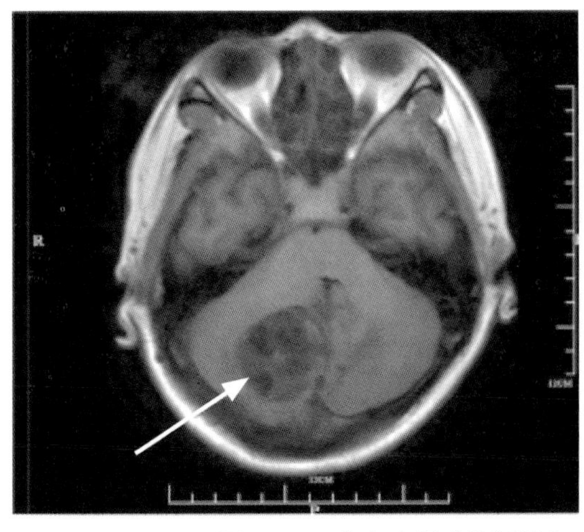
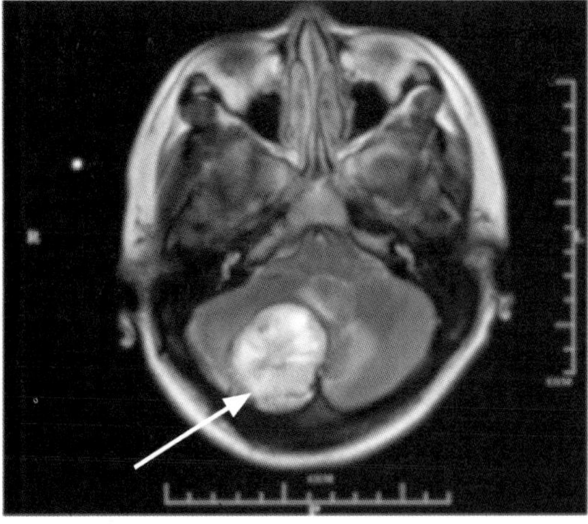

图 17–1　患者头颅磁共振影像：图中可见小脑占位（箭头所示）

2. 神经外科　患者目前孕 30 周，出现头痛、恶心呕吐、视物模糊及行走不稳等症状。头颅 MRI 检查结果显示小脑肿瘤（5.6cm×3.4cm），导致第四脑室受压、双侧脑积水，同时右侧横窦和乙状窦也受到压迫。根据影像学表现，初步诊断为小脑占位性病变。鉴于患者病情严重，存在脑干受压和梗阻性脑积水、脑疝的风险，建议立即采取以下措施：①立即进行脱水治疗以降低颅内压；②考虑到患者及胎儿的安全，建议在胎儿出生后尽快实施脑室外引流装置置入术，以缓解脑积水症状；③在患者病情稳定后，限期安排小脑半球病损切除术，以去除肿瘤，减轻压迫。综上所述，患者须尽快接受手术治疗，以降低脑疝等严重并发症的风险。

3. 重症医学科　患者脑部肿瘤合并妊娠，现拟剖宫产后再行脑部肿瘤手术，围术期风险较大，术后可转入 ICU 行围术期监护治疗。

4. 麻醉科　患者孕 30 周，头痛 5 个月余，呕吐 1 个月伴视物模糊 1 周，加重 2 天入院，外院 MRI 提示小脑肿瘤（5.6cm×3.4cm）伴第四脑室受压、双侧脑积水，右侧横窦及乙状窦受压考虑，综合神经外科、产科、新生儿科意见，建议患者先行全身麻醉下剖宫产术，新生儿送新生儿重症监护病房（NICU）监护治疗，根据产妇情况行置管减压术或开颅肿瘤切除术，术后转入重症监护室监护治疗。

三、MDT 会诊后诊治经过

MDT 会诊后，予患者小剂量甘露醇降低颅内压，地塞米松促进胎儿肺成熟。术前持续监测患者宫缩、胎心率。MDT 明确了先行剖宫产术，再行脑室外引流术，待患者生命体征平稳后再行颅内肿瘤切除术的治疗方案。

四、麻醉及手术经过

1. 4 月 27 日行剖宫产手术和脑室外引流术

（1）患者入室后生命体征：血压 154/63mmHg，心率 104 次 / 分，吸空气状态下脉搏血氧饱和度 99%。

（2）麻醉方式：全身麻醉复合神经阻滞。

（3）麻醉监测：心电图、脉搏血氧饱和度监测，穿刺桡动脉监压，监测血气。

（4）麻醉诱导：分娩前七氟烷 8% 吸入，罗库溴铵 50mg，罗哌卡因双侧腹横筋膜阻滞。分娩后舒芬太尼 30μg，咪达唑仑 2mg，艾司氯胺酮 15mg，依托咪酯 10mg。

（5）麻醉维持：分娩前予以七氟烷 8% 吸入；分娩后停止吸入药物，予以瑞芬太尼、丙泊酚泵注。

（6）手术经过：入室后头高足低位。手术时间 2 小时 10 分钟，术中维持呼气末二氧化碳分压 25 ～ 30mmHg，术中输入晶体液 1200ml，出血量 200ml，尿量 300ml。手术过程顺利，术中无并发症，术后转入 ICU。术中剖宫产一活男婴，Apgar 评分 8–9–9 分 /1–5–10 分钟，出生体重 1630g，因早产转 NICU 进一步治疗。待剖宫产结束后，神经外科医师颅骨钻孔，打开脑膜，脑室外引流管穿刺脑室，引流管皮下建隧道穿出，接引流装置并固定。

2. 患者剖宫产术后第 4 天脑动脉 CTA 示右侧小脑半球占位，考虑肿瘤，由基底动脉分支供血。第四脑室受压、狭窄伴幕上梗阻性脑积水。于是在剖宫产后第 5 天行小脑半球病损切除术。

（1）麻醉方式：静吸复合全身麻醉。

（2）麻醉监测：心电图、无创血压、脉搏血氧饱和度监测，穿刺桡动脉测压，监测血气。

（3）麻醉诱导：舒芬太尼 30μg，咪达唑仑 3mg，罗库溴铵 50mg，依托咪酯 15mg，罗哌卡因枕神经阻滞。

（4）麻醉维持：瑞芬太尼、丙泊酚、七氟烷。

（5）手术经过：患者取俯卧位，头架固定头位。神经导航定位肿瘤体表投影，取后右侧旁正中入路，全层切开头皮、颅骨，打开枕骨大孔，充分减压。剪开硬脑膜。见肿瘤位于右侧小脑半球，直径约 4cm，质地韧，边界清，表面血管丰富。沿肿瘤表面逐步游离肿瘤，完整切除。确切止血，缝合硬脑膜，回纳骨瓣固定，逐层缝合肌肉及皮肤。

手术时间 4 小时，术中维持呼气末二氧化碳分压 25 ～ 30mmHg，术中输入晶体液 1800ml、20% 甘露醇 250ml，出血量 400ml，尿量 1100ml。手术过程顺利，术中打开硬脑膜后，平均动脉压下降至 60mmHg，应用去甲肾上腺素持续泵注维持平均动脉压于 70 ～ 80mmHg，术后患者送 PACU。

五、转归

患者小脑半球病损切除术后病理示血管母细胞瘤。术后返回病房，继续予以抗感染、减轻脑水肿等对症、支持治疗。术后 7 天安全出院。

六、病例解析要点

（一）妊娠期颅内压力变化

颅内高压（intracranial hypertension，ICH）的定义是颅内压持续高于 20mmHg。妊娠导致循环血浆容量和心输出量增加高达 40% ～ 50%。在妊娠期间，大脑自身调节范围扩大从而增强大脑对血压变化的耐受性（图 17–2），大脑通过扩张脑小动脉的管腔，降低远端血管阻力，适应增加的血流量，以维持正常脑灌注并防止 ICH 升高，同时脑血管屏障通透性在孕期维持完整。但颅内的病变（如肿瘤）或急性疾病（如创伤或血管事件）可引起颅内调节失代偿，导致 ICH 升高，进而引发一系列神经系统症状。妊娠期引起 ICH 的疾病在孕中期和孕晚期更为普遍。最常见的病因是子痫前期、头部外伤、缺血性或出血性脑卒中和肿瘤，这些病因与血管内高水平的雌激素和孕激素有一定的关系。其他危险因素包括高血压、凝血功能障碍和心肌病。

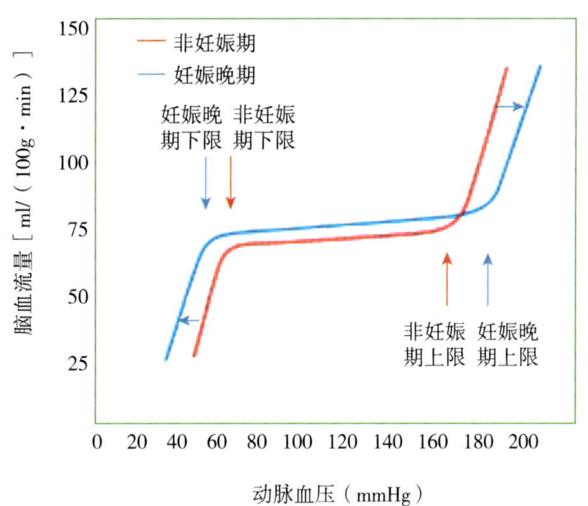

图 17-2 孕晚期与非孕期妇女脑血流自动调节的比较

The cerebral circulation during pregnancy：adapting to preserve normalcy. Physiology （Bethesda），2015，30（2）：139-147

（二）妊娠期颅内肿瘤

颅内肿瘤的发病率本身不高，妊娠期发现的颅内肿瘤也就更少。除了一些基因突变，妊娠期的激素水平变化也与颅内肿瘤，如脑膜瘤和神经胶质瘤的发病相关。最常见的妊娠期颅内肿瘤类型为胶质瘤和脑膜瘤。妊娠期大多数颅内肿瘤是缓慢生长的肿瘤，因此这些肿瘤的早期诊断存在一定的困难。也有少数颅内肿瘤在妊娠期会进行性增大，导致患者症状的急剧恶化。很多患有颅内肿瘤的孕妇是因为头痛、呕吐、眩晕、抽搐、惊厥等颅内高压的症状或突发的癫痫来医院就诊。这时需与子痫、颅内出血等疾病进行鉴别。对于妊娠期颅内肿瘤的诊断，MRI 优于 CT，因为前者的高敏感性，并且对母体和胎儿无辐射伤害。如果使用 CT，腹部铅屏蔽将减少辐射暴露。

（三）妊娠期颅内肿瘤治疗手段、手术时机

对于妊娠期颅内肿瘤的治疗分为一般治疗和手术治疗。放射治疗和化疗会对胎儿造成显著风险，特别是在妊娠早期。如果放化疗能够推迟到孕晚期，致畸风险将显著降低。如须放疗，须使用适当的屏蔽，以显著降低胎儿辐射暴露风险。对于许多肿瘤来说，也许合理的做法是将化疗推迟到分娩后进行，因为妊娠期的化疗可能只能略微增加母亲的生存率。激素可以治疗肿瘤引起的血管性水肿，同时可以促进胎儿肺部的成熟。极少数情况下孕妇使用激素会引起胎儿垂体轴的抑制，导致新生儿肾上腺功能减退。甘露醇的使用需要谨慎，因为它导致的脱水会减少胎儿的血液循环量，0.25 ～ 5g/kg 是比较安全的剂量。另外，患者可能需要常规使用抗癫痫药物。但是很多抗癫痫药物可以通过胎盘屏障，具有致畸的作用，尤其在妊娠早期。但癫痫对于患者的潜在危险大于对胎儿致畸的危险，因此在已发生癫痫的患者中依然推荐使用。乙酰唑胺也可以用于减少脑脊液的产生，以降低颅内压力。

剖宫产手术时机的选择需要考虑到母亲疾病的严重程度（肿瘤的大小、位置、颅内压力升高的程度）和胎儿的成熟度。对于产妇状况持续恶化的情况，需要多学科团队的介入，剖宫产后行颅内肿瘤切除术，或者颅内肿瘤切除术后行剖宫产术，或者颅内肿瘤切除和剖宫产同期手术都有报道。对于肿瘤压迫到运动语言中枢且胎儿不成熟的情况，清醒麻醉下的颅内肿瘤切除术亦有报道。母亲和胎儿的健康状况、患者的意愿及麻醉技术的熟练度都会影响是否选择行清醒颅骨肿瘤切除术。如果颅内肿瘤切除顺利，可在其后再行剖宫产术（图 17–3）。

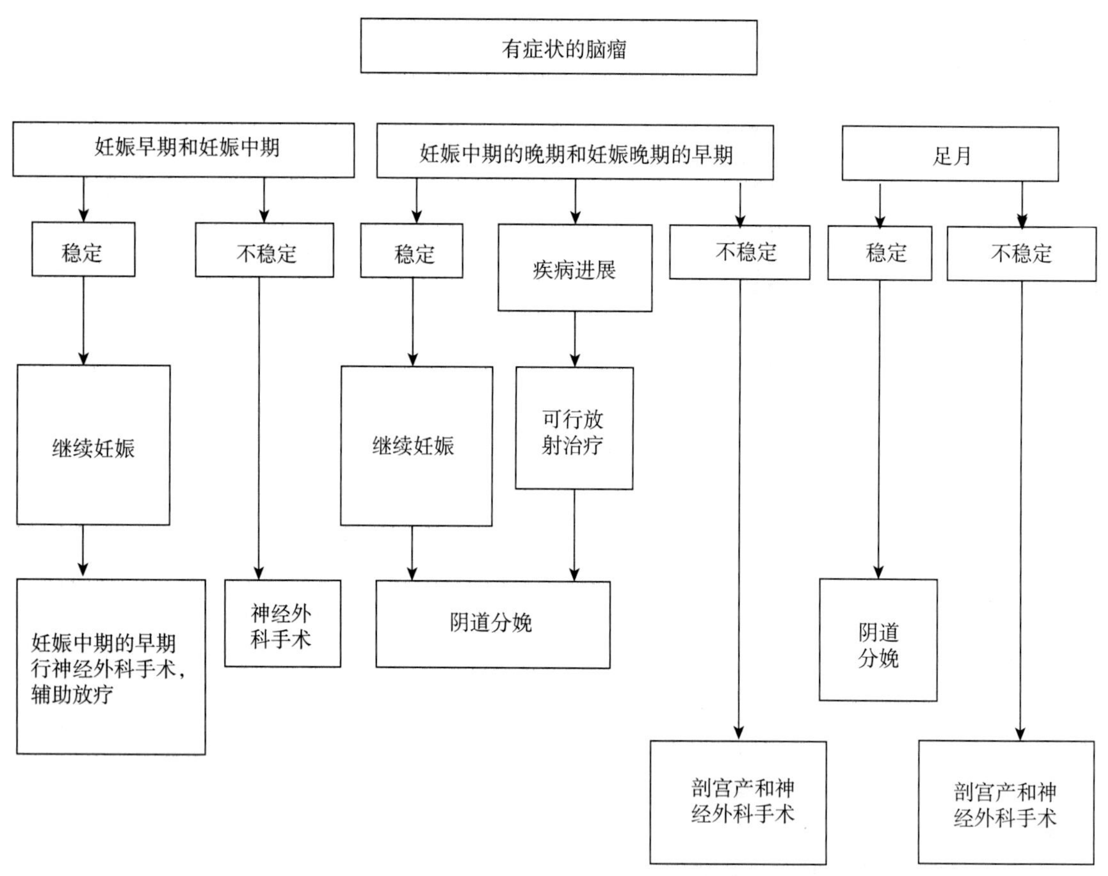

图 17–3　妊娠期颅内肿瘤的处理流程（《施耐德产科麻醉学》第 5 版）

（四）阴道分娩

对于没有危及生命和没有颅内高压症状的产妇，对患者的管理主要依据产科的标准，保胎可以持续至妊娠 34 ～ 35 周。对于稳定的产妇，阴道试产和剖宫产都是可行的，大约有 1/3 的正常产妇在经阴道分娩期间颅内压也是增高的，在阴道分娩时子宫收缩期间脑脊液压力上升到 53cmH_2O，在第二产程产妇用力时上升到 70cmH_2O。这些变化对于颅内顺应性正常的女性来说可以很好地耐受，但对于颅内顺应性受损的女性来说，可能会导致显著的神经系统情况恶化。患有小型垂体瘤或存在小型良性病变的患者应该能够很好地耐受阴道分娩，但对于较大的病变，建议使用产科镇痛。也可以考虑使用器械辅助阴道分娩，以减少第二产程时产妇的用力。

（五）妊娠期颅内肿瘤剖宫产的麻醉要点

对于择期剖宫产术，全身麻醉是首选的麻醉方式。脑脊液的漏出在颅内压增高的患者中会引起非常严重的后果，如脑疝。在硬膜外间隙推注药液也会引起颅内压力的增高，有报道硬膜外穿刺误穿破硬脊膜而引起脑疝，因此硬膜外麻醉需要特别谨慎。腰麻可以引起脑脊液漏出，腰麻后引起产妇脑疝的病例亦有报道。因此很多麻醉医师对于这样的产妇都会选择行全身麻醉。全身麻醉在多例报道中被证实安全可行。因为孕妇都被视为饱胃患者，诱导前给予抑酸剂，快速序贯诱导。建议使用动脉血压监测，防止血压过高引起颅内压增高，以及血压过低时孕妇颅内和胎儿供血不足。麻醉期间需要特别关注不能使用可能增加颅内压力的麻醉药物，如琥珀胆碱、氯胺酮、氧化亚氮和高浓度的卤代类吸入气体。腹横筋膜阻滞可以在胎儿娩出前和胎儿娩出后提供良好的镇痛，减少全身麻醉药物的用量。此外，在胎儿娩出前应避免过度通气，$PaCO_2$ 小于 25mmHg 会引起子宫动脉收缩、胎儿静脉回流减少、氧离曲线左移而导致胎儿摄取氧气减少。麻醉期间建议补充平衡非糖溶液。轻度的头高位也可以辅助降低颅内高压。必须尽量避免发生孕妇仰卧位综合征。

七、病例小结

本例患者既往 10 年头痛病史，因妊娠期颅内高压持续加重出现的症状入院治疗。经检查发现小脑占位，患者临床表现为典型颅内高压三联征。MDT 会诊建议患者终止妊娠，尽早行剖宫产术，早产儿转 NICU 治疗，并限期对患者行小脑半球肿瘤切除术。在产科、儿科、神经外科、重症医学科、急诊科、麻醉科等科室的共同努力下，患者术中生命体征平稳，术后经过抗感染、补充白蛋白、激素等对症治疗后安全出院。

参考文献

Suresh M S, Segal B C, Preston R L, et al., 2018. 施耐德产科麻醉学 [M]. 5 版 . 熊利泽，董海龙，路志红，译 . 北京：科学出版社 .

Dos Santos E Santos C, Mason C L, Neill J S, et al., 2020. Anesthetic management for cesarean delivery in a patient with a gigantic intracranial tumor[J]. Case Rep Anesthesiol, 2020: 9792580.

Frontera J A, Ahmed W, 2014. Neurocritical care complications of pregnancy and puerperum[J]. J Crit Care, 29(6): 1069–1081.

Johnson A C, Cipolla M J, 2015. The cerebral circulation during pregnancy: adapting to preserve normalcy[J]. Physiology(Bethesda), 30(2): 139–147.

Jones–Muhammad M, Warrington J P, 2019. Cerebral blood flow regulation in pregnancy, hypertension, and hypertensive disorders of pregnancy[J]. Brain Sci, 9(9): 224.

Meng L, Han S J, Rollins M D, et al., 2016. Awake brain tumor resection during pregnancy: Decision making and technical nuances[J]. J Clin Neurosci, 24: 160–162.

Mofatteh M, Mashayekhi M S, Arfaie S, et al., 2023. Awake craniotomy during pregnancy: A systematic review of the published literature[J]. Neurosurg Rev, 46(1): 290.

Ng J, Kitchen N, 2008. Neurosurgery and pregnancy[J]. J Neurol Neurosurg Psychiatry, 79(7): 745–752.

Molina–Botello D, Rodríguez–Sanchez J R, Cuevas–García J, et al., 2021. Pregnancy and brain tumors; a systematic review of the literature[J]. J Clin Neurosci, 86: 211–216.

第五部分

骨科手术

第18章

甲型血友病患者行髋关节置换术

一、病例简介

【一般情况】患者，男性，76岁，身高178cm，体重64kg。

【主诉】右髋关节酸痛2年，加重6个月。

【现病史】患者2年前高处坠落致骨盆骨折，外院手术治疗后右髋关节反复酸痛，久坐后站起乏力，未治疗，近6个月右髋关节疼痛进行性加重，为求进一步治疗，拟以“髋关节病变”收治入院，拟行右髋关节置换。

【既往史】患者既往甲型血友病病史，治疗方案不详。曾行疝气修补术。

【体格检查】右侧髋关节活动受限，有压痛、叩击痛。

【辅助检查和检验结果】

1. 肺部CT平扫　提示左肺上叶磨玻璃样结节，两肺少许炎症，两肺散在增殖钙化灶。

2. 双髋关节CT平扫+骨三维成像　两侧髋关节退行性变，两侧髋关节炎，右侧股骨头坏死可能，右侧髋关节局部囊变。

3. 心脏超声　左心室心肌增厚，主动脉瓣退行性变，二尖瓣、三尖瓣少量反流，左心室舒张功能减退。

4. 下肢超声　双下肢深静脉血流通畅，双下肢动脉粥样硬化并斑块形成。

5. 常规心电图　窦性心律，左心室高电压。

6. 实验室检查　国际标准化比值1.05，纤维蛋白原2.11g/L，活化部分凝血活酶时间（APTT）45.6秒，凝血酶原时间（PT）12.0秒，D-二聚体330μg/L FEU。血常规示白细胞计数5.6×10^9/L，红细胞计数4.05×10^{12}/L，血红蛋白128g/L，血小板计数122×10^9/L。

【术前诊断】髋关节病变（右侧），甲型血友病，骨质疏松。

二、MDT会诊意见

1. 骨科　患者右髋关节病变，有明确手术指征，建议患者行右髋关节置换术。

2. 血液科　患者既往甲型血友病，此次拟行人工髋关节置换术，建议：①围术期补充人凝血因子Ⅷ活性至少达到60%，基础补充Ⅷ因子剂量（U）= 体重（kg）× 所需提高活性水平（%）/2，每8小时1次。②手术当日额外补充Ⅷ因子，提升Ⅷ因子活性至少达到80%。围术期密切监测凝血功能、Ⅷ因子活性及患者出血量及引流量，根据情况调整Ⅷ因子补充量。

3. 麻醉科　患者为老年男性，拟行人工髋关节置换术。既往甲型血友病病史，目前凝血功能异常，椎管内麻醉存在禁忌。患者心肺功能尚可，可在全身麻醉下行关节置换术。围术期须请血液科协助调整Ⅷ因子活性，术前积极备血，围术期可行自体血回收及输注，术中维持血流动力学稳定，使用氨甲环酸减少血液丢失，可采用血栓弹力图动态监测凝血功能。术后多模式镇痛。

三、MDT 后诊治经过

会诊后根据血液科意见予以患者人凝血因子Ⅷ补充（600U 每 8 小时 1 次），手术前一天和手术当天补充单次人凝血因子Ⅷ（2400U，每日 1 次），当凝血因子Ⅷ活性约为 80% 时行髋关节置换术。

四、麻醉及手术经过

1. 入室后患者的生命体征　血压 117/80mmHg，心率 61 次 / 分，吸空气状态下脉搏血氧饱和度 99%。

2. 麻醉及监测　对于该病例，我们采用了全身麻醉复合神经阻滞的麻醉方案。患者入室后行心电图、无创血压、脉搏血氧饱和度监测，同时穿刺桡动脉，测量动脉血压及血气。

3. 麻醉诱导　舒芬太尼 20μg，顺式阿曲库铵 16mg，依托咪酯 12mg，右美托咪定 25μg 负荷量。

4. 麻醉维持　瑞芬太尼、丙泊酚、1% 七氟烷。

5. 手术过程　手术时间 1 小时 17 分钟，麻醉时间 2 小时 15 分钟，术中输注晶体液 1000ml，20% 白蛋白 50ml，出血量 50ml。术后患者转入 PACU，拔管后安全返回病房。

五、转归

术后 9 天，患者切口出血较多，Ⅷ因子活性低于 60%，血液科建议继续增加Ⅷ因子补充，单次 600U 输注后出血减少（表 18–1）。术后第 16 天患者康复出院。

表 18–1　本例患者围术期补充凝血因子方案

围术期凝血功能监测与管理										
日期	2.6	2.7	2.8	2.9	2.11	2.15	2.16	2.17	2.18	2.19
每日常规补充量	/	2.8 ～ 2.15 600U 每 8 小时 1 次					2.16 ～ 2.19 600U 每 12 小时 1 次			
单次量（U）静脉给药		2400	2400	600				600		
APTT（秒）	45.6			38.8			41.5			
Ⅷ因子活性（%）	6.3	50.1	62.2	78.1	58.2	52.6	57.1			

六、病例解析要点

（一）血友病的分型

血友病是一种 X 染色体连锁的隐性遗传性出血性疾病，可分为血友病甲型和血友病乙型两种，分别为凝血因子Ⅷ和Ⅸ缺乏，均由相应的凝血因子基因突变引起（图 18–1）。血友病的发病率没有种族或地区差异。在男性人群中，甲型血友病的发病率约为 1/5000，乙型血友病的发病率约为 1/25 000。所有血友病患者中，甲型血友病占 80% ～ 85%，乙型血友病占 15% ～ 20%。女性血友病患者极其罕见。

甲型和乙型血友病的临床表现相同，主要表现为关节、肌肉和深部组织出血，也可有胃肠道、泌尿道、中枢神经系统出血及拔牙后出血不止等。若反复出血不及时治疗可导致关节畸形和（或）假肿瘤形成，严重者可危及生命。外伤或手术后延迟性出血是本病的特点。根据患者凝血因子活性水平可将血友病分为轻型、中间型和重型（表 18–2）。

表 18–2　甲型与乙型血友病的凝血因子水平和临床表现

临床分型	因子活性水平（U/dl）	出血症状
轻型	＞5 ～ 40	大手术或外伤可致严重出血，罕见自发性出血
中间型	1 ～ 5	小手术 / 外伤后可有严重出血，偶有自发性出血
重型	1	肌肉或关节自发性出血

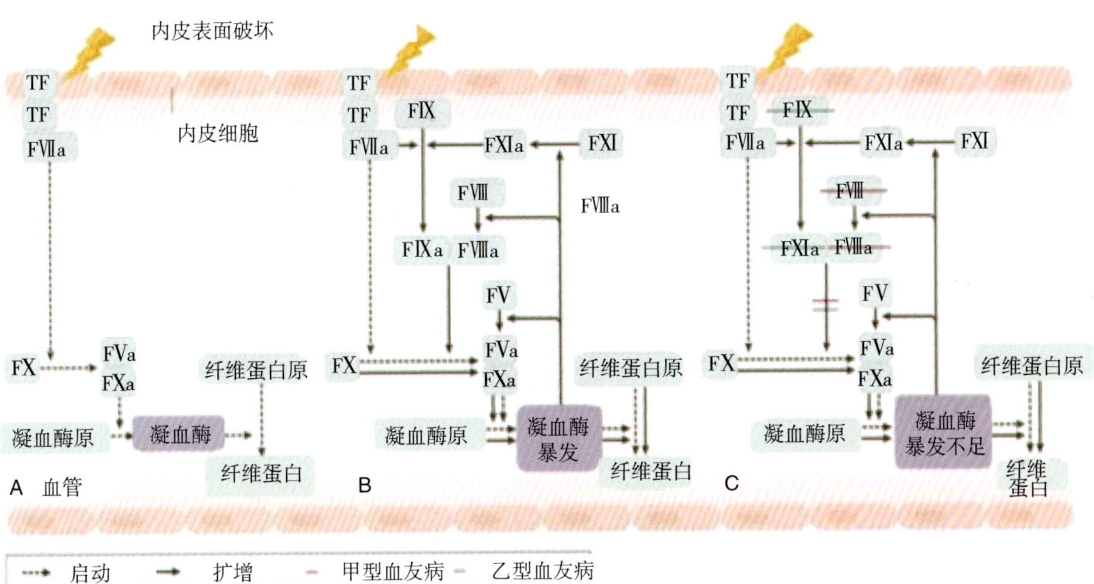

图 18–1　凝血过程及血友病凝血功能障碍示意图

A. 创伤或手术后的血管损伤使组织因子（TF）与循环活化因子Ⅶ（FⅦ a）接触，产生早期凝血酶。B. 凝血酶招募额外的酶复合物，最终增强血凝块强度；C. 甲型或乙型血友病分别缺乏凝血因子Ⅷ（FⅧ）或因子Ⅸ（FⅨ），导致凝血级联中凝血酶产生不足

Haemophilia. Nat Rev Dis Primers，2021，7：45

（二）血友病的治疗

血友病患者应该在血友病中心或专科接受综合诊疗与随访。急性出血时应及早到附近的专业医疗机构接受治疗或居家进行自我注射。早期治疗可以减少疼痛、功能障碍及远期残疾发生率，并且可显著减少因并发症导致的住院。血友病患者应尽量避免肌内注射和外伤。原则上禁服阿司匹林或其他非甾体解热镇痛药及所有可能影响血小板功能的药物。若有出血应及时给予足量的替代治疗，进行手术或其他创伤性操作时，应进行充分的替代治疗。

凝血因子替代治疗：围术期凝血因子的活性根据手术大小、引流量等不同会有不同的要求（表 18–3）。甲型血友病的替代治疗首选基因重组Ⅷ因子制剂或病毒灭活的血源性Ⅷ因子制剂，无上述条件时可选用冷沉淀或新鲜冰冻血浆等。每输注 1U/kg 体重的Ⅷ因子可使体内Ⅷ因子活性（FⅧ：C）提高 2%。Ⅷ因子在体内的半衰期为 8 ～ 12 小时，要使体内Ⅷ因子保持在一定水平须每 8 ～ 12 小时输注 1 次。乙型血友病的替代治疗首选基因重组Ⅸ因子制剂或病毒灭活的血源性凝血酶原复合物（PCC），无上述条件时可选用新鲜冰冻血浆等。每输注 1U/kg 体重的Ⅸ因子可使体内 FⅨ活性（FⅨ：C）提高 1%，FⅨ在体内的半衰期为 18 ～ 24 小时，要使体内Ⅸ因子保持在一定水平须每天输注 1 次。冷沉淀富含 FⅧ、FⅩⅢ、假性血友病因子和纤维蛋白原。

表 18–3　凝血因子替代方案

	甲型血友病		乙型血友病	
	目标峰值水平	时间	目标峰值水平	时间
小手术	50 ～ 80	手术当天	50 ～ 80	手术当天
	30 ～ 80	第 1 ～ 5 天	30 ～ 80	第 1 ～ 5 天
大手术	80 ～ 100	手术当天	60 ～ 80	手术当天
	60 ～ 80	第 1 ～ 3 天	40 ～ 60	第 1 ～ 3 天
	40 ～ 60	第 4 ～ 6 天	30 ～ 50	第 4 ～ 6 天
	30 ～ 50	第 7 ～ 14 天	20 ～ 40	第 7 ～ 14 天

注：根据世界血友病联合会指南，对无抑制物的甲型和乙型血友病老年手术患者，建议的因子替代方案如上

How to manage bleeding disorders in aging patients needing surgery. Hematology Am Soc Hematol Educ Program, 2021：529-535

患者出现凝血因子抑制物的围术期处理：血友病患者在接受外源性凝血因子治疗时，可能会产生针对这些凝血因子的抑制物（抗 FⅧ抗体或抗 FⅨ抗体），这些抑制物会中和输入的凝血因子，导致治疗效果减弱或无效，并且会增加出血风险。抑制物是血友病治疗中最严重和最复杂的并发症之一。血友病合并抑制物的诊断主要基于实验室检测，包括 APTT 混合血浆纠正试验（用于筛查抑制物的存在）和抑制物定量检测（使用 Bethesda 法或 Nijmegen 改良法来确定抑制物的具体滴度）。血友病免疫耐受诱导治疗（immune tolerance induction，ITI）是一种用于治疗血友病患者中出现凝血因子抑制物的策略。这种治疗的目的是让抑制

物阳性患者的免疫系统对外源性凝血因子产生耐受，从而清除抑制物，恢复凝血因子的治疗效果。ITI 一般对于抑制物较少的患者适用，但是花费较大、时间较长。因此一般来讲，当抑制物阳性的患者需要手术时，可根据抑制物滴度和可能出血的严重程度，选择大剂量凝血因子替代治疗或旁路途径药物。

旁路途径药物包括重组活化凝血因子Ⅶ（rFⅦ a）、活化凝血酶原复合物（aPCC）、凝血酶原复合物（PCC）、艾美赛珠单抗等。rFⅦ a 是常用的旁路途径药物，用于治疗高滴度抑制物（大于 5BU/ml）或 ITI 治疗失败或 ITI 治疗期间出血的患者。原理上来讲，rFⅦ a 与组织因子结合激活外源性凝血途径而达到止血效果。aPCC 含有活化的Ⅱ、Ⅶ、Ⅸ、Ⅹ因子，目前在国内尚无供应，可使用 PCC 代替。但大剂量高频率使用 PCC 时，血栓风险增加。其他的旁路途径药物有艾美赛珠单抗，它是一种双特异性单克隆抗体，通过模拟Ⅷ a 的辅因子功能，可同时桥接Ⅸa 和Ⅹ因子，使Ⅹ因子在没有Ⅷ因子的情况下得以继续激活，重新恢复天然的凝血通路。艾美赛珠单抗在国内已获得批准用于甲型血友病合并 FⅧ抑制物患者的常规预防治疗。

其他药物治疗包括 1- 去氨基 -8-D- 精氨酸加压素（DDAVP）和抗纤溶药物。DDAVP 是半合成抗利尿激素，可以介导内皮细胞储存的Ⅷ因子和假性血友病因子（vWF）释放入血。此药主要用于轻型甲型血友病的治疗，对于少数中度甲型血友病患者可能也有效，也可作为手术患者的辅助治疗。DDAVP 第 1 次使用后Ⅷ因子和 vWF 上升最高，第 2 次使用比第 1 次低 20% 左右，因此在连续每天用药的情况下其释放的Ⅷ因子和 vWF 逐日减少。一般在连续使用 4 日左右后应停用 1 ～ 2 日。在使用期间应对 FⅧ：C 进行监测以观察治疗反应。该药多次使用后疗效差。常用的抗纤溶药物有氨甲环酸、6- 氨基己酸、氨甲苯酸（止血芳酸）等。以氨甲环酸为例，手术切开皮肤之前可予以静脉滴注 1 ～ 3g，之后维持用药。

（三）血友病骨科手术围术期管理要点

血友病患者骨科手术的成功依赖于多学科的通力协作。术前应常规检测凝血因子抑制物，如果抑制物阳性，须进行充分的替代治疗或旁路途径药物。手术当天凝血因子活性应满足手术要求，积极备血（红细胞、血浆、血小板、冷沉淀）。血友病患者应避免选择椎管内及神经阻滞麻醉。多选用全身麻醉。气管插管手法轻柔，减少黏膜损伤，动静脉穿刺等有创操作须在超声实时引导下进行。使用止血带时，适当控制性降压可以减少出血，多运用双极止血，条件允许时可以使用预存性或稀释性自体输血，减少血制品的输注。血友病患者在围术期都需要监测凝血因子活性。目前普遍认为血友病患者术后无须常规进行抗凝治疗，但应接受其他预防静脉血栓栓塞（venous thromboembolism，VTE）的措施，如使用弹力绷带、弹力床，采用静脉泵、早期主动踝关节背屈训练和及早下床活动等。

七、病例小结

血友病患者的围术期管理是一项复杂的任务，对患者和医疗团队都是一大挑战。为了确保手术安全和有效，需要在手术前进行 MDT 会诊，由外科医师、血液科医师、重症监护专家、检验科专家、临床药师和麻醉科医师等，共同制订个性化的手术和麻醉计划。通过这些综合措施，最大程度地保障血友病患者的围术期安全和手术效果。

参考文献

薛峰，戴菁，陈丽霞，2023. 中国血友病诊治报告 2023[J]. 诊断学理论与实践，22(2): 89–115.

中华医学会骨科学分会关节外科学组，中国血友病协作组，2023. 中国血友病骨科手术围手术期管理指南 [J] 中华骨科杂志，43(4): 215–222.

Abou–Ismail M Y, Connell N T, 2021. How to manage bleeding disorders in aging patients needing surgery[J]. Hematology Am Soc Hematol Educ Program, 2021(1): 529–535.

Berntorp E, Fischer K, Hart D P, et al., 2021. Haemophilia[J] Nat Rev Dis Primers, 7: 45.

Fijnvandraat K, Cnossen M H, Leebeek F W, et al., 2012. Diagnosis and management of haemophilia[J]. BMJ, 344: e2707.

Ozelo M C, Yamaguti - Hayakawa G G, 2022. Impact of novel hemophilia therapies around the world[J]. Res Pract Thromb Haemost, 6(3): e12695.

Schep S J, Schutgens R G, Fischer K, et al., 2018. Review of immune tolerance induction in hemophilia A[J]. Blood Rev, 32(4): 326–338.

Thadi M, Mane P P, Sharma A, 2019. Challenges in successful management of haemophilic knee arthropathy: Our experience in a tertiary centre[J]. J Orthop, 19: 194–198.

Verbruggen B, Novakova I, Wessels H, et al.,1995. The Nijmegen modification of the Bethesda assay for factor VIII: C inhibitors: improved specificity and reliability[J]. Thromb Haemost, 73(2): 247–251.

第 19 章

库欣综合征患者行化脓性肩关节炎清创术

一、病例简介

【一般情况】患者，女性，36 岁，身高 159cm，体重 40.5kg。

【主诉】左肩关节扭伤，伴肿胀发热 5 日。

【现病史】5 天前患者左肩关节扭伤，伴肿胀发热，体温最高 38.4℃，左肩关节 MRI 示左肩关节周围肌群及皮下软组织多发异常信号，感染伴脓肿形成首先考虑，左侧肩关节腔积液。排除骨折后，拟以“化脓性关节炎（左肩）”收入院。

【既往史】患者既往乙肝病史 5 年，口服恩替卡韦和替诺福韦治疗。5 年前行卵巢囊肿手术。诊断糖尿病 2 个月，口服药物降糖。诊断左侧肾上腺占位和库欣综合征 1 个月。

【体格检查】血压 111/82mmHg，疼痛评分 2 分，步态平稳，面容正常，皮肤未见紫纹及黑棘皮样改变。左肩肿胀，活动受限，双下肢轻度水肿。甲状腺 I 度肿大。

【辅助检查和检验结果】

1. 肺部 CT（HR）平扫　右肺中叶磨玻璃样结节，有炎性可能。

2. 左肩关节 MRI　左肩关节周围肌群及皮下软组织多发异常信号，感染伴脓肿形成首先考虑，左侧肩关节腔积液。

3. 全腹 CT 平扫 + 增强　左侧肾上腺结节，考虑腺瘤。左肾被膜下积液 / 血，左肾周渗出，双肾多发囊肿。胆囊炎并胆汁淤积。

4. 实验室检查　2023 年 8 月 11 日检查结果：Ca^{2+} 1.26mmol/L，超敏 C 反应蛋白 112.06mg/L，降钙素原 1.26ng/ml，乙肝表面抗原＞ 250.00IU/ml，白蛋白 24.4g/L，谷丙转氨酶 75U/L，谷草转氨酶 55U/L，胆碱酯酶 1827U/L，总胆汁酸和总胆红素、直接胆红素轻度升高。皮质醇 8 时—16 时—24 时为 24.00—20.60—21.40μg/dl（正常值分别为 5 ～ 25μg/dl，＜ 16μg/dl，＜ 16 时的 50%）。促肾上腺皮质激素 8 ～ 16 时为 15.50 ～ 14.50pg/ml（正常值分别为 7.2 ～ 63.3pg/ml，3.6 ～ 31.7pg/ml）。醛固酮、肾素水平正常。K^+ 3.20mmol/L，Na^+ 141mmol/L。白细胞 3.91×10^9/L，中性粒细胞 86.7%，血红蛋白 127g/L。血培养示肺炎克雷伯菌阳性。糖化血红蛋白（HbA1c）为 9.3%，糖抗原 125 为 56.5 U/ml，糖抗原 19-9 为 2372.2U/ml。

【术前诊断】库欣综合征，肾上腺肿物（左皮质腺瘤），化脓性关节炎（左肩），脓毒症，糖尿病，乙型病毒性肝炎。

二、MDT 会诊意见

患者入院时左肩关节肿胀疼痛伴发热，主诉明显不适。MRI 提示左肩关节化脓性感染，血化验感染指标升高，血培养提示肺炎克雷伯菌感染，给予舒普深抗感染治疗。优先处理感染病灶，已于 2023 年 8 月 2 日急诊行肩关节滑膜切除术、慢性骨髓炎病灶清除术。患者左侧肾上腺占位，合并疾病复杂，后续骨科还需要二次清创手术，泌尿外科亦可能行左肾上腺占位切除术，故行 MDT。多学科讨论意见如下。

1. 泌尿外科　患者左侧肾上腺肿瘤明确，结合病史，考虑库欣综合征。有左侧肾上腺肿瘤切除指征。复查 CT，待患者感染控制良好后，可行左侧肾上腺肿瘤切除术。

2. 放射科　结合本院及外院影像学资料，患者左侧肾上腺内支结节，直径约 2.5cm，目前以皮质腺瘤首先考虑。本院胸部 CT 附见左肾包膜下条片状液性密度影，较外院 2023 年 5 月份检查为新发，须结合临床除外感染性病变。左侧肩关节化脓性关节炎，目前已手术。胸部 CT 提示右肺中叶磨玻璃样小结节，左肺上叶及下叶胸膜下实性密度小结节，炎性结节可能性大，请随诊复查。阅外院垂体 MRI 无重要异常征象。

3. 感染病科　患者目前诊断肾上腺肿物、库欣综合征、化脓性关节炎。血培养提示感染微生物为敏感肺炎克雷伯菌，建议头孢哌酮钠舒巴坦钠（舒普深）2.0g 静脉滴注，每 8 小时 1 次，抗感染，积极引流脓肿。患者肝功能异常，建议使用熊去氧胆酸片护肝利胆治疗，恩替卡韦联合丙酚替诺福韦抗乙肝病毒治疗。

4. 麻醉科　患者因肾上腺肿物拟行手术治疗，合并库欣综合征、乙型病毒性肝炎、化脓性关节炎（左肩）、肩关节滑膜炎（左肩）、慢性骨髓炎（左肩），结合外科意见，患者调整各项情况后，密切监护下复查全腹 CT，手术处理肾上腺肿物，围术期密切观察血电解质等指标，必要时术后转重症监护室监护治疗。

三、MDT 会诊后诊治经过

MDT 会诊明确了本例患者先行肩关节手术清创，再行肾上腺手术的治疗方案。患者于 2023 年 8 月 8 日行肩关节清创术、慢性溃疡修复术，伤口予持续负压引流。术后患者出现肺部感染、胸腔积液，在控制患者肺部感染后，于 2023 年 8 月 11 日在腹腔镜下行肾上腺病损切除术。

四、麻醉及手术经过

2023 年 8 月 11 日患者行腹腔镜肾上腺病损切除术。

1. 入室生命体征　血压 138/93mmHg，心率 64 次 / 分，吸空气状态下脉搏血氧饱和度 100%。

2. 监测　患者入室后行心电图、无创血压、脉搏血氧饱和度监测，行桡动脉穿刺监测有创血压。术中实时复查血气，维持血流动力学及电解质稳定。

3. 麻醉方式　全身麻醉复合椎旁神经阻滞。

4. 麻醉诱导　舒芬太尼 20μg，咪达唑仑 3mg，维库溴铵 8mg，依托咪酯 10mg；0.375% 罗哌卡因神经阻滞。

5. 麻醉维持　瑞芬太尼、丙泊酚、七氟烷。

6. 手术过程　患者取右侧卧位，消毒铺巾，腔镜下打开左侧腹膜，显露肾脏、肾蒂及肿瘤，肿瘤大小约 2cm × 1.5cm × 1.5cm。分离血管及周围组织，切除肿瘤。见肾脏背侧有淡血性脓性液体渗出，反复冲洗，留置引流管后关腹。手术顺利，手术时间 1 小时 15 分钟，术中输入晶体液 1000ml，出血 20ml，尿量 300ml。

患者术后病理诊断为肾上腺皮质腺瘤。

五、转归

肾上腺病损切除术后给予患者静脉氢化可的松补充激素，低分子肝素预防性抗凝，补充人血白蛋白，门冬胰岛素、甘精胰岛素控制血糖，护肝利胆等治疗。术后当晚患者复查电解质 K^+ 2.71mmol/L，Ca^{2+} 1.26mmol/L，给予静脉加口服补钾、补钙对症治疗。后患者继续住院治疗 17 日后带药出院。嘱出院后继续口服氢化可的松补充激素，门冬胰岛素控制血糖。嘱定期监测血糖、血压、电解质水平，内分泌科门诊随诊。

六、病例解析要点

（一）库欣综合征的病理生理与本例患者围术期风险

库欣综合征的并发症涉及身体多个器官和组织（图 19–1）。

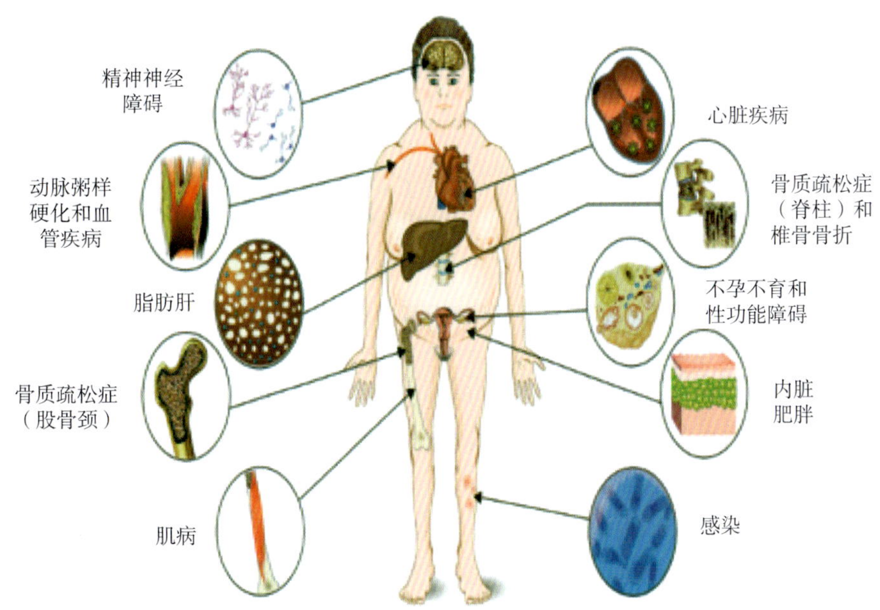

图 19–1　库欣综合征的并发症示意图

Complications of Cushing’s syndrome：state of the art. Lancet Diabetes Endocrinol，2016，4：611-629

1. 高血压　库欣综合征患者中有 23% ～ 95% 会合并高血压，其产生机制主要包括肾素 – 血管紧张素系统的激活，糖皮质激素的盐皮质激素作用，以及糖皮质激素对交感神经系统和血管调节系统的作用。上述机制共同作用导致高血压，并且即使手术切除病灶后也有一部分患者持续患有高血压。

2. 高凝状态　在库欣综合征中，患者凝血系统变化的特点为凝血因子Ⅷ、纤维蛋白原和血管性血友病因子水平的显著升高，以及活化部分凝血活酶时间的缩短，同时伴随着血小板数量、血栓素 B2 和凝血酶 – 抗凝血酶复合物的增加。因此围术期需要预防血栓的形成。

3. 高血脂　库欣综合征中的血脂异常通常表现为总胆固醇和低密度脂蛋白、胆固醇及三酰甘油浓度的升高，以及高密度脂蛋白、胆固醇浓度的降低。

4. 高血糖　糖皮质激素刺激肝脏糖异生过程中的关键酶，可增加葡萄糖的产生和外周循环中的血糖浓度，并且通过直接和间接机制引起肝脏和外周胰岛素抵抗。同时细胞对血糖的摄取也受到影响，因此库欣综合征患者多有高血糖。

5. 心脑血管系统损害　由于高血压、高血脂、高凝、心肌重塑等一系列问题的存在，患者心脑血管容易受到损害。心脑血管意外也是库欣综合征患者死亡的主要原因之一，无论是在疾病活跃期还是缓解期。患者围术期发生心脑血管意外的风险增大，因此要加强监测并减少恶化心脑血管损害的因素。

6. 低血钾　氢化可的松与醛固酮化学结构类似，因此氢化可的松具有盐皮质激素保钠排钾的作用（图 19–2）。大量糖皮质激素可激活盐皮质激素过度释放，低钾血症可在心电图上表现出来，其中包括 QT 间期延长，因此在用药时也要注意不要使用可使 QT 延长的药物。随着低钾血症的恶化，患者可能会出现室上性心动过速和危及生命的室性心律失常。同时，低钾血症通常与低镁血症相关联，这也增加了恶性心律失常发生的风险，因此，对于难治性低钾血症，建议补钾与补镁同时进行。

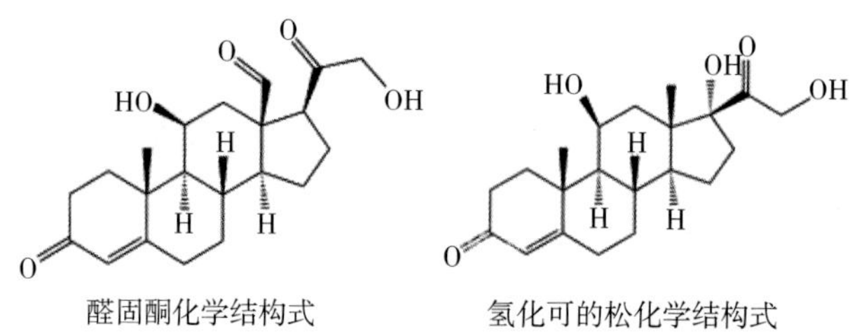

图 19–2　醛固酮和氢化可的松化学结构式

7. 免疫系统损伤　库欣综合征患者多有免疫力下降，易发生肺部感染，甚至脓毒症。糖皮质激素损害中性粒细胞功能，减少嗜酸性粒细胞和单核细胞的产生，减弱巨噬细胞的成熟和自然杀伤作用。先天免疫系统的体液成分也受到糖皮质激素的影响，表现为淋巴细胞增殖受到抑制，促炎性细胞因子和补体成分降低。很多患者会因为免疫力的降低获得机会性感染。该患者因左肩关节扭伤导致严重化脓性关节炎与其库欣综合征病史有着密切的联系。

8. 骨质疏松，四肢肌肉损失　糖皮质激素使骨吸收与骨形成失调，直接影响骨代谢，并且通过改变钙稳态和影响垂体激素分泌间接影响骨代谢。糖皮质激素导致的骨形成和骨重吸收之间的不平衡，会抑制成骨细胞的分化和功能。患者 1 周内有 2 次左肩关节手术史，术中体位为右侧卧位，变动体位应小心，注意防止二次感染及体位性压疮。

9. 精神系统症状　很多库欣综合征的患者会合并精神症状，如抑郁、焦虑及双相情感障碍。因此在围术期也要多加关注。

10. 感染加重　该患者在进行肩关节脓肿清除时要谨防感染源入血引起全身症状，以及并发脓毒症的可能。围术期需要严密监测。

（二）患者行肾上腺瘤切除术后当晚血钾血钙危急值的原因

通常患者在行肾上腺切除术后，为预防肾上腺危象、糖皮质激素戒断综合征，会常规补充氢化可的松。本例患者补充氢化可的松的方案为 100mg 静脉滴注每日 2 次，持续 3 天，后逐渐减量至口服氢化可的松早 10mg、晚 5mg。患者术后当晚出现了低血钾、低血钙。排除禁食补液等因素影响，最可能的原因是患者术后补充激素相对过量，加重了内环境电解质紊乱。术后第 2 天查 24 小时尿游离皮质醇及血皮质醇水平均处于历史最高值，这意味着术后补充激素过多。

七、病例小结

本例患者为青年女性，患有库欣综合征、肾上腺肿物（左皮质腺瘤）、化脓性关节炎，入院后各科在充分了解患者疾病的病理生理过程并评估患者围术期各项风险后，决定对该患者行包括骨科、泌尿外科在内的共3次手术治疗。此过程中，患者面临的主要风险为全身感染、围术期循环不稳定、心脑血管意外、内环境紊乱、血栓等。在骨科、泌尿外科、内分泌科、感染科、麻醉科等科室的共同努力下，患者术中生命体征平稳，术后继续抗感染、补充激素等对症治疗后安全出院。

参考文献

Hasenmajer V, Sbardella E, Sciarra F, et al., 2020. The immune system in Cushing’s syndrome[J]. Trends Endocrinol Metab, 31(9): 655–669.

Juszczak A, Morris D, Grossman A, 2024. Cushing’s Syndrome.Endotext [Internet]. South Dartmouth (MA): MDText.com, Inc; 2000.

Lee S H, Song K H, Kim J, et al., 2017. New diagnostic criteria for subclinical hypercortisolism using postsurgical hypocortisolism: the Co–work of Adrenal Research study[J]. Clin Endocrinol (Oxf),86(1): 10–18.

Pivonello R, Isidori A M, De Martino M C, et al., 2016. Complications of Cushing's syndrome: state of the art[J]. Lancet Diabetes Endocrinol, 4(7): 611–629.

Wang D, Li H Z, Zhang Y S, et al., 2019. Is prophylactic steroid treatment mandatory for subclinical Cushing syndrome after unilateral laparoscopic adrenalectomy?[J]. Surg Laparosc Endosc Percutan Tech, 29(1): 31–35.

第 20 章

合并感染性心内膜炎患者行脊柱手术

一、病例简介

【一般情况】患者，女性，54 岁，身高 155cm，体重 40.3kg。

【主诉】反复发热，发现心脏瓣膜改变 2 个月。

【现病史】患者 2 个月前因外伤后出现腰痛伴发热，外院考虑为化脓性脊柱炎，行 CT 引导下脊柱穿刺活检，下一代测序技术（NGS）提示结核分枝杆菌 2 条、烟曲霉 362 条，不排除脊柱结核，给予四联抗结核 + 伏立康唑抗真菌治疗。随即转结核专科医院治疗，进一步完善相关检查后，排除脊柱结核。住院期间心脏超声提示二尖瓣闭合欠佳，二尖瓣关闭不全（重度），三尖瓣、主动脉瓣轻度反流。经治疗后患者发热好转。1 月余前患者再次因胸闷、发热不适，于笔者所在医院心外科就诊，住院后血培养提示革兰阳性球菌阳性，脊柱 CT 和 MRI 均提示腰椎感染，骨科会诊考虑目前感染灶局限，患者无下肢麻木、疼痛乏力等神经压迫征象，暂予保守对症支持治疗。建议患者感染灶控制后，再行瓣膜手术。现患者腰部、右膝关节疼痛较前改善，活动后胸闷较前改善，可平地步行，弯腰仍感僵直，未出现高热，为行瓣膜手术入院。

【既往史】患者既往体健，无高血压病、糖尿病、肝肾疾病。有外伤史，无手术史。无长期用药史。

【体格检查】患者胸廓未见明显畸形，呼吸运动正常，听诊双肺呼吸音清，未闻及明显干湿啰音。心前区未见异常隆起，心尖搏动位于第 5 肋间锁骨中线外，未触及明显震颤及心包摩擦感，心脏浊音界增大，二尖瓣听诊区可闻及收缩期吹风样杂音。腹部平软，无压痛、反跳痛，无移动性浊音，肝脾未及。四肢肌力可，肌张力无异常，双下肢无水肿。神经查体阴性。

【辅助检查和检验结果】

1. 超声心动图　二尖瓣后叶（P2区）脱垂伴重度关闭不全，二尖瓣后叶增厚伴多发絮状回声赘生物考虑，三尖瓣少 - 中量反流，重度肺动脉高压（68mmHg），房间隔中段局部回声薄弱，左心房增大（图 20-1）。

2. 肺部 CT　右肺上叶体积缩小，右肺上叶近纵隔处团片影伴局部支气管闭塞。两侧胸腔少量积液伴邻近肺叶萎陷。两肺散在渗出。两肺轻度间质性肺水肿考虑。纵隔淋巴结稍大。右肺下叶肺大疱。两肺散在纤维增殖灶。

3. 颅内段 + 颈部血管超声　左侧大脑中动脉狭窄（M1 段，轻度）。

4. 心电图、冠状动脉 CTA、双下肢深静脉超声　未见明显异常。

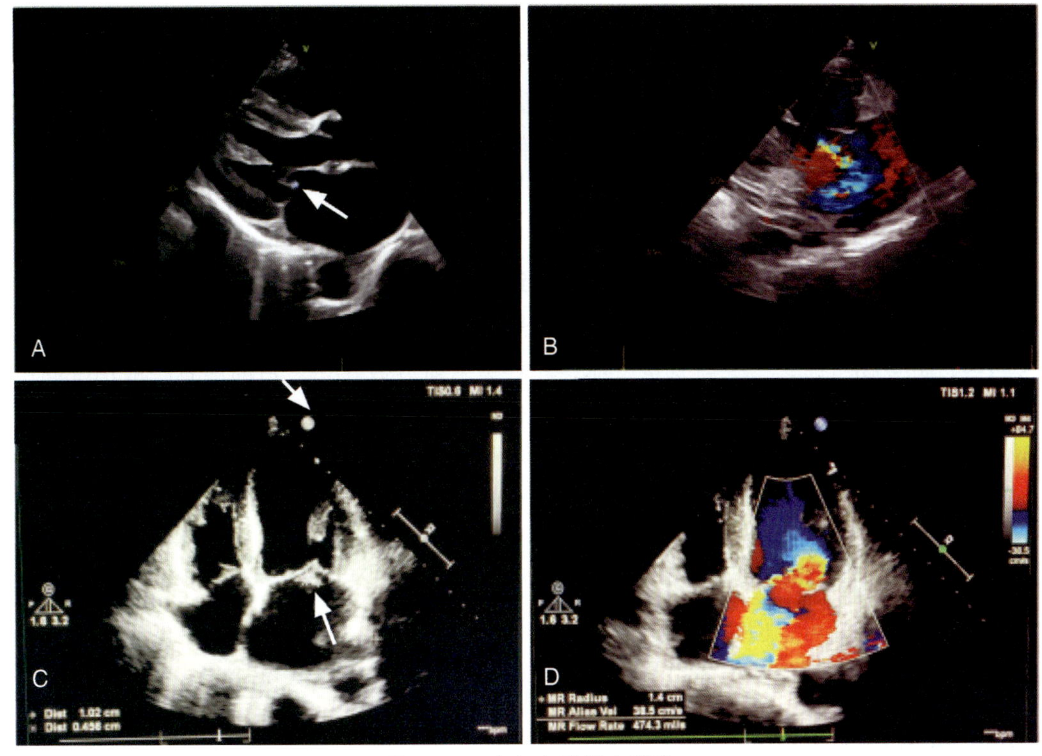

图 20-1　患者心脏超声影像

A 和 B 为患者首次入院时的超声影像，可见二尖瓣瓣膜上赘生物（A，箭头所示），大小约 2mm，二尖瓣重度关闭不全（B）；C 和 D 为患者距离首次入院 4 个月后的心超影像，可见二尖瓣瓣叶上增大的赘生物（C，箭头所示）及左心室腔内的絮状物，赘生物大小约 10mm，同时二尖瓣重度关闭不全依然存在（D）

5. 实验室检查　白细胞 10×10^9/L，血红蛋白 8.5g/L，C 反应蛋白 13.8mg/L，血小板 139×10^9/L；心肌酶谱、肌钙蛋白和 B 型钠尿肽、肝肾功能、电解质基本正常。血培养未见阳性结果。

【术前诊断】心脏瓣膜病，感染性心内膜炎，感染性脊椎炎。

二、MDT 会诊意见

1. 骨科　患者最新腰椎 CT 平扫 + 三维重建提示 L_4、L_5 椎体骨质密度改变伴骨质破坏，椎体前缘软组织密度影，对比前次 CT，椎间隙狭窄较前明显，骨质破坏较前进展。目前考虑 L_4、L_5 椎间隙感染范围进展，伴骨质破坏，椎体不稳，目前心脏情况能耐受麻醉手术前提下，建议行脊柱感染病灶清理 + 植骨融合术。

2. 感染病科　患者腰痛，骨下一代测序提示结核分枝杆菌 2 条及曲霉菌 362 条，后检查胸腔积液及气管镜淋巴结穿刺未及结核依据，考虑细菌感染，予以万古霉素 + 伏立康唑治疗至今，现腰痛较前好转，复查影像学骨质破坏较前有进展，同时伴有低热情况，建议：①复查血 TSPOT（结核感染 T 细胞斑点试验）、血常规 +CRP、多次血培养。②再次活检排查细菌培养，完成 GeneXpert 结核分枝杆菌 / 利福平耐药检测，病理，下一代测序等检查，待相关结果回报后指导治疗。

3. 呼吸内科　患者左上肺团块影伴多发钙化灶，1 个月后复查 CT 未见明显增大，既往肺部 CT 家属无法提供，可考虑气管镜 +GS-TBLB（结核分枝杆菌基因测序分型技术）进一步明确性质，胸穿双侧胸腔积液提示为漏出液，暂无须处理。

4. 放射科　患者腰椎 CT 检查提示：L_5 椎体骨质密度改变伴骨质破坏，椎体前缘软组织密度影，结合病史感染性病变，对比上次 CT 椎间隙狭窄较前明显，骨质破坏较前进展，脊柱炎对症治疗后好转不明显，不能排除脊椎结核或罕见病原菌感染。

5. 麻醉科　患者感染性心内膜炎，二尖瓣关闭不全，自诉既往体质良好，无高血压病、糖尿病、肾病等特殊疾病史。2 个月前因外伤致腰痛伴发热，考虑化脓性脊柱炎。患者自感乏力不适，发热，入院查心超提示二尖瓣后叶脱垂伴重度关闭不全，二尖瓣后叶增厚伴多发絮状回声，赘生物考虑，三尖瓣少量反流，左心室射血分数 57%。目前患者一般情况尚可，心功能Ⅰ～Ⅱ级，轻度体力活动无胸闷不适，但仍有低热。患者手术指征明确，术前准备基本完善，无麻醉相关禁忌证，但患者曾确诊感染性心内膜炎，二尖瓣赘生物，合并感染性脊柱炎，围术期心血管意外、脑卒中、感染加重等风险较高，须与其家属充分沟通、告知风险。

三、MDT 会诊后诊治经过

因患者心功能尚可，但脊椎炎进展，有脊椎手术的指征。积极控制感染的同时，做好术前准备，拟行脊椎炎清创和椎体融合术。

四、麻醉及手术经过

1. 麻醉方案　气管插管全身麻醉复合神经阻滞。

2. 麻醉监测　心电图、无创血压、脉搏血氧饱和度监测，同时穿刺桡动脉监测动脉血压，麻醉诱导后行气管插管，手术过程采用俯卧位，术中监测体温，BIS，间断行血气分析。

3. 麻醉诱导　舒芬太尼 30μg，咪达唑仑 2mg，维库溴铵 8mg，丙泊酚 80mg。

4. 麻醉维持　瑞芬太尼、丙泊酚、七氟烷、间断补充肌松（顺式阿曲库铵 13mg）。术后予以 B 超引导下竖脊肌神经阻滞辅助镇痛。

5. 手术过程　手术清理感染病灶并融合 L_4～L_5 腰椎。手术时间 2 小时，麻醉时间 2 小时 30 分钟，术中输入晶体液 1500ml，出血量 100ml、尿量 400ml。术后患者转入 PACU 复苏，复苏过程顺利，后转入病房。

五、转归

患者术后转回普通病房，术中腰椎组织标本提示烟曲霉菌及阿萨希丝孢酵母，建议静脉使用伏立康唑抗真菌治疗，辅以镇痛、护胃止吐、通便、补液、营养支持等对症支持治疗，术后第 7 日（6 月 24 日）出院。后患者因为肝功能异常，行保肝和抗感染治疗。9 月 10 日患者出现左侧基底节脑梗死，虽行取栓手术，术后右侧肢体肌力为 0。10 月份患者出现基底节大量出血，家属放弃治疗，自动出院（图 20-2）。

六、病例解析要点

（一）感染性心内膜炎

1. 病理生理　成人感染性心内膜炎是天然或人工心脏瓣膜或心脏内膜表面发生的感染，

其发生发展是一个复杂的病理生理过程。在心脏的瓣膜、心房和心室壁上分布着连续的内皮细胞层。当内皮层受到损伤时，内皮层下的胶原蛋白暴露，导致血栓形成。如果血栓赘生物是无定形的血小板和纤维蛋白沉积，这时的炎症是非菌性血栓内膜炎，如果赘生物上有微生物黏附，就会发展为感染性心内膜炎。有些微生物，如金黄色葡萄球菌拥有独特的表面蛋白质，能更好地黏附于赘生物。随着微生物的增殖、血小板－纤维蛋白沉积，赘生物不断增大，赘生物成分破坏弹力纤维和胶原蛋白，最终会破坏心脏的结构，心脏最常受累的部位是瓣膜（图 20–3）。

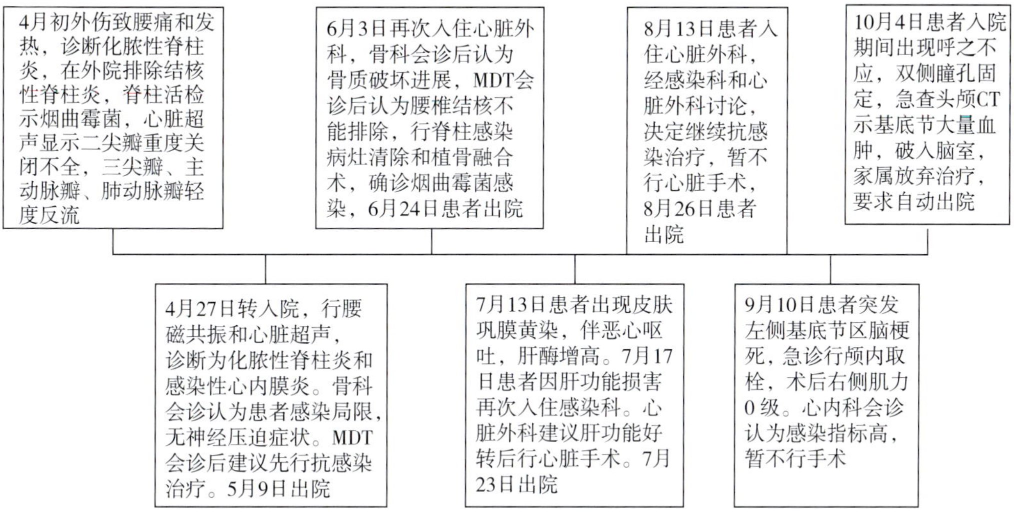

4月初外伤致腰痛和发热，诊断化脓性脊柱炎，在外院排除结核性脊柱炎，脊柱活检示烟曲霉菌，心脏超声显示二尖瓣重度关闭不全，三尖瓣、主动脉瓣、肺动脉瓣轻度反流

4月27日转入院，行腰磁共振和心脏超声，诊断为化脓性脊柱炎和感染性心内膜炎。骨科会诊认为患者感染局限，无神经压迫症状。MDT会诊后建议先行抗感染治疗。5月9日出院

6月3日再次入住心脏外科，骨科会诊后认为骨质破坏进展，MDT会诊后认为腰椎结核不能排除，行脊柱感染病灶清除和植骨融合术，确诊烟曲霉菌感染，6月24日患者出院

7月13日患者出现皮肤巩膜黄染，伴恶心呕吐，肝酶增高。7月17日患者因肝功能损害再次入住感染科。心脏外科建议肝功能好转后行心脏手术。7月23日出院

8月13日患者入住心脏外科，经感染科和心脏外科讨论，决定继续抗感染治疗，暂不行心脏手术，8月26日患者出院

9月10日患者突发左侧基底节区脑梗死，急诊行颅内取栓，术后右侧肌力0级。心内科会诊认为感染指标高，暂不行手术

10月4日患者入院期间出现呼之不应，双侧瞳孔固定，急查头颅CT示基底节大量血肿，破入脑室，家属放弃治疗，要求自动出院

图 20–2　本例患者在院诊治过程

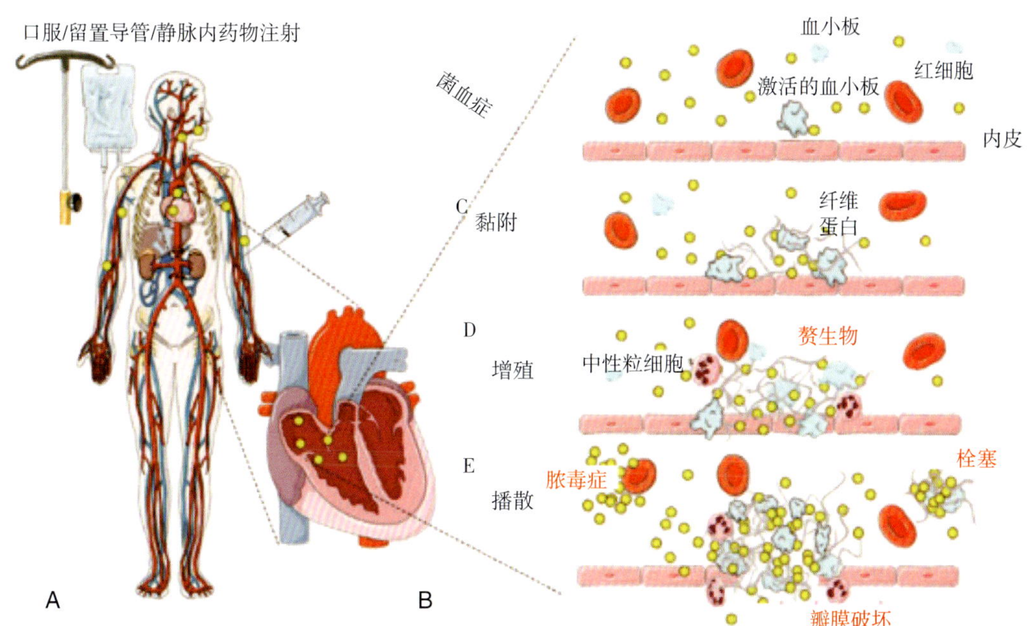

图 20–3　感染性心内膜炎的病理生理学

在通过，如口服途径、留置导管或静脉内药物注射（A），导致菌血症（B），病原体实现对发炎或受损的心脏瓣膜内皮的黏附（C）。通过激活血小板和纤维蛋白的募集，瓣膜上的病原体增殖导致赘生物成熟（D）。最终，感染性血栓的扩散导致心脏瓣膜破坏、栓塞和脓毒症（E）

Anesthesia considerations in infective endocarditis. Anesthesiology，2022，136：633-656.

2. *临床表现* 感染性心内膜炎病程可能呈缓慢、亚急性或急性、暴发性，其症状和体征也随分类不同而异，但具有非特异性。在临床上，患者可出现发热、体重减轻、头痛、心脏杂音、周围瘀斑（瘀点、Janeway 病变、Osler 结节、杵状指）、神经系统表现、Roth 斑点、脾大或脾梗死的表现。改良的 Duke 标准将病原学检查阳性和超声心动图阳性结果作为感染性心内膜炎的两个主要诊断标准。

3. *超声心动图* 感染性心内膜炎在超声心动图上的特征包括赘生物、脓肿、假体瓣膜的新发不连续、瓣膜动脉瘤、心室内瘘管、新发的瓣叶穿孔和瓣膜破裂、新发的瓣膜反流、非特异性的瓣膜增厚。超声心动图上的赘生物表现为不规则形状、散在分布、随血流摆动的回声团块，附着在瓣膜、腱索、其他心内膜表面或假体材料上，大多位于受影响瓣膜的低压侧。在存在先天瓣膜病变、小赘生物（＜2 ～ 3mm）或假体瓣膜的情况下，识别赘生物可能很困难。区分感染性赘生物和血栓、Lambl's 渗出物、瓣尖脱垂、乳头状弹性纤维瘤或设备导线上的纤维化具有挑战性。赘生物的大小和活动性是预测新发栓塞事件的重要超声心动图预测因素。直径大于 10mm 的赘生物定义为大型赘生物。左心赘生物大于 10mm 或非常活跃的赘生物栓塞风险更高。在右心心内膜炎的情况下，赘生物大于 20mm 时死亡率增加。另外，CT、PET/CT、磁共振也可以作为补充的检查措施。

4. *病原菌* 感染性心内膜炎绝大多数是由感染革兰阳性球菌引起，即葡萄球菌、链球菌和肠球菌。然而，感染性心内膜炎的微生物病因学因地区差异和患者相关因素表现出显著的变异性，如患者年龄、风湿性心脏病的流行、人工瓣膜、心血管置入式电子设备或静脉注射药物使用。在约 10% 的病例中，找不到致病微生物。由真菌或酵母引起的感染性心内膜炎很少见（约 2%），但显著增加患者的死亡率，主要见于免疫功能受损的患者。本例患者是由于烟曲霉菌和阿萨希丝孢酵母引起的感染，这种感染多见于免疫抑制的患者，本例患者无免疫抑制病史，出现烟曲霉菌感染更加罕见。

5. *治疗* 感染性心内膜炎患者住院期间具有很高的致死率和致残率。对这类患者的诊治经常需要多学科合作。治疗措施主要包括抗生素的应用、抗凝和抗血小板的治疗、并发症的治疗。大多数引起感染性心内膜炎的病原体，如葡萄球菌、肠球菌和链球菌，具有形成复杂生物膜的能力，导致其对抗生素的耐受性增加，生物膜的形成也是心内膜炎需要长时间、大剂量抗生素治疗的原因。生物膜的形成导致根除人工材料上的感染非常困难，强烈建议移除这些患者的置入设备。人工瓣膜心内膜炎在没有手术指征的情况下，大多数病例可以通过抗生素有效治疗。通常在手术前移除所有留置的血管内导管，如中心静脉导管或透析导管。大概 50% 的感染性心内膜炎的患者需要手术治疗。

（二）感染性心内膜炎的并发症

主要包括心脏病发症和非心脏并发症。

1. *瓣膜反流、心力衰竭和心源性休克* 急性左心瓣膜反流是感染性心内膜炎患者左心衰竭的主要病因。当出现瓣膜反流时，左心容积急性增加，导致容量超负荷，患者出现心力衰竭，严重时可出现心源性休克。其他较少见的机制包括瓣膜阻塞、心内瘘、心肌炎和败血症，这些都可以引起心肌炎症和心脏功能障碍。心力衰竭是感染性心内膜炎最常见的紧急心脏手术指征，其在左心心内膜炎的发病率为 30% ～ 50%，死亡率很高。感染性心内膜炎瓣膜反流、心力衰竭和心源性休克的诊断主要基于临床表现，并且可通过超声心动图确认，必要时可进行额外的成像。心电图、血流动力学指标和心脏生物标志物也可以用来评估围术期心肌损伤和循环功能障碍的程度。治疗包括利尿剂、正性肌力支持和机械通气。积极管理基础感染并使用适当的抗菌药物治疗。值得注意的是，心脏手术可在很大程度上降低死亡率，但只有约 50% 的有手术指征的心力衰竭患者接受了手术，主要是由于认为手术风险过高而无法进行手术。

2. 心脏传导功能障碍　心脏传导阻滞或心律失常通常表明感染已经超出了瓣环并已侵袭到周围组织。主动脉瓣和二尖瓣都靠近传导系统和房室结。感染的扩散超出瓣膜环，最终可导致心肌脓肿的形成，可能会进一步影响关键的传导结构。感染扩散到邻近组织表明疾病处于更晚期的阶段。早期研究发现感染性心内膜炎患者中心脏传导阻滞的病例高达 14%，最近报道发现，新发传导异常的发生率约为 5%，其中最常见的传导异常是房室传导阻滞。治疗方案取决于传导异常的严重程度，治疗策略包括药物治疗、临时起搏器或永久性起搏器置入。

3. 心腔内脓肿　心腔内脓肿是细菌从心脏内膜扩散导致心脏内形成脓肿。感染从主动脉瓣蔓延到主动脉根部，这是最常见的心脏内脓肿部位，其次是感染从二尖瓣蔓延出去。心脏内脓肿的发生率在文献中为 12% ～ 35%。环瓣膜感染可能导致 1% ～ 3% 的病例形成心脏内瘘管。诊断心脏内脓肿可能具有挑战性，因为其临床表现多样。诊断方法包括经胸或经食管超声心动图，以及计算机断层扫描或磁共振成像。感染性心内膜炎患者心脏内脓肿的治疗需要药物和外科管理的结合。抗生素治疗是必要的，用于治疗潜在的感染，存在外科干预指征，应根除感染组织并恢复心脏结构，包括主动脉根部置换或间隔瓣膜小体的重建。

4. 冠脉事件　冠脉事件是心内膜炎中罕见但可能危及生命的并发症，可能导致急性冠脉综合征、心肌梗死或心脏性猝死。它们主要是由冠状动脉栓塞引起，较少由脓肿、假性动脉瘤或大的赘生物引起。感染性心内膜炎中冠状事件的发生率为 2% ～ 6%，这类患者心力衰竭的发生率增加到 70%，死亡率翻倍。诊断可因临床表现的变化而具有挑战性。诊断方法包括心电图、心脏超声、CT、心脏生物标志物和冠状动脉造影。由于感染性心内膜炎患者中冠脉事件的发生率低，现有文献缺乏关于其管理的全面和明确建议。目前治疗方案包括溶栓治疗、经皮血管再通伴血栓切除术、球囊扩张伴或不伴冠状动脉支架置入、外科血栓切除术。如果冠状动脉受压是由主动脉脓肿引起，则须进行紧急主动脉瓣置换。

5. 缺血性脑卒中　由赘生物引起的细菌性栓子是感染性心内膜炎患者发生脑部病变的主要原因。缺血性脑卒中的发生率通常报道为 20% ～ 40%，脑栓塞的危险因素包括赘生物较大和活动性好、金黄色葡萄球菌感染及二尖瓣受累。抗生素对于治疗潜在的心脏感染至关重要。由于出血风险增加，不推荐在此类患者中使用溶栓治疗，但可以考虑在特定的患者中行介入性血栓切除术。此外，如果有手术适应证，即使存在轻微缺血性脑卒中，紧急瓣膜手术在大多数情况下也是安全的，甚至可以改善结果。然而，对于有症状的缺血性脑卒中、存在中到大范围梗死区域的患者，确定手术的最佳时机具有挑战性，这是由于心脏手术使用的中、高剂量抗凝药物可以使梗死组织的出血风险增加。在这种情况下，可以考虑在初次脑血管事件后 2 ～ 4 周再进行手术。

6. 脑出血　颅内出血可以表现为原发性脑实质出血，如真菌性动脉瘤、脑微出血或缺血性脑卒中转化为脑出血。感染性心内膜炎中原发性颅内出血被认为与脓毒性栓子进入脑血管有关，这会导致血管破裂或血管功能不全。感染性心内膜炎颅内出血的发生率是 4% ～ 11%。相比之下，脑微出血更为常见，患病率在 60% ～ 90%。治疗方法包括早期充分抗菌治疗、暂停抗凝治疗，以及神经外科干预。此外，颅内出血患者在接受心脏手术时死亡率更高，但在存活的情况下，手术导致的额外神经功能恶化罕见。

7. 神经系统感染　心内膜炎患者神经系统感染可能是由感染性病原体直接侵入脑组织或由免疫介导反应引起的。感染性颅内动脉瘤是由细菌性栓子迁移到血管内膜，随后感染扩散到血管壁所致。其患病率为 2% ～ 4%。感染性心内膜炎相关的脑膜炎发生率为 1% ～ 5%，而脑脓肿则在 1% ～ 7%。除了应用适当的抗生素治疗，可能需要经皮或外科手术干预以排空全部脓肿或移除全部感染组织。

8. 神经系统外的栓塞　当赘生物脱落，阻塞身体不同区域的血管，会导致器官的损害。这种损伤包括由于血流阻塞造成的缺血性损害，以及阻塞血管内存在的炎症和感染成分导致的炎症或感染性损害。感染性心内膜炎患者中神经系统外的栓塞发生率为 20% ～ 50%。栓塞可能影响任何器官，但最易受影响的器官是脾，其次是肾、皮肤和四肢及肺部。在这些情况下，这些栓子可能导致梗死并随后发生器官功能障碍。治疗方案取决于栓塞事件的位置和严重程度。除了症状性治疗外，某些情况下可能需要外科行栓子切除术、脾切除术、经皮引流脓肿或血管内干预。

9. 脓毒症 / 脓毒性休克　心内膜炎患者的脓毒症是由感染因子从心内膜表面扩散到血流中引起的。宿主免疫系统的激活和促炎细胞因子的释放，可引发全身性炎症反应。严重时会发展成脓毒性休克，其特征是低血压和潜在的多器官功能障碍。感染性心内膜炎中脓毒症和脓毒性休克的发生率取决于患者相关因素和感染因子，发生率占 6% ～ 20%。感染性心内膜炎合并感染性休克的患者预后极差。脓毒症和脓毒性休克的诊断通常基于临床标准，并且通过血流动力学和终末器官功能监测来评估。治疗包括使用抗生素、支持治疗、外科干预。外科治疗对这些患者的预后有积极影响。鉴于对这一重症群体做出治疗决策的复杂性，通常需要多学科团队的诊治。

10. 肺部并发症　心内膜炎的肺部并发症，主要发生在右侧心内膜炎，如起搏器导线心内膜炎，可由脓毒性栓塞、免疫介导损伤和直接肺部感染引起。脓毒性栓子可引起肺栓塞，导致肺梗死、脓肿和胸膜积脓。免疫介导的损伤可能导致血管炎和弥漫性肺泡出血，而肺部的直接感染可能导致肺炎。感染性心内膜炎患者肺部并发症的发生率为 4% ～ 10%。带有心脏置入式电子设备（CIED）和存在活跃的静脉注射药物滥用史的患者特别容易受到肺部并发症的影响。感染性心内膜炎肺部并发症的诊断工具包括胸部 X 线检查和 CT，在某些情况下，可能需要支气管镜检查以诊断肺炎并排除其他原因所致的肺部浸润。感染性心内膜炎肺部并发症的治疗方法包括管理潜在感染、抗生素治疗和支持治疗、胸膜积液和脓肿引流和外科干预。

（三）感染性心内膜炎合并脊柱炎

感染性脊柱炎是一种涉及脊柱一个或多个节段的炎症，通常涉及腰椎（45%）、胸椎（35%）和颈椎（10% ～ 20%）。继发的硬膜外脓肿形成最常见于颈椎，其次是胸椎和腰椎。虽然脊柱炎患者的临床表现各不相同，但通常以局部隐匿性腰痛开始，伴有全身不适、发热和体重减轻等非特异性症状。患者可能出现髋关节挛缩或硬膜外或椎旁间隙脓肿形成导致的瘫痪。化脓性脊柱感染通常由金黄色葡萄球菌（占所有患者的 60%）和肠杆菌科（占所有患者的 30%）引起。铜绿假单胞菌、沙雷菌属和念珠菌属通常出现于有静脉注射药物滥用史的患者。结核分枝杆菌是大多数非化脓性脊柱感染的致病菌。此外，真菌（格特隐球菌、曲霉属、球孢子菌）也可能导致感染。在脊椎椎间盘炎中，感染的 3 个主要途径是血行播散、直接接种和邻近扩散。在成年人中，大多数病例是由脊柱器械操作后直接接种引起的，包括手术、椎间盘造影和硬膜外注射。血液传播的自发性感染中，细菌通常通过皮肤、呼吸道、生殖器、消化道或口腔进入血流，主要通过动脉而不是静脉途径传播。椎间盘及其相邻的上下椎体由同一节段动脉血流供应，因此感染通常涉及两个相邻的椎体和一个椎间盘，通常起始于腰椎或胸椎椎体下方的椎板。椎间盘完整性可能丧失，这是因为化脓性微生物会释放可以溶解髓核的酶。非化脓性微生物，如结核分枝杆菌，不产生蛋白水解酶，一般不破坏椎间盘。不常见的机制包括邻近组织，如腰大肌脓肿的扩散、脑脊液和淋巴传播。

本例患者腰椎感染病原微生物为烟曲霉菌。曲霉菌是一种随处可见的真菌。它们通常存在于人类上呼吸道中，在免疫功能正常的患者中很少导致感染性疾病。这些在免疫功能低下的患者中出现的感染可能与高死亡率相关。椎体曲霉病是最常见的肺外曲霉病变部位，可能导致骨溶解、椎间盘受累和硬膜外腔受累，引起疼痛、神经症状和畸形。

文献报道 8% ～ 19% 的心内膜炎患者可合并脊椎炎。这类患者的致死率和致残率都明显增加。对于这类患者，治疗存在很大的难度，手术时机的选择非常具有挑战性，图 20–4 展示了德国汉堡大学艾本多夫医学中心关于脊柱炎合并感染性心内膜炎患者的治疗流程图。

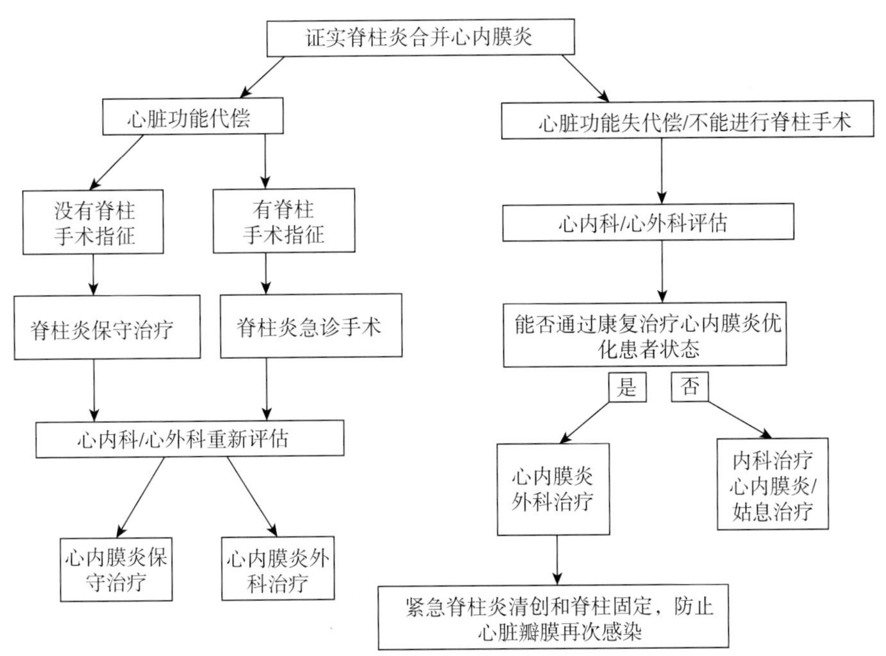

图 20–4　德国汉堡大学艾本多夫医学中心关于脊柱炎合并感染性心内膜炎患者的治疗流程图

Spontaneous spondylodiscitis and endocarditis：interdisciplinary experience from a tertiary institutional case series and proposal of a treatment algorithm. Neurosurg Rev，2022，45：1335-1342

（四）手术适应证和时机

目前，50% ～ 60% 的住院心内膜炎患者接受了手术治疗，他们当中大部分是由于瓣膜严重反流引起的心力衰竭，6 个月生存率超过 80%。手术的指征包括心力衰竭、无法控制的感染及预防系统性栓塞事件。在这里，心力衰竭被定义为由严重急性瓣膜反流、瓣膜阻塞或瘘管导致的心功能不全。无法控制的感染被定义为由特殊烈性病原体引起的感染性心内膜炎，如真菌感染或涉及多重耐药菌的感染，尽管进行了充分的抗生素治疗，血液培养仍持续阳性，或者出现局部并发症，如脓肿、假性动脉瘤或瘘管。预防栓塞策略适用于那些反复出现栓塞和存在大的、持续增大的赘生物的患者。

尽管不同指南之间的手术指征几乎没有差异，但对手术的理想时机通常定义得不太清楚，手术指征和手术时机对于特定患者仍然存在争议，主要是需要权衡在手术前完成抗生素治疗的潜在益处，以及感染无法控制的进展可能引起的局部或系统性并发症的风险。美国心脏协会 / 美国心脏学院的指南通常建议对出现并发症的患者进行早期外科干预。这些指南中定义的早期手术是指在初次住院期间进行的手术，而不考虑是否完成了完整的抗生素治疗。欧洲心脏病学会和日本循环学会的指南进一步将手术区分为急诊手术（在感染性心内膜炎诊断后 24 小时内进行）、紧急手术（确诊后几天内进行）、选择性手术（在完成抗生素治疗后进行），并且建议大多数患者进行紧急手术。美国胸外科协会的指南甚至推荐更积极的外科治疗，指出一旦存在手术治疗指征，就不应该延迟，患者应在几天内进行手术。由于存在脑栓塞的风险，有一个或多个大赘生物（大于 10mm）的患者甚至应该立即或在 48 小时内进行手术。目前，对于感染性心内膜炎患者的手术普遍倾向于更早，这一趋势得到了一项随机对照试验、几项观察研究和一项荟萃分析的支持，这些研究表明，早期手术与较低的死亡率相关。然而，也有证据表明，在非常早期阶段进行手术可能不会改善结果。这种不确定性表明，对不同的患者，需要多学科团队进行讨论，决定手术的时机。

如果感染性心内膜炎并发脑血管事件，手术时机也存在争议。因为瓣膜手术需要体外循环和大量抗凝剂，人们对于缺血性脑卒中转变为出血性脑卒中、小量出血性脑卒中扩大或神经系统功能恶化有一定的担忧。然而来自单中心回顾性研究的证据表明，在栓塞性脑卒中后早期手术并不导致更差的结果。最近的一项回顾性研究甚至表明，在栓塞性脑卒中后延迟手术增加了神经和非神经并发症的风险。因此，在没有严重神经损伤（如昏迷）的情况下，相应的指南建议在脑卒中或亚临床脑栓塞后立即考虑手术。但是，在有重大缺血性脑卒中和严重神经损伤或颅内出血的患者中，瓣膜手术应至少推迟 4 周。另外，在经导管主动脉瓣置换术并发感染性心内膜炎后出现脑卒中的患者，外科治疗似乎也不会改善结果。

（五）围术期麻醉管理要点

1. 术前评估　术前需要尽可能全面评估患者的全身状态和心功能。全身状态的评估包括感染指标、贫血、营养状态、肝肾功能等。赘生物脱落栓塞到重要脏器时，还需要评估受累脏器的功能状态。对于心功能来说，即使是术前处于代偿状态，患者也可能在瓣膜穿孔、腱索断裂的情况下导致突发反流，增加容量负荷，造成突发的充血性心力衰竭。对于术前心力衰竭的患者或瓣膜损毁严重的患者，可以适当使用血管活性药和利尿剂稳定病情。感染性心内膜炎患者行心脏手术时，术前 40% 的患者合并急性心力衰竭。原因：①瓣膜叶穿孔或破坏导致的瓣膜关闭不全，以及腱索或乳头肌断裂后心脏功能发生障碍；②大的赘生物导致瓣膜阻塞或加剧原有的瓣膜狭窄；③瓣周脓肿形成导致瘘管、穿孔和传导阻滞；④ 2% 的感染性心内膜炎患者出现急性冠脉综合征，加剧心力衰竭的发展；⑤并发脓毒症或脓毒性休克，会出现特别具有挑战性的血流动力学变化。

2. 术中监测　麻醉诱导前建议行有创动脉测压，采用多导联心电图监测。根据瓣膜病严重程度及接受手术类型，酌情考虑是否开放深静脉。危重患者行大手术时，其循环需要精细调控，必要时使用 TEE 监测。经食管超声可以评估患者心脏结构损伤和功能变化，指导容量及药物使用。麻醉诱导后手术前的经食管超声心动图检查可以帮助外科医师明确手术方式。术后的经食管超声心动图检查可以帮助评估瓣周漏和瓣膜功能。腰椎手术患者术中体位为俯卧位，因此术中经食管超声心动图检查受到一定限制。

3. 循环管理　对于瓣膜性心脏病患者在接受非心脏手术时，麻醉管理存在一些共性：保护各种代偿机制，维持有效心输出量是围术期管理的关键，在满足手术需求的情况下，尽可能选择对循环干扰较小的麻醉方式，如区域阻滞、椎管内麻醉等。对于瓣膜狭窄、心功能不全的患者，全身麻醉应尽可能避免药物引起的心肌抑制及后负荷降低，麻醉诱导要缓慢，注意药物起效时间，选择对全身血管阻力影响小的静脉麻醉药。患者因为长期发热、贫血、心功能不全，麻醉前和麻醉诱导药量过大会加重反流，降低舒张压，这对氧耗已经处于临界值的左心室非常不利。对于主动脉瓣反流的患者，静脉诱导药物会部分反流入左心室而导致诱导时间延长，若认为药物剂量不足而追加药物，则易导致心肌过度抑制。存在血管麻痹和（或）脓毒性心肌病，同时合并瓣膜病变而心力衰竭的患者管理起来非常困难。另外，感染性心内膜炎是由微生物侵袭心内膜而引起的一种炎症性疾病，可造成广泛的全身炎症和一氧化氮释放，在心肺旁路术（CPB）下行心脏手术时血管麻痹风险增加。在体外循环期间，感染性心内膜炎患者出现血管麻痹及高乳酸血症的风险增加，术后血流动力学不稳定的风险也增加。常见感染性心内膜炎病理情况的血流动力学目标见表 20–1。

表 20–1　常见感染性心内膜炎病理情况的血流动力学目标

感染性心内膜炎相关病理情况	心率	心肌收缩力	前负荷	心室后负荷	需要考虑的情况
主动脉瓣反流	↑	n/ ↑	↑	↓	主动脉球囊反搏术禁忌证
主动脉瓣狭窄	n/ ↓	n/ ↑	↑	↑	维持窦性心律，心肺复苏无效
二尖瓣反流	↑	n/ ↑	↑	↓	避免肺动脉高压
二尖瓣狭窄	↓	n	n/ ↑	↑	维持窦性心律，避免肺动脉高压
三尖瓣反流	↑	n/ ↑	↑	n/ ↓	—
脓毒症 / 脓毒性心肌病	n/ ↑	n/ ↑	↑	↑	—

n. 正常；↑ . 上升；↓ . 下降

Anesthesia considerations in infective endocarditis. Anesthesiology，2022，136：633-656

4. 呼吸管理　急性左心衰竭的患者通常在术前就合并肺水肿。此外，毒素入血和体外循环转流也可加重肺损伤。麻醉中宜采用小潮气量、低频率策略，适当增加呼气末正压通气，维持肺泡张力。注意术中抗生素的使用，及时清理分泌物，必要时可使用白蛋白增加胶体渗透压，使用利尿剂。

七、病例小结

患者入院后感染性心内膜炎合并腰椎感染，腰椎感染的病原学诊断不明确，有胸闷和反复发热病史。各科在充分了解患者疾病的病理生理过程、评估患者围术期各项风险后，决定对该患者先行腰椎手术治疗，待患者好转后评估状况再行心脏瓣膜手术。对于本例患者，二尖瓣脱垂伴重度关闭不全，二尖瓣后叶增厚伴多发絮状回声赘生物考虑，在翻动体位过程中，患者面对的主要风险为瓣膜赘生物的脱落、急性肺动脉高压诱发右心衰竭等。因此术中维持血流动力学稳定，避免循环波动至关重要。患者术中血气、血压、心率等生命体征平稳，术后转回病房，术后第 7 天出院。腰椎术后 2 个月余，患者出现脑出血，予以急诊脑血肿清除术，在院治疗期间再次出现基底节大量出血，预后差，家属放弃治疗，要求自动出院。

参考文献

中华医学会胸心血管外科分会瓣膜病外科学组 , 2022. 感染性心内膜炎外科治疗中国专家共识 [J]. 中华胸心血管外科杂志 , 38(3): 146-155.

Cahill T J, Baddour L M, Habib G, et al., 2017. Challenges in infective endocarditis[J]. J Am Coll Cardiol, 69(3):325-344.

Dai G, Wang T, Yin C, et al., 2020. Aspergillus spondylitis: case series and literature review[J]. BMC Musculoskelet Disord, 21(1): 572.

Del Pace S, Scheggi V, Virgili G, et al., 2021. Endocarditis with spondylodiscitis: clinical characteristics and prognosis[J]. BMC Cardiovasc Disord, 21(1): 186.

Hermanns H, Alberts T, Preckel B, et al., 2023. Perioperative complications in infective endocarditis[J]. J Clin Med, 12(17): 5762.

Hermanns H, Eberl S, Terwindt L E, et al., 2022. Anesthesia considerations in infective endocarditis[J]. Anesthesiology, 136(4): 633-656.

Maze Y, Tokui T, Murakami M, et al., 2022. Surgical management of infective endocarditis complicated with acute cerebral infarction - preoperative management using modified rankin scale and sequential organ failure assessment (SOFA) score[J]. Circ Rep, 4(6): 248-254.

Viezens L, Dreimann M, Strahl A, et al., 2022. Spontaneous spondylodiscitis and endocarditis: interdisciplinary experience from a tertiary institutional case series and proposal of a treatment algorithm[J]. Neurosurg Rev, 45(2): 1335-1342.

Wang A, Gaca J G, Chu V H, 2018. Management considerations in infective endocarditis: a review[J]. JAMA, 320(1): 72-83.

第六部分

胸科手术

第 21 章

支气管胸膜瘘患者行瘘修补术

一、病例简介

【一般情况】患者，男性，69 岁，身高 170cm，体重 55kg。

【主诉】肺癌术后 2 个月，胸闷、气急伴吞咽困难 2 个月。

【现病史】患者 2 个月前体检发现右肺肿块，于 2022 年 11 月 11 日在当地医院行胸腔镜下右肺上叶切除术，术后出现气急，吞咽困难。2022 年 11 月 14 日气急加重，遂行气管插管转至当地医院 ICU，予以机械通气、抗生素抗感染、甲泼尼龙抗炎等支持治疗，11 月 23 日脱机拔管后转至胸外科，11 月 25 日再次出现胸闷气急，胸部 CT 示右肺术后，右侧气胸，肺压缩约 90%，两侧胸壁、颈部广泛皮下气肿及纵隔气肿，右侧胸腔引流在位。家属要求转上级医院进行治疗，于 2022 年 11 月 27 日气管插管转至笔者所在医院 ICU。

【既往史】2 个月前行胸腔镜下右肺上叶切除术。

【体格检查】心率 135 次 / 分，气管插管状态下呼吸 29 次 / 分，血压 86/37mmHg，患者右侧胸腔引流中，纵隔、两侧胸壁、颈部、胸腹、盆壁皮下大量气肿。

【辅助检查和检验结果】

1. 胸腹 CT　两侧气胸，右侧明显，肺压缩约 95%，右侧胸腔引流中，两侧胸腔少量积液，纵隔及两侧胸壁、颈部广泛气肿。胸腹盆壁皮下大量积气。左输尿管上段（约 L_4 椎体水平）及其上泌尿系扩张积水。左肾下极占位，肾癌首先考虑。左肾结石，前列腺增大伴钙化，前列腺后缘囊性灶，膀胱后壁条状高密度，两侧精囊腺略肿，左膈面抬高（图 21-1）。

2. 心电图　快室率心房颤动，心率 108 次 / 分。

3. 实验室检查　血红蛋白 94g/L，血小板计数 321×10^9/L，白细胞计数 13.79×10^9/L，中性粒细胞 85.9%，空腹血糖 9.3mmol/L，pH 7.47，Na^+ 148mmol/L，PO_2 78.8mmHg，Cl^- 114mmol/L，碳酸氢根浓度 29.6mmol/L，实际剩余碱 5.5mmol/L，纤维蛋白原 5.2g/L，国际标准化比值 1.16，凝血酶时间 14.7 秒，D- 二聚体 3060μg/L FEU，B 型钠尿肽 154pg/ml（0 ～ 130pg/ml）。

4. 痰培养　铜绿假单胞菌（++++），肺炎克雷伯杆菌（++），多重耐药。

5. 其余辅助检查及检验　如肝肾功能、电解质检查未见明显异常。

【术前诊断】肺恶性肿瘤，术后脓气胸，肺部感染，呼吸衰竭，感染性休克，意识障碍，皮下气肿，阵发性心房颤动，慢性支气管炎伴肺气肿，左肾占位（肾癌首先考虑）。

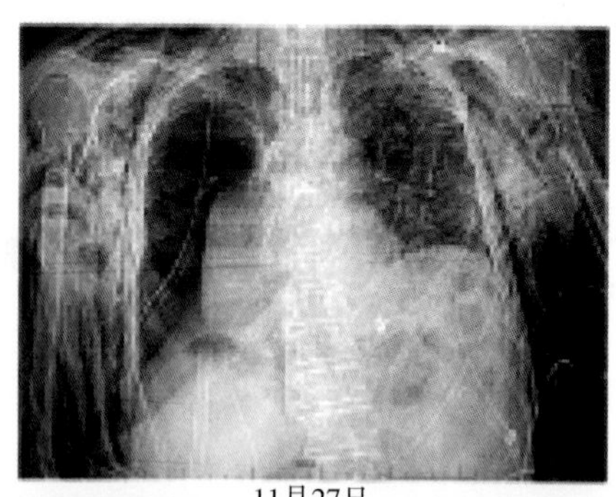

11月27日

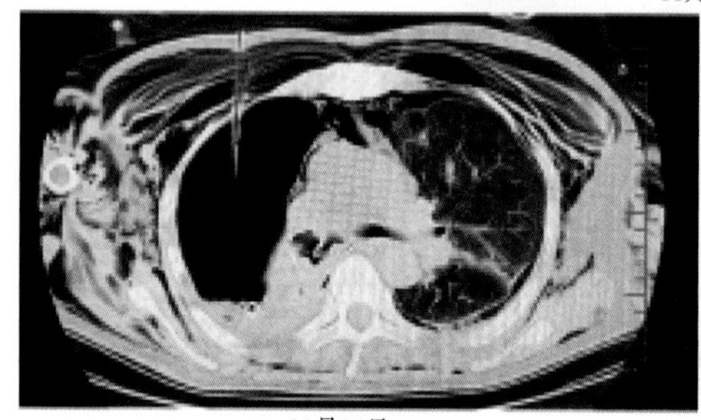

11月27日

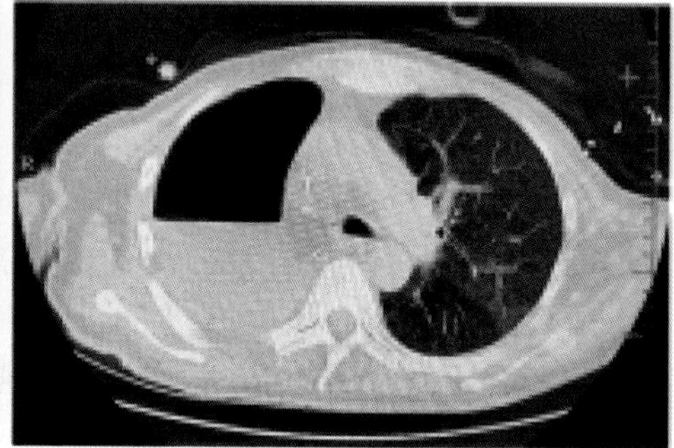

12月16日

图 21-1　患者围术期肺部 CT 变化（11 月 27 日为入院当天，即术前 2 天）

二、MDT 会诊意见

1. 胸外科　目前两侧胸管引流通畅，考虑右上叶支气管开口处支气管胸膜瘘，该患者有较大的近端瘘，选择肺隔离技术单肺通气，隔离患侧肺可以阻止漏气，促进瘘的创面愈合。目前持续漏气超过了 5 天，应考虑尽快手术干预，单纯延长引流时间于患者无益。

2. 心内科　患者右肺切除，肺部感染，反复快室律房颤，心律失常发作。同意目前抗心律失常方案，必要时胺碘酮维持窦性，关注循环稳定，维持电解质平衡，积极改善肺部情况。

3. 泌尿外科　左肾下极占位，肾癌首先考虑，建议先行支气管胸膜瘘修补术，肺部疾病控制后，考虑进一步治疗肾占位。

4. 麻醉科　患者目前右侧支气管胸膜瘘，纵隔气肿广泛，皮下气肿，置入左侧双腔气管导管行左肺单肺机械通气。患者目前动脉血气呼气末二氧化碳分压（$PaCO_2$）76.0mmHg，呼吸机呼入潮气量 500 ～ 600ml，呼出潮气量 300ml 左右，右侧胸腔闭式引流可见气泡逸出，考虑双腔导管移位，肺隔离单肺通气不成功，并且通气量不够。建议：①重新调整双腔管位置，考虑支气管置管刺激较大，双腔管容易移位，建议 ICU 加深镇静、镇痛深度，减少患者因疼痛不配合、躁动导致气管插管移位的风险，可考虑配合肌松药物持续泵注，做好肺隔离；②尽早行支气管胸膜瘘修补术，拔除双腔管改单腔气管导管机械通气，以便及时吸引清理呼吸道分泌物，防止肺部感染。

三、MDT 会诊后诊治经过

根据 MDT 会诊意见，患者当天在监护室继续予以抗感染、抗心律失常、加深镇静镇痛，使患者更好地耐受双腔支气管导管。封堵患者的支气管胸膜瘘口对于患者的恢复至关重要，因此患者在会诊后第 2 日进入手术室，拟行右侧胸腔镜下支气管胸膜瘘修补术。

四、麻醉及手术经过

1. 入室后患者的生命体征　血压 131/52mmHg，心率 86 次 / 分，气管插管状态，脉搏血氧饱和度 100%。

2. 麻醉方案　静吸复合气管插管全身麻醉。

3. 麻醉诱导　舒芬太尼 30μg，依托咪酯 20mg，维库溴铵 8mg。

4. 麻醉维持　1% 七氟烷、丙泊酚、瑞芬太尼，间断推注顺阿曲库铵。

5. 呼吸管理　术中通过左侧双腔气管导管对左肺进行单肺通气，潮气量 400ml/ 次，呼吸频率 16 次 / 分，患者血氧饱和度维持在 100%，呼气末二氧化碳分压维持在 35 ～ 40mmHg，气道峰维持在 30mmHg 左右。

6. 手术过程　11 月 29 日患者带气管插管入手术室，行瘘修补术。术中探查见右侧胸腔广泛粘连，中下肺叶不张，右上叶支气管缝合处广泛裂开，可见缝线。右主支气管及右中间支气管水肿，糜烂严重，无法缝合。组内讨论后，右支气管无法缝合，于是行右全肺切除，取腹腔大网膜，用大网膜包绕加固右主支气管残端。手术顺利，未见明显并发症。

五、转归

患者术后更换为 7.5 号单腔气管插管，术后左肺感染，无法短时间脱机，于 12 月 12 日行气管切开术。术后患者左肺感染反复恶化，脱机困难，最终其家属放弃治疗，患者自动出院。

六、病例解析要点

（一）支气管胸膜瘘的分型和临床表现

支气管胸膜瘘（bronchopleural fistula）指气管、支气管与胸膜腔之间的病理性通道，这是一种罕见但可能危及生命的并发症，通常由肺部手术引发。肺叶切除术后支气管胸膜瘘的发生率为 0.5% ～ 1%，全肺切除术后可达 4.5% ～ 20%。支气管胸膜瘘的死亡率可达 18% ～ 50%。

急性患者会有不同程度发热、呼吸困难、持续刺激性剧烈咳嗽、咳出胸腔积液样痰，健侧卧位尤为明显而患侧卧位时症状减轻或缓解。继发于慢性感染者起病较慢，表现为原发病症状逐步加重，而由肺脓肿或空洞溃破引起者，起病较急，常有突发胸痛，随后出现全身性症状。在极少数情况下，支气管胸膜瘘腐蚀支气管动脉也可出现大咯血。手术引发的支气管胸膜瘘发生可距肺切除术后几天到数年不等，早期可表现为大量持续漏气伴皮下气肿、高热、咯血、咯脓痰、刺激性干咳或表现为脓毒血症，以及脓性分泌物大量流入对侧肺导致的吸入性肺炎、呼吸衰竭等，术后数月或数年发生的瘘可并发脓胸。纤维支气管镜和胸部 CT 检查等可明确瘘口和脓腔的位置及大小，以及有无纵隔移位、肺部有无吸入性肺炎等。

支气管胸膜瘘的治疗包括充分的引流、抗感染治疗、营养支持，以及各种修补瘘口和隔离瘘口的方法（激光治疗、纤维蛋白胶、组织黏合剂、硬化剂可以封闭小的瘘口，也可应用心脏封堵器、单向活瓣、气道支架等）。手术治疗包括胸膜纤维板剥术，瘘口切除修补术，胸廓成形术，带蒂自体物移植填塞术等。

（二）支气管胸膜瘘修补术围术期麻醉管理要点

1. 肺隔离　单肺通气对于支气管胸膜瘘患者是一个重要的管理策略，早期隔离患侧肺可以阻止漏气，促进瘘创面愈合。单肺通气可以隔离感染肺，防止脓、血等污染物质播散到健侧肺，进一步损伤肺功能。肺隔离技术可以选用双腔气管导管、封堵管及单腔气管导管，封堵管容易移位，对于手术时间长的此类患者，双腔气管导管能够实现左右肺的完全隔离，有效防止患侧肺脓性、血性分泌物至健侧，降低交叉污染的风险。麻醉诱导时建议患侧朝下，这样也可以预防患侧脓液进入健侧，对本例患者，我们采用左侧侧卧位可视喉镜引导双腔气管导管支气管插管，之后予以纤维支气管软镜进行双腔气管导管的对位检查，这样也极大降低了健侧肺受到污染的概率。在体位变化和手术过程中应加强观察，定期检查导管的位置，必要时进行调整以避免移位。

2. 肺通气与换气功能监测　支气管胸膜瘘的患者在机械通气时存在通气不足和二氧化碳潴留的可能，尤其是患者本身有慢性阻塞性肺疾病（COPD）、健侧肺之前存在基础病，或者在支气管胸膜瘘后健侧肺出现感染和急性呼吸窘迫综合征（ARDS）等，在单肺通气不能维持通气的情况下，可以尝试高频通气。上述方法都失效的情况下，可以尝试使用 ECMO 维持肺功能。对于分钟通气量需求较高的患者，除了通过对潮气量、吸气流速、呼气末正压和吸入氧浓度的调整来优化气体交换，还可考虑应用允许性高碳酸血症。对于在监护室需要长时间机械通气的支气管胸膜瘘患者，推荐在解决了持续的空气泄漏、潮气量差异小于 100ml，以及肺顺应性差异小于 20% 时考虑恢复双肺通气。

3. 张力性气胸或纵隔摆动　支气管胸膜瘘患者存在从瘘口漏气进入胸腔的情况，因此对于这类患者需要预防张力性气胸、纵隔摆动及皮下气肿。患者须放置胸管充分引流，术前和术中需要确保引流管的通畅性，以避免正压通气下出现张力性气胸。对于有些慢性长期存在支气管胸膜瘘的患者可以考虑在瘘口上方的支气管放置呼吸活瓣，这种活瓣只允许气体排出胸腔，不允许气体进入胸腔，这种治疗方法的原理是通过在支气管镜在瘘口所在的支气管内置入单向活瓣，使胸腔内的气体可以排出，但外部的空气不能进入胸腔，从而维持胸腔的负压，促进瘘口愈合的同时避免张力性气胸或纵隔摆动的发生。

4. 健侧肺保护　患侧肺隔离，防止患侧对健侧的污染，避免出现高气道压。使用小潮气量通气可以减少对肺泡的过度扩张和牵张，可联合使用适当的 PEEP 来保护通气侧肺，避免肺泡塌陷，做好肺复张。应注意限制性液体管理，避免液体超负荷，降低肺水肿的风险。

七、病例小结

本例患者右肺上叶切除术后并发支气管胸膜瘘，为求进一步治疗，双腔管气管插管单肺通气转入院。在多学科会诊后，明确患者肺隔离因双腔移位无法很好地通过机械通气维持患者通气功能。MDT 会诊后明确应该尽快行外科手术修补瘘口。术中探查发现瘘口造成的损坏严重，切除剩余右肺并使用大网膜覆盖瘘口残端。术后患者入 ICU 后反复出现肺部感染恶化的情况，无法撤离呼吸机，最终家属放弃治疗。支气管胸膜瘘早诊断早治疗，以及对健侧肺的综合性保护策略尤其重要。

参考文献

张真铭，王允，2012. 肺癌术后支气管胸膜瘘致死性大咯血经验（附 7 例报告）[J]. 中国肺癌杂志，15(1): 39–43.

Clark J M, Cooke D T, Brown L M, 2020. Management of complications after lung resection: prolonged air leak and bronchopleural fistula[J]. Thorac Surg Clin, 30(3): 347–358.

Gaur P, Dunne R, Colson Y L, et al., 2014. Bronchopleural fistula and the role of contemporary imaging[J]. J Thorac Cardiovasc Surg, 148(1): 341–347.

Grotberg J C, Hyzy R C, De Cardenas J, et al., 2021. Bronchopleural fistula in the mechanically ventilated patient: a concise review[J]. Crit Care Med, 49(2): 292–301.

Iwasaki M, Shimomura M, Ii T, 2021. Negative–pressure wound therapy in combination with bronchial occlusion to treat bronchopleural fistula: a case report[J]. Surg Case Rep, 7(1): 61.

Ranjan R, Datta P K, Rapaka S, et al., 2023. HFOV in inhalational injury associated ARDS with broncho–pleural fistula–An old friend to the rescue: Case report[J]. Can J Respir Ther, 59: 95–99.

第 22 章

单心室患者 Fontan 术后低血容量性休克行急诊开胸探查术

一、病例简介

【一般情况】患者，男性，33 岁，身高 173cm，体重 65kg。

【主诉】无明显诱因胸闷气促 11 小时。

【现病史】患者 11 小时前无明显诱因突发胸闷气促，端坐呼吸，阵发性呼吸困难，口唇发绀，右侧肩部疼痛，无畏寒发热等。

【既往史】既往复杂先天性心脏病（单心房、单心室、右位心），4 岁时行先天性心脏病 Fontan 术，无高血压病，无糖尿病。

【体格检查】体温 37.1℃，心率 143 次 / 分，呼吸 30 次 / 分，血压 62/49mmHg，脉搏血氧饱和度 71%，患者意识不清，双侧瞳孔等大等圆（3.0mm），对光反射灵敏。浅表淋巴结未触及，皮肤无发绀、黄染，杵状指。颈软，气管居中。胸廓无明显畸形，右侧呼吸音低。腹平软，无压痛、反跳痛，肠鸣音 5 次 / 分，肝脾肋下未及，移动性浊音（–）。四肢查体无法配合。

【辅助检查和检验结果】

1. 胸片　①右肺不张，右侧胸腔大量积液；②右位心。

2. 常规心电图 + 心电向量图　窦性心动过速，ST 段、T 波改变，其中高侧壁呈弓背样抬高。

3. 急诊床旁超声检查　患者心脏位于右侧胸腔，心脏呈单心房单心室，仅可见一组房室瓣，CDFI 仅见一束血流自单一心房流向单一心室。室壁运动弥漫性减弱，EF 在 30% ～ 40%，无心包积液，无心脏占位性病变。因右侧大量胸腔积液及患者体位限制，心室流出道显示不清。双侧胸腔探查可见液性暗区，左侧宽约 1.0cm，右侧宽约 6.9cm。肝肾陷窝、脾肾隐窝、肠间隙及盆腔未见明显液性暗区。双下肢血流通畅。

4. 实验室检查　白细胞 28.47×10^9/L，中性粒细胞 91.5%，血红蛋白 185g/L，血小板 137×10^9/L，空腹血糖 10.3mmol/L，全血乳酸 7.6mmol/L，$PaCO_2$ 47.0mmHg，PaO_2 40.8mmHg，碱剩余（BE）–4.2mmol/L，K^+ 3.9mmol/L，Na^+ 142mmol/L，Ca^{2+} 1.10mmol/L。降钙素原与 C 反应蛋白在正常范围内，肝肾功能基本正常。纤维蛋白原 1.09g/L，APTT 与 PT 在正常范围内。

【术前诊断】低血容量性休克、先天性心脏病（术后）、右位心、血胸（双侧，右侧为主）。

二、MDT 会诊及手术麻醉经过

1. 入室后患者的生命体征　血压 79/50mmHg，心率 102 次 / 分，带单腔气管导管入室，吸纯氧状态下脉搏血氧饱和度 75%。

患者带单腔气管导管入室，丙泊酚、布托啡诺镇静镇痛，入室后连接监护心电图、无创动脉血压，开放深静脉通路，穿刺桡动脉监测动脉血压，测量术前动脉血气分析示 pH 7.249，PaO_2 43.3mmHg，血红蛋白 188g/L，血细胞比容 57.7%，持续泵注去甲肾上腺素升压（4mg/50ml，10ml/h）。

2. 麻醉方式　气管插管全身麻醉。

3. 麻醉诱导　滴定给予舒芬太尼、咪达唑仑、维库溴铵等诱导药物，通过静脉麻醉维持脑电双频指数在 40 ～ 50。

4. 呼吸管理和麻醉维持　麻醉后，封堵管经单腔气管导管插入右主支气管，患者置于左侧卧位后再次确定封堵管位置，开胸前行左肺单肺通气。呼吸参数设置为 VT 6ml/kg，吸呼比（I ∶ E）为 1 ∶ 2.5，FiO_2 100%，维持 $ETCO_2$ 在 35 ～ 40mmHg，单肺期间维持 SpO_2 在 88% 左右。术中持续泵注去甲肾上腺素、垂体后叶素、肾上腺素维持血压。根据血气分析数值调整呼吸参数，补充电解质，维持平衡。

因患者存在复杂先天性心脏手术病史，术中请多学科医师台上急会诊。

心脏超声科医师行经食管超声心动图，提示内脏反位，肝脏位于左侧。心脏反位，心房为单心房，肺静脉入心房，瓣膜为一组共同瓣膜，瓣叶开放尚可，关闭欠佳，可见少 – 中等量反流信号。心室腔为功能单心室。上、下腔静脉可见人工血管与肺动脉相连。升主动脉、弓部及降主动脉内径正常，其内未见明显异常回声。两侧胸腔见液性暗区，右侧可见中 – 大量液性暗区，左侧可见少量液性暗区。

超声科检查完成后，普胸外科于右侧第 4 腋前线、第 5 腋前线、第 7 腋中线做小切口行胸腔镜探查，开胸后见大量积血，量约 500ml，轻度粘连，清理积血后于右肺下叶膈面处见纡曲粗大静脉曲张走行，表面见一破溃口，可见活动性出血。心脏外科会诊认为该患者 Fontan 术后循环，目前胸腔出血考虑为 Fontan 术后长期高静脉压力引起静脉曲张破裂，目前曲张静脉组织团状出血无法缝合，建议先予纱布按压止血。普胸外科医师遂使用纱布按压后胸腔出血止住，关胸，术后送监护室。

手术共历时 2 小时，麻醉时间 3 小时（图 22–1），术中共补晶体液约 2000ml，输注红细胞 400ml，尿量 850ml，估测患者肺出血 2000ml。

三、转归

患者于 ICU 住院 13 日后转入普通病房，术后第 16 日痊愈出院。两年后因确诊肝细胞癌再次入院，保守治疗 14 天后出院。

四、病例解析要点

（一）Fontan 手术方式

在早期动物实验中，研究者发现电灼烧犬 75% 的右心室心肌后其外周静脉压并未增高，之后的一系列实验让人们认识到在正常情况下肺血管阻力非常低，肺循环血流无须心泵作用，腔静脉压力只要轻度升高就可以产生足够的压力梯度，以推动回流的静脉血灌注肺血管床，维持肺循环。在此理论基础上，1971 年 Fontan 等首次采用了以自己名字命名的手术方式来治疗三尖瓣闭锁（图 22–2）。Fontan 手术获得成功后，该术式被广泛应用于治疗多种只有一个功能心室的复杂先心病。经过多次改良，其适应证逐渐扩大至三尖瓣闭锁、单心室、大血管转位、右心室双出口、左心发育不良综合征等复杂先天性心脏病，并且手术效果已明显提高。目前 Fontan 系列手术已成为治疗单一功能心室的多种复杂先心病的最终治疗方法。Fontan 手术患者的存活率在青少年和年轻成年人中逐渐提高，预计 30 年存活率超过 80%。

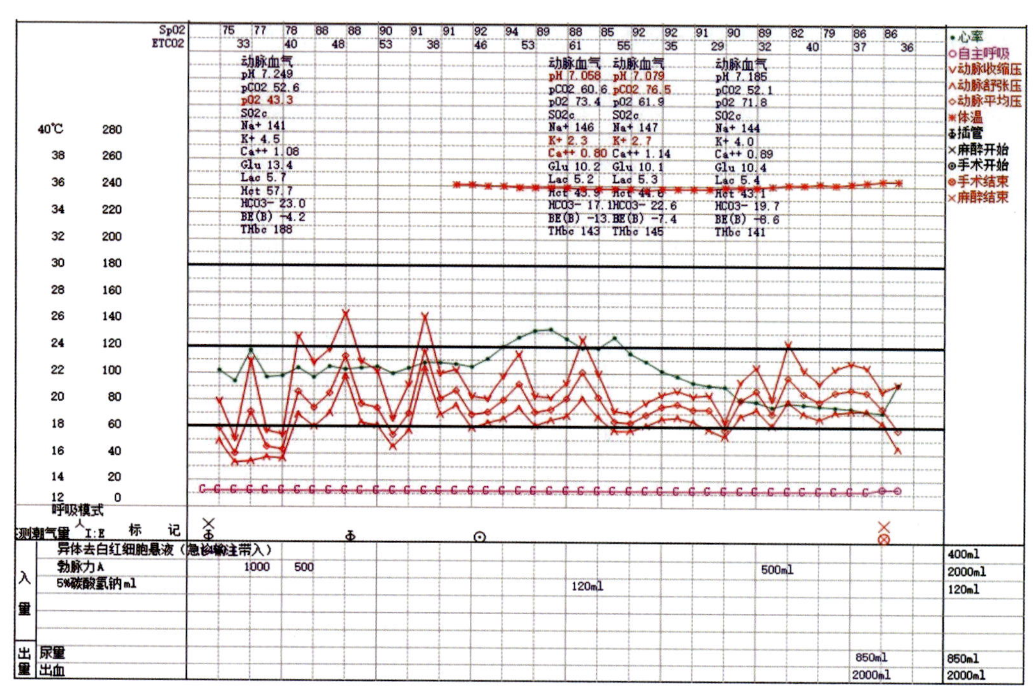

图 22–1　本例患者术中麻醉记录单

（二）Fontan 术后改变及并发症

Fontan 手术患者术后通过中心静脉与肺动脉之间的压力差来保证肺循环，Fontan 患者术后的中心静脉压可达到 15 ～ 20cmH_2O。Fontan 循环的患者会发生一系列病理生理改变，主要包括循环系统的改变和循环系统以外的改变。

1. *循环系统的改变*　正常人进入肺循环的血液因为右心室的存在是搏动性的，而 Fontan 循环由于缺乏右心室泵，直接流入肺动脉的腔静脉是非搏动性血流，静脉层流的低流速使开放的肺血管床面积减少，导致肺血管阻力增加（图 22–3）。同时肺动脉内皮一氧化氮的释放取决于搏动血流对肺血管的剪切力，Fontan 循环缺乏搏动血流也使一氧化氮的产量下降，增加肺动脉压力。静脉血被动的利用压力梯度从外周回到肺部，这种被动的回流限制了心室的容量，导致患者的心室充盈能力有限，长此以往还会降低心脏的顺应性，导致心肌重塑，继发心脏舒张和收缩功能降低，因此患者对于突然增大的前负荷和后负荷都不能很好耐受。有些患者也会出现房室瓣的反流和心律失常。患者心力衰竭时主要表现为心肌收缩力的降低及循环血量的减少。长期的 Fontan 循环后，作为代偿，患者会产生静脉 – 静脉、主动脉 –

肺动脉甚至肺动静脉侧支循环，这些侧支循环会产生动静脉分流，从而使血氧饱和度降低，同时进一步降低心脏容量负荷。患者长期低氧也会刺激血红细胞的增殖，增加血液黏滞性，加上血流缓慢，因此患者也处于高凝状态，易形成血栓。

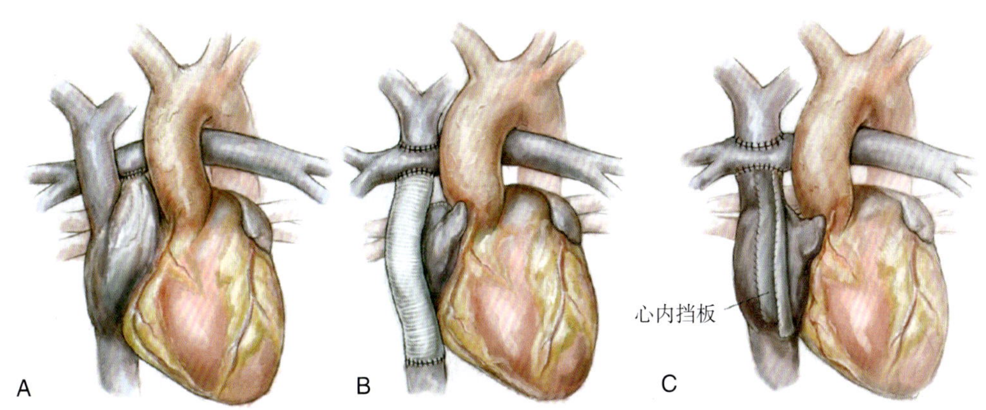

图 22-2　Fontan 手术示意图

A. 为肺动脉 Fontan：上腔静脉和下腔静脉与心房的连接是完整的。心房的耳状突出部被吻合到肺动脉上，并且没有心房水平的分流。B. 为腔外 Fontan：上腔静脉被吻合到右肺动脉的上方，一个直径较大的人工血管将切断的下腔静脉连接到右肺动脉的下方。C. 为侧隧道 Fontan：上腔静脉被吻合到右肺动脉的上方。右心房的上方被吻合到右肺动脉的下方。在右心房内的一个隔板（分隔物）将下腔静脉的血液引导到肺动脉

Insertion of the total artificial heart in the Fontan circulation. Ann Cardiothorac Surg，2020，9：134-140

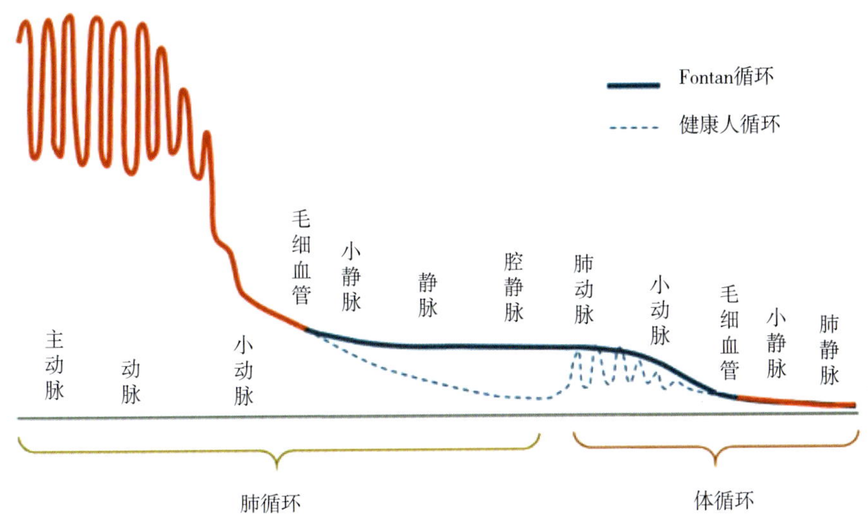

图 22-3　Fontan 循环示意图

纵坐标为压力（mmHg）该图展示了正常循环和 Fontan 循环中血压差异的图形。红色：含氧血液，蓝色：未含氧血液

Imaging of complications following Fontan circulation in children - diagnosis and surveillance. Pediatr Radiol，2020，50：1333-1348. Erratum in：Pediatr Radiol，2020，50：1478

2. 循环系统外的改变　Fontan 术后，由于右心室被绕过，体循环的血流直接流入肺循

环，导致腔静脉压力增加，这种压力的增加可能导致静脉血流和淋巴液不能正常进入腔静脉回到体循环中，可导致一系列循环系统外的表现，如失蛋白肠病（静脉和淋巴液回流障碍、蛋白丢失），塑形性支气管炎（气管里面布满坚固的淋巴液蛋白，堵塞气道），生长发育迟缓，肾功能损伤，肝功能异常（肝纤维化、肝硬化、肝细胞癌），骨发育异常，神经精神系统异常，认知功能障碍。

对于本例患者，推测是因为侧支循环导致纡曲静脉压力增高，造成肺血管破裂而引发胸腔大出血。患者在 2 年后继发肝细胞癌，也属 Fontan 循环的并发症。

（三）Fontan 循环患者手术的麻醉要点

1. *不增加肺循环压力* 由于 Fontan 循环患者肺血流量完全依赖于静脉回流，任何导致肺血管阻力增加的因素都可能导致静脉淤血和心输出量降低，因此，尽可能不增加肺循环阻力成为麻醉管理的重点，围术期可应用前列环素、一氧化氮、吸入麻醉剂等药物维持低肺循环阻力。

2. *维持心肌收缩力* 此类患者对前负荷及后负荷的增加不能很好耐受。若心室前后负荷增加，这种过重的负荷会导致心室收缩及舒张功能受损，因此围术期应注重对心脏泵功能的改善和保护。目前常用的米力农、多巴胺、多巴酚丁胺等既有强心作用，又不会增加肺循环阻力，是围术期较为理想的药物。

3. *机械通气时的通气管理* 理论上，单肺通气对 Fontan 术后患者影响较大，如高碳酸血症、低氧引起的肺血管收缩都会影响入肺的血流。同时因为呼吸末正压增加，胸腔压力增大也会使回心血量减少。之前有病例报道 Fontan 患者因为单肺通气导致严重低氧、中心静脉压力增加、肺血管阻力增加，需要正性肌力药物维持血流动力学。因此需要优化患者的机械通气参数，如使用低呼气末正压、小潮气量、延长呼气时间［I ∶ E 可适当调整到 1 ∶（2～4）］等方法减轻机械通气对肺血流的不利影响。本例患者对单肺通气的耐受相对良好，在单肺通气期间，氧合都能维持在 85% 以上。

4. *中心静脉压监测* 建议术中采用中心静脉置管评估静脉系统压力变化，可在一定程度上指导合理补液。若上腔静脉和肺动脉吻合，颈内静脉置管深度可能需要通过影像学检查确定位置。也可采用股静脉穿刺置管，参考中心静脉压力基础值和血红蛋白浓度及时补充容量。

5. *大出血时输血治疗* 因机体长期处于缺氧状态，血红蛋白代偿性增多，血细胞比容升高，术中须适度进行血液稀释以减轻血液黏稠度，降低肺循环阻力，增加心脏前负荷以维持满意心输出量。Fontan 患者血红蛋白及血细胞比容、SpO_2 见表 22-1。本例患者入室时血红蛋白 18.8g/dl，血细胞比容 57.7%，但是仍然需要去甲肾上腺素的维持才能达到 80/50mmHg 的动脉血压，这意味着患者循环血容量不足。该患者胸腔有大出血、失血性休克，长期处于缺氧状态，血红蛋白仍维持较高水平，此时患者的低血压正是低血容量造成的。在进入手术室后，予以患者充分的液体复苏，并未进一步输血。在液体复苏的基础上，患者的生命体征逐渐平稳，血管活性药物逐步减量。

五、病例小结

Fontan 循环患者缺乏单独的心室向肺脏泵入静脉血，其肺血流主要依靠静脉系统的压力及心室舒张早期的抽吸作用。这类患者随年龄增长，肺循环阻力会逐渐升高、肺血流逐渐减少，因此麻醉和手术的风险也会随年龄增长而增大。必须控制合适容量，同时维持低肺血管阻力以维持肺循环，诱导时需要小剂量缓慢给药辅以适度容量补充和小剂量血管活性药，围术期着重降低心肌耗氧量，维持中心静脉压和肺动脉压平衡，避免缺氧、高碳酸血症、正压通气等增加肺血管阻力的因素。由胸外科、心脏外科，血管外科、麻醉科、重症医学科等共同参与的多学科协作是保证 Fontan 循环患者顺利度过围术期的关键所在。

表 22-1　Fontan 患者与健康对照术后血红蛋白和血细胞比容的差别

	Fontan 患者（n=26）	健康对照（n=20）	P 值
年龄（岁）	17.5（10，34）	18（14，33）	0.67
血红蛋白（g/dl）	15.55 ± 1.51	14.11 ± 0.98	0.0009
血细胞比容（%）	44.81 ± 3.44	41.7 ± 2.62	0.0024
SpO_2（%）	92%	99%	< 0.0001
中位数（最小，最大），平均数 ± 标准差			

Altered hemorheology in Fontan patients in normoxia and after acute hypoxic exercise. Front Physiol，2019，10：1443

参考文献

宋琳琳，肖锋，2018. Fontan 循环产妇分娩的围术期管理 [J]. 临床麻醉学杂志，34(8): 830–832.

邹明晖，崔虎军，马力，等，2015. 改良 Fontan 手术治疗复杂先天性心脏病 [J]. 中国胸心血管外科临床杂志，22(1): 39–43.

de Lange C, 2020. Imaging of complications following Fontan circulation in children–diagnosis and surveillance[J]. Pediatr Radiol, 50(10): 1333–1348.

Fontan F, Baudet E, 1971. Surgical repair of tricuspid atresia[J]. Thorax, 26(3): 240–248.

Härtel J A, M ü ller N, Herberg U, et al., 2019. Altered hemorheology in fontan patients in normoxia and after acute hypoxic exercise[J]. Front Physiol, 10: 1443.

Jaquiss R D B, Woods R K, 2020. Insertion of the total artificial heart in the Fontan circulation[J]. Ann Cardiothorac Surg, 9(2): 134–140.

Mazza G A, Gribaudo E, Agnoletti G, 2021. The pathophysiology and complications of fontan circulation[J]. Acta Biomed, 92(5): e2021260.

Sasaki Y, Kato J, Minoshima R, et al., 2019. One–lung ventilation in a patient with Fontan circulation undergoing diaphragmatic plication surgery: a case report[J]. JA Clin Rep, 5(1): 50.

Tanaka Y, Sumie M, Hashimoto T, et al., 2023. Anesthetic management of pheochromocytoma and paraganglioma for patients with Fontan circulation: a case series[J]. JA Clin Rep, 9(1): 13.

van Loon K, Minkhorst R, Ter Heide H, et al., 2022. Perioperative management of an adolescent fontan patient with narrowing of the aortopulmonary space for posterior scoliosis surgery[J]. Semin Cardiothorac Vasc Anesth, 26(3): 221–225.

第 23 章

巨大纵隔肿瘤切除术

一、病例简介

【一般情况】患者，男性，37 岁，身高 165cm，体重 72.5kg。

【主诉】纵隔肿瘤术后 3 年余，发现纵隔肿块 1 周。

【现病史】患者 3 年前曾在上海某医院行纵隔肿瘤手术治疗，术后病理示胸腺恶性肿瘤、类癌。1 周前在当地医院复查见纵隔局部肿块。患者目前无明显头痛、胸痛、腹痛，无四肢乏力及活动障碍。当地医院主动脉弓 CTA 显示前纵隔多发肿块，部分包绕主动脉弓及弓上三分支近端。结合患者病史，考虑胸腺肿瘤术后复发，收治入院。

【既往史】患者既往体质一般，无高血压病、糖尿病、心脏病，无过敏史，3 年前行纵隔肿瘤切除术。

【体格检查】神志清，精神尚可，皮肤巩膜无黄染，浅表淋巴未触及肿大。气管居中，两侧呼吸音清，未闻及明显干湿啰音，无喘鸣，无呼吸困难，无强迫体位，无声嘶。心律齐，心脏各瓣膜区未及明显病理性杂音，颈静脉无怒张，腹软，无压痛及反跳痛，肝脾肋下未触及，移动性浊音阴性。双下肢无水肿，四肢肌力正常，双侧巴氏征阴性。

【辅助检查和检验结果】

1. 主动脉弓 CTA　前上纵隔多发肿块，部分包绕主动脉弓及弓上三分支近段（图 23-1）。

2. 纵隔 MR 平扫＋弥散＋增强（3.0T）　胸腺多发占位，结合病史考虑为胸腺肿瘤术后复发。

3. 心脏超声、双下肢深静脉超声检查　提示血流通畅。

4. 其他　心电图、血常规、凝血功能、肝肾功能、电解质检查未见明显异常。

【术前诊断】胸腺恶性肿瘤、胸腺恶性肿瘤个人史（类癌）。

二、MDT 会诊意见

1. 胸外科　患者目前诊断为胸腺恶性肿瘤，具有明确的手术指征。由于肿瘤与主动脉弓及弓上三分支近段的关系密切，术中存在损伤主动脉及其他分支的风险，可能导致危及生命的大出血，手术难度大。考虑到胸腺恶性肿瘤的复发和病灶的复杂性，建议充足备血，术前联系心脏外科和体外循环医师，以便在术中出血时能够立即启用体外循环。

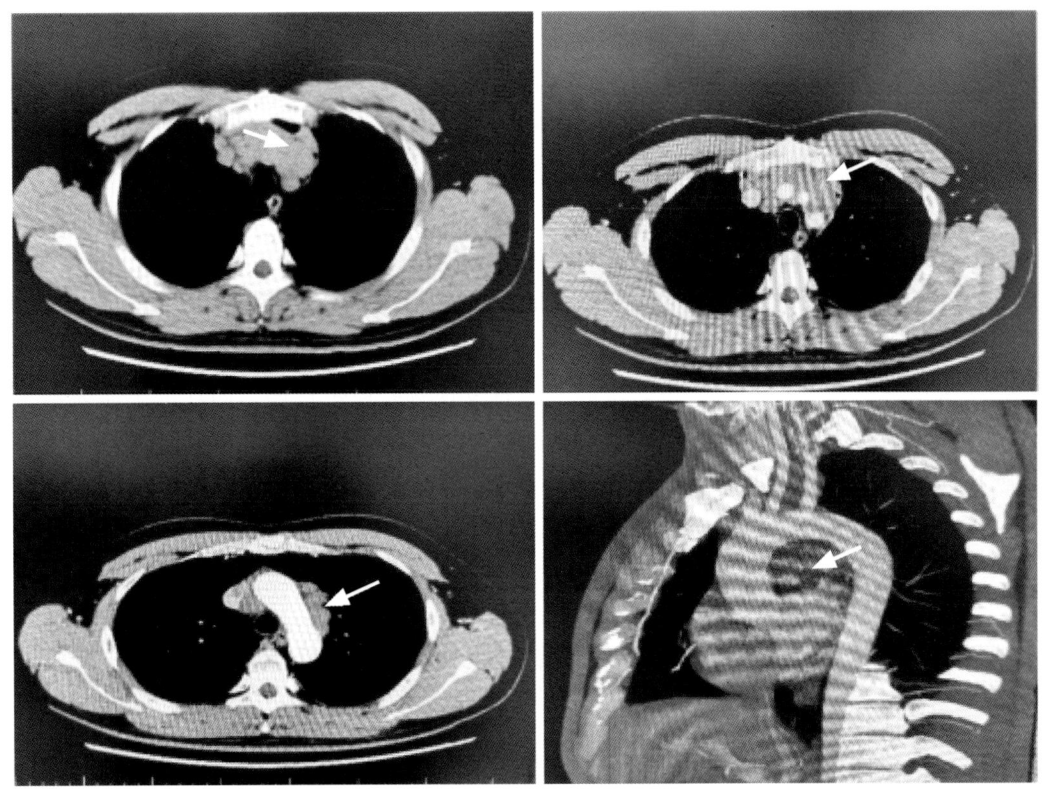

图 23-1　本例患者纵隔肿瘤在胸部 CT 影像中的显影（箭头所示）

2. 放射科　患者影像检查图像示前中纵隔多发占位，考虑肿瘤复发，病灶部分包绕主动脉弓及弓上三分支近段，紧贴动脉外膜，局部累及外膜可能。病灶局部包绕头臂静脉及上腔静脉，分界不清。

3. 综合监护室　患者纵隔肿块复发，存在手术指征。3 年前曾行纵隔肿物切除术，本次手术围术期循环波动可能较大，肺功能有受到损害可能，术后恢复需要严密监护与支持，建议根据术中情况决定术后是否进一步至重症监护室密切监护治疗，可联系本科室床位。

4. 麻醉科　患者胸腺恶性肿瘤复发，拟行胸腺肿瘤切除术。否认高血压病、糖尿病、心脏病等特殊病史，3 年前曾行纵隔肿瘤切除术。主动脉弓 CTA 及纵隔 MRI 可见胸腺多发占位，结合病史，考虑胸腺肿瘤术后复发。患者目前一般情况尚可，无胸闷不适，无颜面部水肿，心肺功能良好。患者胸腺恶性肿瘤术后复发累及主动脉弓及其分支，手术难度极大，分离肿瘤时可能损伤主动脉及其他分支，造成危及生命的大出血，建议术前联系心脏外科和体外循环医师，一旦术中出血随时可以启用体外循环，准备充足血制品，开放股静脉通路，准备自体血回输和加温加压输血装置，做好大出血急救准备。

三、MDT 会诊后诊治经过

术前做好紧急情况的预案，备血，备体外循环，手术准备完成后，拟行纵隔肿瘤切除术。

四、麻醉及手术经过

1. 患者入室后生命体征　血压 121/79mmHg，心率 80 次 / 分，吸空气状态下脉搏血氧饱和度 98%。

2. 麻醉　全身麻醉复合神经阻滞。

3. 监护　患者入室后行常规心电图、无创血压、脉搏血氧饱和度监测，同时穿刺桡动脉，测量动脉血压及血气。行颈内静脉穿刺，麻醉诱导后行股静脉穿刺。

4. 麻醉诱导　舒芬太尼 40ug，咪达唑仑 3mg，维库溴铵 8mg，依托咪酯 30mg。

5. 麻醉维持　瑞芬太尼、丙泊酚、七氟烷。

6. 手术过程　切开胸骨后，进入胸腔，探查发现胸腔束带粘连，病灶位于前纵隔，与主动脉弓及其头臂干、左锁骨下静脉、左无名静脉关系紧密。超声刀分离粘连束带，仔细分离肿物周围组织，完整取出肿块。手术时间 4 小时，麻醉时间 5 小时，术中输入晶体液 4100ml，出血量 200ml，尿量 1000ml。术后患者转入复苏室。

五、转归

患者手术顺利，麻醉苏醒后回转普通病房，于术后第 6 日痊愈出院。

六、病例解析要点

（一）纵隔肿瘤

纵隔是多种不同肿瘤的好发部位，其组织学类型通常较为罕见。在一项对 85 位巨大纵隔肿瘤患者的综述分析中，59.3% 的肿物位于前纵隔，28.5% 位于上纵隔，11.1% 位于中纵隔，11.1% 位于后纵隔。前纵隔肿物通常比其他部位的肿物更大。淋巴瘤（32.9%）是最常见的病理类型，其次是畸胎瘤或精原细胞瘤。患者常见的症状包括呼吸困难、咳嗽、胸痛或放射痛、肿胀、发热、胸闷，也有少部分患者无症状。很多患者有气管（70.6%）、支气管（64.7%）、上腔静脉（50.6%）和心脏（30.6%）受压或侵犯的迹象。

胸腺瘤的发病率在前纵隔肿瘤中占第 1 位，多发生于主动脉弓平面，约 3/4 发生在 40 岁以后，20 岁以下患者很少见，10% ～ 15% 伴有重症肌无力，约 50% 患者没有症状。胸腺瘤起源于胸腺上皮，按其细胞成分可分为淋巴细胞、上皮细胞、淋巴上皮样细胞、梭形细胞 4 型。在组织切片上较难区分良性和恶性，通常依据肿瘤是否侵犯到胸腺包膜，将其分为侵袭性和非侵袭性。大多数医师仍将手术视为胸腺瘤的首选治疗方法，并根据肿瘤侵犯血管的程度来判断是否行血管成形术或血管置换术。由于恶性胸腺瘤极易侵犯右膈神经，必要时须行右膈神经的切除，但必须注意保护左膈神经。双侧膈神经损伤会严重影响呼吸功能，应予以避免。只有当肿瘤侵犯到肺门、胸或者发生肺转移时才考虑行肺切除术。部分胸腺瘤患者伴发重症肌无力，这也是需要额外关注的问题。

（二）术前评估

全面的术前评估在纵隔肿物患者的管理中至关重要。基于患者的术前体征和症状及大血管或气道受压程度，有学者提出了一些风险分层的方法。表 23-1 和表 23-2 列出了目前使用较为广泛的纵隔肿瘤全身麻醉手术风险的评估方法。

表 23-1　纵隔肿瘤的全身麻醉安全分级

分级	症状	影像学表现
安全	阴性	阴性
不安全	阳性	阳性
不确定	阳性	阴性 / 无法获得
	阴性	气管支气管横截面积小于正常值的 50%，或心脏与大血管受压

Anesthetic management of patients undergoing mediastinal mass operation. Front Surg，2022，9：1033349

表 23-2　前 / 巨大纵隔肿瘤患者的症状分级

风险类别	症状和体征	仰卧位耐受性	气管支气管	心脏或大血管
低风险	阴性	是	阴性	阴性
中风险	胸部不适、呼吸困难、肿胀、心动过速	是（不舒适）	移位或横截面积 损失<正常值的 50%	移位
高风险	发绀、端坐呼吸、喘鸣、上腔静脉综合征	否	横截面积损失>正常大于 50%	心包填塞

Anesthetic management of patients undergoing mediastinal mass operation. Front Surg，2022，9：1033349

（三）纵隔肿物综合征

纵隔肿物综合征是指麻醉患者因纵隔肿物所引发的临床症状。在麻醉的各个阶段及术后，该综合征都可能迅速导致急性呼吸或血流动力学失代偿。由于纵隔内心脏、大血管、气管、肺组织邻近，在大多数情况下，血流动力学和呼吸失代偿会同时出现。

呼吸失代偿主要是由肿瘤对气管或主支气管的机械性压迫所致。因患者体位、麻醉、手术等原因导致呼吸失代偿的原因有很多：①手术中患者体位的改变或全身麻醉诱导后使用的正压通气可能使气道压力急剧升高，进一步加重通气困难，严重时甚至无法进行，进而导致缺氧。②在麻醉诱导期间将患者置于仰卧位，会使胸廓横径减小，膈肌向上移位，吸气肌张力降低，同时腹肌张力降低导致腹腔内容物向上移位。上述变化会使胸腔容积减少 500 ～ 1000ml。③在麻醉状态下，支气管平滑肌同时松弛会增加大气道被压缩的程度。如果使用肌松剂，膈肌缺乏头向尾的运动，胸膜腔压力梯度降低。④当肿瘤的静脉回流由于静脉受到压迫而受阻，血管丰富的纵隔肿瘤体积会显著增大，这会进一步加重压迫。⑤在控制通气期间自主呼吸丧失时，会优先对灌注不良的前肺区域进行通气，形成背侧肺不张，通气 / 灌注不匹配，分流增加。⑥狭窄后的气道横截面积减小，气体分子加速通过时会导致湍流的出现，与自主呼吸时的层流不同，这种湍流可能不足以对远端支气管进行通气，导致气体交换减少、分流和气体潴留。⑦机械通气时胸腔内压力升高会导致肿瘤压迫邻近的纵隔器官，进一步加剧受限气道处的负面变化。⑧有时即使术中未出现呼吸并发症，也可能在术后表现出来。手术并发症如血胸、气胸、膈神经损伤导致的膈肌抬高，以及手术部位水肿的形成都可能在拔管后导致气管阻塞。

如果心脏或大血管（肺动脉、上腔静脉）被纵隔肿瘤环绕或浸润，可能会发生血流动力学失代偿。两条肺动脉与主动脉和气管支气管系统距离较近，这在很大程度上保护了它们免受机械性压迫。如果肺动脉直径减小，可能会出现肺灌注受损、低氧血症、急性右心室衰竭，甚至可能发生心搏骤停。虽然在日常生活中这些患者通常无症状，但如果肺动脉循环降至临界水平以下，他们会迅速失代偿。全身麻醉诱导、仰卧位手术、使用肌松剂和正压通气诱导都可能是潜在的诱发因素。与肺动脉不同，上腔静脉由于其血管内压低、血管壁薄及邻近坚硬结构（腔静脉旁淋巴结、主支气管），特别容易受到外部压迫。当上半身静脉回流减少时，右心室充盈减少，心输出量下降。即使在术前，上腔静脉压迫综合征（SVCS）也可能危及生命，需要快速诊断和治疗。与肺动脉狭窄一样，心脏直接受压也是一种相对罕见的情况。然而，大肿瘤如淋巴瘤和胸腺瘤可直接累及心脏，若发生肿瘤相关积液引起的心包填塞可致心律失常或低输出量综合征。

（四）患者围麻醉期存在的风险及处理方法

1. 气道管理　术前应特别评估患者肿块大小、性质、位置、气道受压偏移及狭窄的程度、最狭窄处与门齿和隆突的距离、是否有体位相关性呼吸困难、是否合并气道水肿。端坐呼吸及喘鸣可提示严重的主气道压迫，应明确患者在哪种体位下最舒适。胸部 CT 平扫和磁共振可以精确评估肿瘤大小、肿块的质地和性质、与周围结构的关系及相关气道直径，以协助制订麻醉及插管方案。术前也可能需要准备各种尺寸的长气管导管和加强型气管导管，以及纤维支气管镜和硬质支气管镜。CT 结果示气管横截面受压超过 50% 一般会出现症状，同时围术期并发症发生概率也会增加。手术常需要肺隔离，因此需要根据器官狭窄的程度及位置，制定肺隔离策略，同时建议行清醒气管插管，避免肌松药物使用后气道塌陷，如果出现气道塌陷，紧急情况下可调整体位减轻气道塌陷或请外科医师快速进胸解除压迫。高危患者可备 ECMO。长期纵隔肿瘤压迫气管的患者，应注意气管软化的风险，评估术者是否需要气管悬吊，患者拔除气管导管前需要做气囊漏气试验，必要时患者须转入 ICU 择期拔除气管导管。若患者存在气道水肿，可在头高位下行气管插管。CT 或者磁共振对于肿瘤的性质判断也非常重要，曾有病例报道剥离肿瘤的过程中，肿块脱落进入气道导致通气困难。因此手术过程需要严密监测，出现问题及时处理。

2. 上腔静脉阻塞综合征和脑保护　上腔静脉被压迫时，通过上腔静脉回流的血液淤滞，导致静脉压异常增高，颅内静脉回流也会受阻，引起颅内压力增高。术前伴有上腔静脉阻塞综合征的患者，浅表静脉扩张，可出现头颈胸上肢淤血、浅表静脉曲张、颈静脉怒张、眼结膜水肿等体征，患者可有头痛、头晕、视物模糊，呼吸困难、吞咽困难、心悸等症状。术前存在颅内高压的患者，术中避免低血压。同时术中需要监测 CVP，如果手术中发生新出现或者加重的上腔静脉阻塞综合征，可以通过 CVP 数值的变化及时发现，正常情况下，上腔静脉内的压力为 2 ～ 8mmHg，发生上腔静脉阻塞综合征时，压力可达 20 ～ 40mmHg。发生上腔静脉阻塞时，解除梗阻压迫是首选治疗方案。若长时间上腔静脉阻塞、阻断或 CVP 持续升高，则须行血液分流减压（如桥接无名静脉 - 右心耳），或者行颈内静脉放血。

3. 大出血及循环不稳定　对于纵隔肿瘤，术前评估除胸部 CT 和颈部血管彩超外，还可行增强 CT、增强 MRI 等明确肿瘤大小及血管阻塞程度。若肿块与大血管粘连紧密，剥离肿块过程中可能损伤大血管导致大出血，应常规开放较大的静脉通路，行深静脉置管。若肿瘤累及上腔静脉，术者可行腔静脉成型术或人工血管置换术，所以围术期需要下肢静脉和股静脉置管，这样就可同时监测上、下腔静脉压力，有助于判断淤血程度及血管再通后是否通畅。麻醉医师还要仔细观察手术步骤，及时发现大出血，根据血气、CVP、TEE 等监测结果指导补液。同时准备自体血回输，可以减少异体血的输入。除了大出血会导致循环不稳定外，由于前纵隔肿物压迫心脏、阻塞上腔静脉和右心房，头臂静脉瘤栓阻塞，使得回心血量大量减少，心输出量下降，也会导致血压下降。麻醉药物导致外周血管扩张，回心血量将进一步减少，更加剧了血容量的不足，因此麻醉诱导宜选择对循环影响轻的药物，并且适当减量，同时快速补充血容量，必要时采用头低足高体位、合用增强心肌收缩力的药物，以维持一定的灌注压。

4. *肺功能的保护* 巨大纵隔肿瘤压迫周围血管、气管、支气管、肺组织，损害患者的肺功能及肺储备功能。术前须了解患者肺部感染、肺功能的情况。术中控制出血、充分引流，术后完善镇痛，鼓励早期下床、咳嗽排痰，避免或者减轻肺不张和肺炎。另外，部分患者可能会在手术解除气道和肺部压迫后出现复张性肺水肿。纵隔巨大肿瘤压迫肺组织容易造成肺不张、肺萎陷、肺纤维化、淋巴回流障碍、静脉压迫等，术后解除压迫后肺急速复张，回心血流量增加，可诱发肺水肿。复张性肺水肿虽然少见，但病情发展迅速。麻醉医师应在肺复张初期给予保护性通气策略，如小潮气量和低 PEEP 等，必要时可根据情况利尿。有时在纵隔切除术中，需要用到肺隔离技术，防止术中、术后患侧肺的痰液、血液等污染液体进入健侧肺引起肺损伤。

5. *伴发重症肌无力* 10% ～ 15% 胸腺瘤患者伴有重症肌无力，术前应询问患者是否有相关临床表现，排除重症肌无力。麻醉术后发生呼吸衰竭原因包括麻醉手术应激致肌无力危象；乙酰胆碱酯酶抑制药过量致胆碱能危象；麻醉药物的残余作用；肿瘤切除不够彻底，残留的肿瘤依然具有内分泌功能。重症肌无力患者在胸腺切除术后需要呼吸支持的危险因素包括重症肌无力病程大于 6 年；术前 48 小时内，溴吡斯的明用量大于 750mg/d；合并有慢性呼吸系统疾病；术前肺活量小于 2.9 L。重症肌无力危象重在预防，术前需要调整患者的药物剂量，必要时使用激素或者免疫球蛋白冲击，术后可以适当呼吸机支持。围术期应管理好患者的疼痛、睡眠、焦虑及控制感染。

6. *体外循环在非心脏手术应用* 体外循环可以代替人体的心脏和肺脏工作，提供血液氧合的同时，还能将血液泵入主动脉系统从而替代心脏的泵血功能，体外循环期间静脉血的回流量和主动脉血液的泵入量可以根据具体情况进行控制性调节，以保证患者循环稳定和体内容量的平衡，在有大失血的患者中，可以回收失血的同时通过动静脉插管对患者进行快速、大容量输血，弥补大失血时麻醉输血的局限性。越来越多的复杂、紧急、重症的病例中开始应用体外循环技术作为生命支持，例如，肺栓塞患者行开胸取栓术；肿瘤细胞侵袭到特殊部位如心包、心脏、上下腔等大血管时很难用常规的方法进行处理，可在体外循环常温辅助下行癌栓清除；术前支气管异物严重窒息不能耐受缺氧操作，血流动力学不稳定，或者异物取出困难需要使用体外循环来帮助完成手术操作等。本例患者若行主动脉弓置换术，也需要术中建立体外循环完成手术。患者术中行主动脉弓血管重建时须阻断血管，因此要有脑保护的意识。监测脑部血氧饱和度，戴冰帽。另外，有些肿瘤具有内分泌功能，如异位 ACTH 瘤，需要关注激素释放时对生命体征的影响。同时，本例患者因为开胸手术切口较大，术后需要完善镇痛管理，推荐多模式镇痛缓解患者疼痛。

七、病例小结

上述患者入院后完善各项检查，各科充分了解患者疾病的病理生理过程，评估患者围术期各项风险后，决定对患者行手术治疗。在胸外科、心脏外科、麻醉科等多学科的共同努力下，患者术中血气、血压、心率等生命体征平稳，术后平稳，患者痊愈出院。

参考文献

何争鸣，许蓼梅，孙兰英，等，2001. 体外循环技术在非心脏手术中的应用 [J]. 中国现代医学杂志，11(10): 91-92.

Blank R S, de Souza D G, 2011. Anesthetic management of patients with an anterior mediastinal mass: continuing professional development[J]. Can J Anaesth, 58(9): 853-859, 860-867. English, French.

Congedo E, Aceto P, Cardone A, et al., 2007. Perioperative management of thymectomy[J]. Ann Ital Chir, 78(5): 367-370.

Erdös G, Tzanova I, 2009. Perioperative anaesthetic management of mediastinal mass in adults[J]. Eur J Anaesthesiol, 26(8): 627-632.

Li W W, van Boven W J, Annema J T, et al., 2016. Management of large mediastinal masses: surgical and anesthesiological considerations[J]. J Thorac Dis, 8(3): E175-E184.

Tan J C, Lin P S, He L X, et al., 2022. Anesthetic management of patients undergoing mediastinal mass operation[J]. Front Surg, 9: 1033349.

Tani K, Kimura D, Matsuo T, et al., 2024. Perioperative strategies and management of giant anterior mediastinal tumors: a narrative review[J]. Mediastinum, 8: 34.

第七部分

腹部手术

第 24 章

缩窄性心包炎患者行结肠癌根治术

一、病例简介

【**一般情况**】患者，男性，60 岁，身高 147cm，体重 43.7kg。

【**主诉**】大便习惯改变 1 周，肠镜检查发现乙状结肠占位 3 天。

【**现病史**】患者 1 周前发觉大便习惯改变，3 天前门诊行无痛结肠镜，发现乙状结肠占位，结肠癌首先考虑。结肠镜病理结果示乙状结肠腺癌。为求进一步诊治，来院就诊。

【**既往史**】患者既往体质良好，有心包炎病史，其余无特殊。

【**体格检查**】神清，精神软，颜面潮红，皮肤、巩膜无黄染，浅表淋巴结未触及肿大，颈静脉无怒张，双下肺呼吸音减低。心律齐，未闻及明显杂音。腹软，全腹无压痛及反跳痛，肝脾肋下未及。四肢肌力正常，双下肢无水肿，病理征阴性。直肠指诊未触及肿物，退出指套无染血。

【**辅助检查和检验结果**】

1. 双下肢深静脉超声检查　示血流通畅。

2. 全腹 CT 平扫 + 增强　乙状结肠壁增厚，符合结肠癌改变，周围系膜淋巴结肿大考虑转移。肝硬化，脾大。肝 S5/6 动脉期明显强化结节，小肝癌待排除。双侧胸腔积液伴双肺下叶膨胀不全。

3. 肺通气功能　中重度限制性通气障碍。

4. 心脏超声　双心房增大，心包层略增厚伴钙化，缩窄性心包炎待排除，主动脉瓣、二尖瓣、三尖瓣少量反流，肺动脉压略高（42mmHg），左心室舒张功能降低，左心室射血分数 64%（图 24–1）。

5. 肺 CT　两侧少量胸腔积液伴双下肺膨胀不全，双肺散在结节，增殖钙化灶考虑，两肺门及纵隔多发稍大淋巴结，部分伴钙化，两肺支气管病变伴散在炎性纤维灶。附见：心脏增大，心包膜增厚伴钙化（图 24–1）。

6. 动态心电图　窦性心律，房性期前收缩（11379 次，占总心搏数 11.1%），ST 段、T 波改变。

7. 实验室检查　血常规：白细胞 2.64×10^9/L、血红蛋白 99g/L，B 型钠尿肽 116pg/ml，肌酸激酶同工酶 30U/L，白蛋白 31.4g/L。结核感染 T 细胞检测为阴性。凝血功能、肝肾功能、电解质检查未见明显异常。

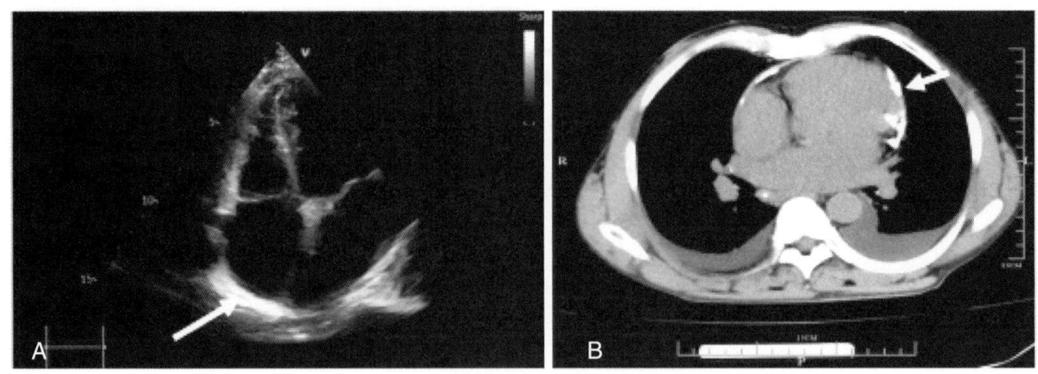

图 24-1　患者的心脏超声和胸部 CT 影像

心脏超声（A）和肺部 CT（B）检查可见心脏包膜增厚伴钙化（箭头所示）

二、MDT 会诊意见

1. 呼吸科　患者结肠肿瘤，拟行手术，肺 CT 示两肺胸腔积液，心包钙化，考虑缩窄性心包炎，BNP 增高，合并心功能不全，建议重点关注心脏问题，完善血气分析。

2. 心血管内科　患者心脏超声提示缩窄性心包炎待排除，患者无明显胸闷、胸痛不适，双下肢水肿，肺 CT 示两侧少量胸腔积液伴双下肺膨胀不全，建议使用呋塞米、螺内酯利尿，注意监测血压，维持电解质平衡，心外科会诊。

3. 心脏大血管外科　患者肺部 CT 示心包增厚钙化，影像学支持缩窄性心包炎诊断，无明显非心脏手术禁忌，围术期液体入量不宜过多、维持水电解质平衡。

4. 麻醉科　患者目前诊断为缩窄性心包炎，ASA Ⅲ级，心功能分级Ⅲ级，床旁可见患者口唇发绀，颜面潮红，肺 CT 示两侧少量胸腔积液伴双下肺膨胀不全，肺功能示中重度限制性通气障碍，肝脏淤血性肝硬化。建议：患者结直肠癌属限期手术，无绝对麻醉禁忌；患者缩窄性心包炎，肺功能差，合并低蛋白血症，B 型钠尿肽和肌酸激酶同工酶（CKMB）均有所升高，围术期心力衰竭、猝死、恶性心律失常的风险高，须与其家属及患者本人充分沟通；加强术中血流动力学监测，尽量采用对循环影响小的药物，完善术后镇痛方案。

三、MDT 会诊后诊治经过

MDT 会诊明确了患者行结肠癌根治术的可行性。根据会诊意见，拟行结肠癌根治术。围术期予患者利尿、预防双下肢深静脉血栓等支持治疗。

四、麻醉及手术经过

1. 患者入室时生命体征　血压 105/70mmHg，心率 72 次 / 分，吸空气下脉搏血氧饱和度 99%。

2. 麻醉方式　全身麻醉复合神经阻滞。

3. 监测　常规心电图、无创血压、脉搏血氧饱和度监测，同时桡动脉穿刺置管监测有创血压，间断行血气分析，行颈内静脉穿刺，监测中心静脉压。

4. 麻醉诱导　舒芬太尼 30μg，咪达唑仑 2mg，维库溴铵 8mg，依托咪酯 12mg。

5. 麻醉维持　瑞芬太尼、丙泊酚、七氟烷。

6. 手术过程　患者截石位，常规消毒、铺巾、留置导尿。首先开腹探查发现小肠不全梗阻，肝硬化伴脾大，胆、胰、胃无殊，腹腔内多处粘连致密，予以松解。肿瘤位于腹膜反折上5cm，浆膜略见挛缩，肠系膜根部未见明显肿大淋巴结，行直肠癌根治术 + 肠粘连松解术，手术过程顺利。

手术时间 2.5 小时，麻醉时间 3 小时，术中输入晶体液 1000ml，出血量 100ml，尿量 400ml。术后患者转入 ICU。

五、转归

患者 ICU 过渡 1 日后拔管，转入普通病房继续治疗，术后第 7 天，患者心率达 100 ～ 110 次 / 分，呈不规则心律，心内科会诊后加用美托洛尔口服，同时使用呋塞米、螺内酯利尿。术后第 13 天，因患者 D– 二聚体升高（5520μg/L FEU），行下肢静脉超声检查，示双侧肌间静脉曲张伴血流淤滞，血管外科会诊后口服利伐沙班抗凝，术后第 14 天出院。

六、病例解析要点

（一）缩窄性心包炎的病理生理、临床表现及治疗

心包是一个薄的无血管囊，包绕着心脏和部分大血管，可以防止感染，提供结构支撑，限制心脏的急性扩张，优化心脏压力和容积间的关系。缩窄性心包炎（constrictive pericarditis，CP）是指心包的壁层和（或）脏层存在慢性的炎症病变，引起局部或全部心包增厚、粘连，甚至钙化，使心脏舒张期充盈受限，从而降低心脏功能，最终造成全身血液循环障碍的疾病（图 24–2）。CP 的潜在病因多种多样，其中最常见的是结核和化脓性感染，其次为真菌或病毒感染。根据既往文献报道，中国、伊朗和南非的 CP 病例中结核性 CP 占 22.2% ～ 91%，而欧洲和北美等地结核性 CP 仅占 5.6% 或以下，大多数 CP 是特发性的或与既往心脏手术史及胸部放射治疗有关。此外，风湿病、自身免疫性疾病、恶性肿瘤、尿毒症、创伤和石棉肺等也是引起 CP 的潜在病因。

以上任何病因引起的炎性病变均可导致脏层心包和壁层心包炎性、纤维素性渗出物沉积，并逐渐机化、增厚、挛缩甚至钙化，进而压迫心脏和大血管根部，导致几乎所有心脏腔室充盈受限。舒张早期至中期当腔内容积达到无顺应性的心包的限制时，心室充盈突然停止。因此造成所有腔室的充盈几乎仅限于舒张早期。体循环静脉淤血造成肝淤血、外周水肿、腹水、低蛋白血症，有时甚至会造成全身性水肿和心源性肝硬化。充盈受损的另一个后果是心输出量减低，造成运动耐量减低、乏力、肌肉失用和体重减轻。单纯的缩窄，尽管射血分数会因为前负荷的减少而减低，心肌收缩力尚正常。如果在慢性炎症和纤维化过程中累及心肌，导致真性收缩功能下降，其后果将非常严重。心肌收缩力的恶化程度也是心包剥脱术效果好坏的一个重要预测因素。

CP 的内科治疗效果有限，因此外科行心包切除术是这类患者唯一有效的治疗手段。

吸气和呼气对心脏的影响分为两个方面：胸腔对心腔压力的影响减小，左右心室间相互作用增加。一方面，患者在吸气时胸腔内压和肺静脉压力降低，但是左心压力因为心包膜的限制没有下降，这导致肺静脉与左侧心腔之间的压力梯度减小（图 24–3），结果就是回到

左心的血量减少。左心回心血量减少导致每搏输出量减少。另一方面，缩窄性心包显著增加了心室的相互作用。因为在 CP 中，心脏内的总血量在呼吸周期中变化很小。也就是说，尽管左侧心腔的充盈可能略有减少，但吸气介导的腹内压增加可增强静脉回流（与任何胸腔内压力变化无关），右侧心腔的充盈会增加，即左心血量小时，右心血量增加（图 24–4）。

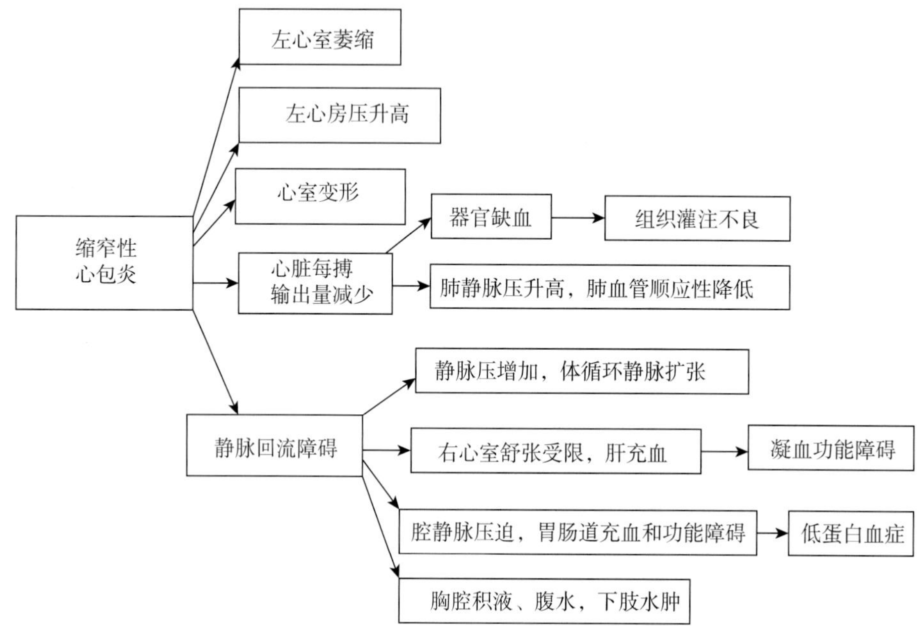

图 24–2　缩窄性心包炎的病理生理变化

Anesthesia management for pericardiectomy- a case series study. BMC Anesthesiol，2023，23：191

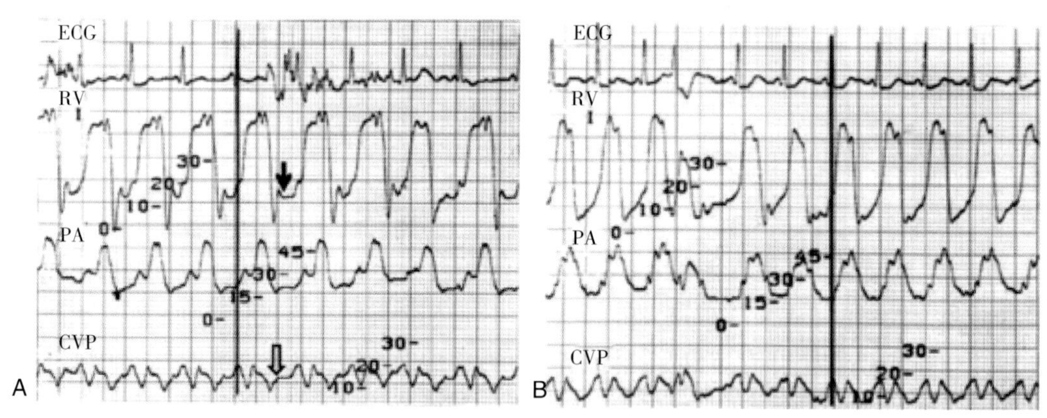

图 24–3　缩窄性心包炎的血流动力学变化

ECG. 心电图；RV. 右心室压力；PA. 肺动脉压力；CVP. 中心静脉压

通过右心房（RA）和右心室（RV）压力的增加监测证实 CP 的血流动力学变化。术中对心包切除前后（A 和 B）的血流动力学比较。心包切除术前（A），舒张期右心室显示出“平方根”图像（黑色箭头），而中心静脉压（CVP）曲线中出现“M”型，并且在“y”下降后有一个平台（空心黑色箭头）。右心室舒张末期压力为 20mmHg （正常值 5 ～ 10mmHg）。这些特征在心包切除术后（B）消失，右心室舒张末期压力降至 12mmHg

Anesthesia and the patient with pericardial disease. Can J Anaesth，2011，58：952-966

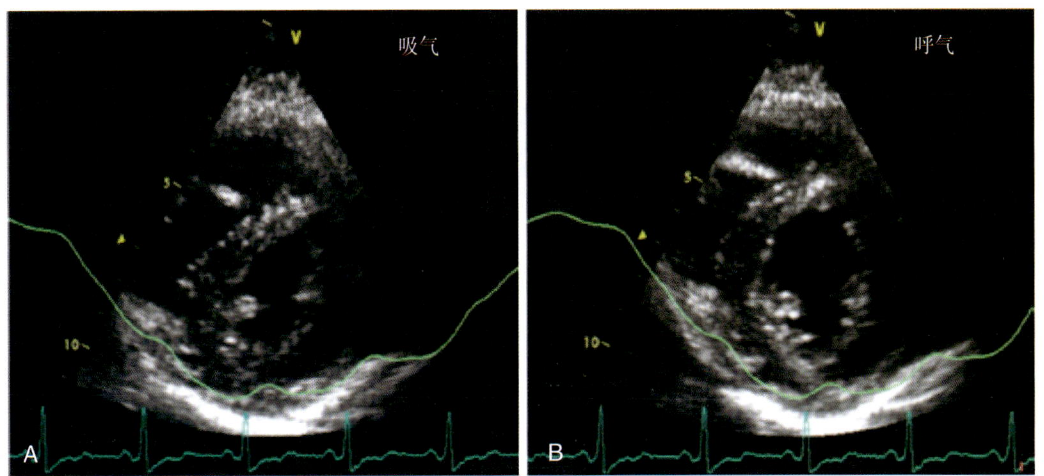

图 24-4　胸骨旁短轴图像可以看到吸气时室间隔移位减少、左心室腔缩小，而呼气时左心室腔增大

Multimodality imaging in differentiating constrictive pericarditis from restrictive cardiomyopathy：A comprehensive overview for clinicians and imagers. J Am Soc Echocardiogr，2023，36：1254-1265

最后，由于心脏整体的舒张期充盈受到显著损害，这导致每搏输出量相对固定，使得心输出量的维持依赖于心率的增加。因此，心动过速是 CP 的一个主要特征。

（二）CP 患者行非心脏手术时的麻醉要点

1. *术前患者病情严重程度的评估和围术期监测*　术前检查的项目取决于患者的稳定性和手术的紧迫性。实验室检查应重点关注血液学（血红蛋白和血小板计数）、凝血功能（国际标准化比值），以及包括电解质和肌酐水平在内的生化分析以评估肾功能。心脏超声检查对于正确诊断心包积液伴心包填塞至关重要。需要关注的症状包括呼吸急促、呼吸困难、端坐呼吸、头晕和胸痛 / 压迫感。体格检查应包括评估生命体征和呼吸功能受损情况，如血氧饱和度降低、心动过速、低血压、奇脉、颈静脉怒张，心脏听诊可及心包摩擦音或心音减弱。出现明显生命体征不稳定的患者，如仰卧位时呼吸困难或有明显的奇脉现象，应极其谨慎。

2. *术前准备*　对缩窄性心包炎患者行非急诊心脏手术，建议在患者全身状况和心力衰竭状况改善后再进行。因患者术前通常存在肝功能受损，同时有胸腔积液、腹水，血浆蛋白尤其是白蛋白水平显著降低，术前应尽量改善患者的全身状况，予高蛋白饮食补充血浆蛋白，必要时使用血制品纠正贫血。患者术前常低盐饮食和使用利尿剂，导致钾钠氯偏低，应注意电解质水平。术前 1 ～ 2 天适量抽取胸腔积液、腹水，尽量抽取胸腔积液，以减轻呼吸困难。

3. *液体管理*　液体管理需要精细，由于心脏容积受限，前负荷调节能力有限，可使用有创动脉压、中心静脉压监测，甚至肺动脉导管测压、TEE 监测下进行液体管理。维持适当的有效循环容量，避免因容量过度负荷诱发心力衰竭，同时避免容量不足导致血压下降。需要牢记的是，CP 患者的心脏容量在超出代偿后，即使是少量的液体过负荷也会引起患者心功能的显著恶化（图 24-5）。中心静脉压（CVP）和肺毛细血管楔压在评估患者容量状态时并非可靠的指标，因为它们高估了血容量状态，但是其变化水平可以作为参考。在一项 CP 患者行心包膜剥脱手术的研究中，大多数的患者术前的 CVP 在 15 ～ 20mmHg。因此，术中维持 CVP 的值，应当参考患者术前的病情严重程度和 CVP 水平。除此之外，经食管超声心动图检查也可评估患者心功能状态，优化容量管理。此外，值得注意的是，腹腔镜直肠癌根治术手术体位为仰卧头低足高位，加之受到气腹压力压迫等因素影响，患者中心静脉压将显著增加，回心血量急剧增加，易诱发心力衰竭，因此对于不能耐受头低位的患者中建议行开放手术。

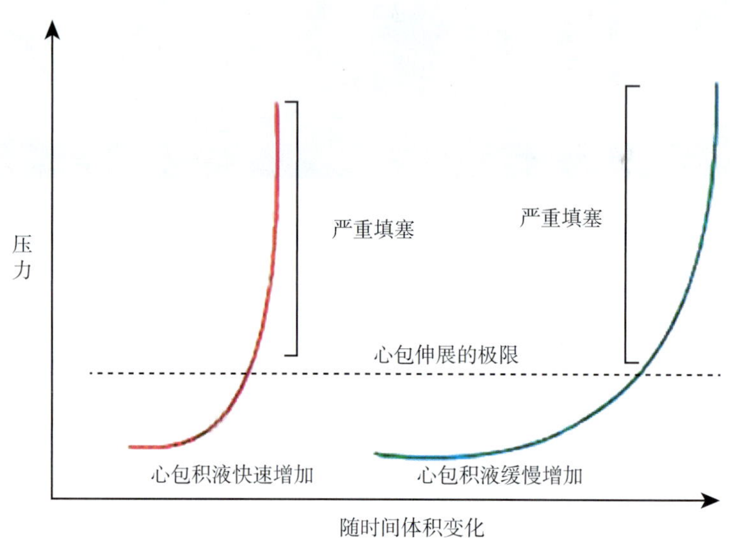

图 24-5　心包压力 - 容积示意图

随着时间的推移，容积增加。在左侧曲线中，迅速增加的心包液体首先达到心包储备容积的极限（最初的平坦段），然后迅速超过心包壁伸展的极限。这导致压力急剧上升，随之液体增加非常小量也会导致心包压力的不成比例增加，压力上升变得更加陡峭。在右侧曲线中，心包填充的速度较慢，需要更长的时间才能超过心包伸展的极限，因为心包有更多时间进行伸展，并且有时间激活代偿机制

Anesthesia and the patient with pericardial disease. Can J Anaesth，2011，58：952-966

4. *循环支持要点*　CP 患者的每搏输出量相对固定，使得心输出量的维持依赖于心率的增加。需要全身麻醉的患者，其血流动力学目标为维持前负荷（容量管理如上）。其他重要目标包括维持后负荷、收缩力、心律和心率。约有 15% 的 CP 患者同时合并心房颤动。在窦性心律下，左心房主动收缩“挤压进”左心室的血容量对于存在舒张功能障碍的左心室的充盈非常重要。总之，该类患者通常对麻醉药物耐受性差，必须严密监测，施行缓慢诱导，遵循影响循环最小、剂量最小、注药速度最慢原则，避免血压下降和心动过缓，避免用药过量，防止心率减慢导致心力衰竭，避免采用去氧肾上腺素及甲氧明等可减慢心率的升压药物。若术中出现低血压，要应用增强心肌收缩力的药物、β 肾上腺素能激动剂，如去甲肾上腺素、麻黄碱、多巴胺等，通过增加心肌收缩能力、提高外周血管阻力和心率来维持血压。

5. *通气管理*　正压通气可导致静脉回心血量减少，加之麻醉药物本身引起的血管舒张和直接心肌抑制，可导致显著的血流动力学恶化。因此，应避免过度正压通气导致胸内压力增加而出现的静脉回心血量减少。应尽可能避免正压通气，如果确实需要，应谨慎实施并使

用最低的吸气压力来提供足够的分钟通气量。

6. *术后管理*　建议入 ICU 进一步监护治疗。拔管期间心率的轻度增快无须处理，注意维持规律的呼吸频率和幅度，避免深吸气和呛咳。采用多模式镇痛方案，避免因疼痛刺激造成血流动力学波动。本例患者采用了区域神经阻滞和患者自控止痛泵联合的镇痛控制方案。

七、病例小结

患者入院后结直肠癌诊断明确，属于限期手术，但患者合并缩窄性心包炎，循环系统耐受手术、麻醉等应激能力差。各科在充分了解患者疾病的病理生理过程，评估患者围术期风险后，决定对该患者行手术治疗。对于该病例患者，较快的心率是代偿低心输出量的有效途径，因此，避免心动过缓、避免血压下降、避免心肌抑制至关重要。同时，对于 CP 病理生理过程的了解是维持血流动力学稳定、预防心力衰竭的前提条件。在多学科的共同努力下，患者术中血流动力学稳定，术后在 ICU 过渡后顺利拔管，安全出院。

参考文献

Grocott H P, Gulati H, Srinathan S, et al., 2011. Anesthesia and the patient with pericardial disease[J]. Can J Anaesth, 58(10): 952–966.

Little W C, Freeman G L, 2006. Pericardial disease[J]. Circulation, 113(12): 1622–1632.

Lloyd J W, Anavekar N S, Oh J K, et al., 2023. Multimodality imaging in differentiating constrictive pericarditis from restrictive cardiomyopathy: A comprehensive overview for clinicians and imagers[J]. J Am Soc Echocardiogr, 36(12): 1254–1265.

Miranda W R, Oh J K, 2017. Constrictive pericarditis: A practical clinical approach[J]. Prog Cardiovasc Dis, 59(4): 369–379.

Shi C, Dong C, Yao L, et al., 2023. Anesthesia management for pericardiectomy– a case series study[J]. BMC Anesthesiol, 23(1): 191.

Tabucanon R S, Wang T K M, Chetrit M, et al., 2021. Worsened tricuspid regurgitation following pericardiectomy for constrictive pericarditis[J]. Circ Cardiovasc Imaging, 14(10): e012948.

Welch T D, 2018. Constrictive pericarditis: diagnosis, management and clinical outcomes[J]. Heart, 104(9): 725–731.

第 25 章

左心室壁瘤合并慢性心力衰竭患者行机器人辅助腹腔镜肾输尿管切除术

一、病例简介

【一般情况】患者，男性，67 岁，身高 175cm，体重 75kg。

【主诉】活动后腰酸 3 年，发现输尿管占位 1 年。

【现病史】活动后腰酸 3 年，1 年前体检发现输尿管占位。无排尿不畅，无尿频、尿急，无腰酸背痛，无恶心、呕吐，无腹泻、发热。2022 年 11 月 12 日泌尿系血管与尿路成像（CTA+CTU）（泌尿系 CTU）示左输尿管下段尿路上皮癌继发输尿管和肾积水。门诊拟以“输尿管占位性病变”收治。

【既往史】既往体质一般，既往高血压病、糖尿病、心房颤动、冠心病病史多年，具体治疗不详。曾行阑尾炎手术。

【体格检查】体温 36.0℃，呼吸 17 次 / 分，血压 125/67mmHg，平均心率 73 次 / 分，心率大于脉率，心律失常。神志清，精神稍差，全身浅表淋巴结未及肿大，锁骨上淋巴结未触及。皮肤巩膜无黄染，颈静脉无怒张，无声嘶。双肺呼吸音粗，未闻及干湿啰音，心脏听诊未闻及病理性杂音。腹平坦，肝脾未触及，未见肠型及蠕动波，听诊肠鸣音 3 次 / 分，移动性浊音阴性，无压痛、反跳痛，未触及包块。双侧肾区无压痛、叩击痛。四肢肌力、肌张力正常，神经系统查体阴性。

【辅助检查和检验结果】

1. 常规心电图　心房颤动，室性期前收缩，T 波改变。

2. 24 小时动态心电图　心房颤动，多源室性期前收缩，时成对，室性逸搏，时呈加速性，RR 大于等于 2.0 秒共 3 次，最长时间为 2 秒，间歇性 T 波改变。平均心率 73 次 / 分，心动过速事件持续时间占总时间的 7.4%，心动过缓事件占总时间的 25.9%。

3. 冠状动脉 CTA　总钙化积分 5.5，左前降支中段混合斑块伴管腔轻度狭窄（心率 42 ～ 63 次 / 分）。

4. 心脏超声　左心功能下降（EF 约 42%，Simpson 法），左心室壁节段性运动异常，左心室下壁、后壁，侧壁室壁变薄，最薄处 6mm，基底部局部向外膨出。左心增大、右房增大，室间隔增厚，二尖瓣中度反流，三尖瓣少量反流，主动脉钙化伴少量反流。IVSDD 12mm，LVEDD 69mm，RV 25mm，LA 54mm，LVPWD 9mm，LVEDS 57mm，PA 25mm，FS 17%，

Ea/Aa 呈单峰。左心房 65mm × 47mm，右心房 44mm × 51mm，室间隔与左心室逆向运动（图 25–1）。

5. 肺部 CT　两肺磨玻璃结节。

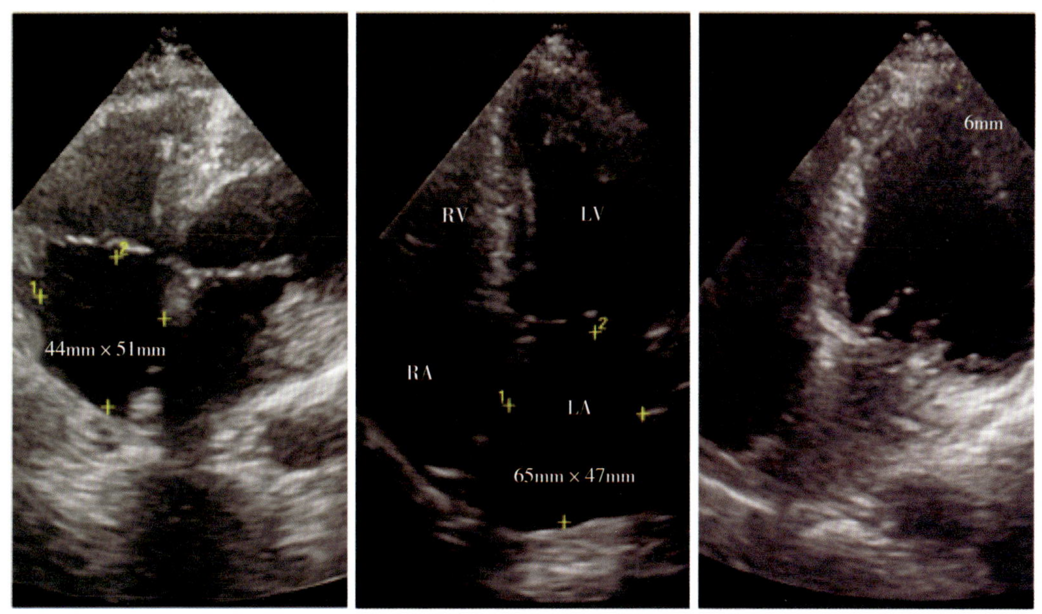

图 25–1　患者术前心脏超声心尖四腔心切面影像

右心房 44mm×51mm，左心房 65mm×47mm，室间隔与左心室逆向运动，左心室下壁、后壁，侧壁室壁变薄，最薄处 6mm，基底部局部向外膨出

6. 实验室检查　血常规：白细胞 7.04×10^9/L，血红蛋白 153g/L，红细胞压积 46.0%，血小板 111×10^9/L。凝血功能：PT 13.1 秒，APTT 29.6 秒，INR1.12。肝肾功能正常，空腹血糖 7.44mmol/L，三酰甘油 2.35mmol/L，肌钙蛋白、心肌酶谱正常。B 型钠尿肽前体 1650 pg/L（0 ～ 376pg/L）。

【术前诊断】左侧输尿管占位，左心衰竭，左心室室壁瘤，心房颤动，室间隔肥厚，糖尿病，脂肪肝。

二、MDT 会诊意见

1. 放射科　患者左输尿管下段尿路上皮癌诊断明确，继发输尿管和肾积水，周围结构清晰，盆腔及腹膜后未见明显肿大淋巴结。扫描范围内未见明确转移灶。

2. 心血管内科　患者心功能不全，心脏超声提示室壁瘤，左心室 EF 明显下降，考虑围术期有急性心力衰竭、恶性心律失常、急性心肌梗死等风险。建议完善冠状动脉 CTA、血 B 型钠尿肽、肌钙蛋白检查并充分告知手术风险，有情况及时联系。

3. 麻醉科　患者左侧输尿管占位，拟行输尿管占位根治术。患者心脏病史多年，目前心功能Ⅲ级，一般活动即感胸闷气促、大汗，不能连续言语。心脏超声提示左心室肥大扩张，左心室室壁瘤，左心室 EF 小于 40%。患者心功能不全伴室壁瘤，手术麻醉极高危，围术期有急性心力衰竭、恶性心律失常甚至猝死等风险，不建议行择期手术。若手术不可避免，须完善冠状动脉 CTA、高敏肌酐蛋白、动态心电图、B 型钠尿肽等检查，并请心内科协助治疗改善心功能。

三、MDT 会诊后诊治经过

MDT 会诊后，根据会诊意见完善各项相关检查，冠状动脉 CTA 提示冠状动脉轻度病变 B 型钠尿肽为 130ng/L，肌钙蛋白水平＜ 0.001ng/L。继续予以患者降血压、降糖、利尿等治疗改善患者症状。择期行输尿管肿瘤治术。

四、麻醉及手术经过

1. 入室后患者的生命体征　血压 173/90mmHg，心率 61 次 / 分，吸空气状态下脉搏血氧饱和度 100%。

2. 麻醉方式　气管插管全身麻醉复合双侧腹横筋膜神经阻滞。

3. 监测　患者 8：20 入室后行常规心电图、无创血压、脉搏血氧饱和度监测，同时穿刺桡动脉，测量动脉血压及血气。行颈内静脉穿刺，麻醉诱导后行经食管心脏超声监测。

4. 麻醉诱导　舒芬太尼 30μg，咪达唑仑 2mg，维库溴铵 8mg，依托咪酯 20mg。

5. 麻醉维持　七氟烷、丙泊酚、瑞芬太尼维持，顺式阿曲库铵间断静脉推注。

6. 手术过程　患者在机器人辅助腹腔镜下行单侧肾输尿管切除术。手术顺利，术中出血约 100ml，尿量 200ml。术中补液晶体 1500ml，术毕应用呋塞米 10mg。手术起始应用毛花苷 C 0.4mg，术中应用多巴酚丁胺、去甲肾上腺素、麻黄碱、压宁定维持血流动力学平稳（术中血压过高或者过低时会出现室性期前收缩），心室率维持在 40 ～ 60 次 / 分。11：25 手术结束，历时 2.5 小时，11：40 拔管送 ICU。

麻醉诱导后和手术结束前行术中经食管超声心动图检查，对比术前术后的结果基本相同：左心室下壁、后壁，侧壁基底段室壁变薄伴室壁瘤形成。左心功能减低，左心室射血分数 43%，左心增大，室间隔增厚，二尖瓣中度反流，三尖瓣轻度反流，主动脉瓣钙化伴少量反流，心房颤动。另见左心耳血栓形成，大小约 2.3cm × 1.3cm。

五、转归

手术当天 12：00 开始使用肝素抗凝。17：00 使用左西孟旦 12.5mg，泵注胰岛素降糖。术后患者血红蛋白持续下降，最低至 66g/L，主治医师考虑与肝素使用有关，予以输注红细胞和血浆。术后 3 天转出 ICU，术后 9 天出院。术后 1 个月复查，血红蛋白恢复正常。

六、病例解析要点

（一）左心衰竭

心力衰竭主要是多种原因导致心脏结构和（或）功能的异常改变，使心室收缩和（或）舒张功能发生障碍引起的综合征，主要表现为呼吸困难，体力活动受限与液体潴留（肺淤血、体循环淤血及外周水肿）等。2022 年美国心脏病学会 / 美国心脏协会《心力衰竭管理指南》根据左心室射血分数将心力衰竭分为射血分数降低的心力衰竭、射血分数改善的心力衰竭、射血分数轻度降低的心力衰竭和射血分数保留的心力衰竭（表 25–1）。纽约心脏病协会

（NYHA）将心功能分为Ⅳ级（表 25–2）。根据心力衰竭发生的时间、速度，分为慢性心力衰竭和急性心力衰竭。多数急性心力衰竭患者经住院治疗后症状部分缓解，而转为慢性心力衰竭。慢性心力衰竭患者常因各种诱因急性加重而须住院治疗。

表 25–1　根据左心室射血分数（LVEF）进行心力衰竭的分类

类型	判定标准
射血分数降低的心力衰竭（HFrEF）	LVEF ≤ 40%
射血分数改善的心力衰竭（HFimpEF）	既往的 LVEF ≤ 40% 且随访测量的 LVEF ＞ 40%
射血分数轻度降低的心力衰竭（HFmrEF）	LVEF 41% ～ 49%，自发性或可激发性左心室充盈压力增加的证据（如钠尿肽升高，无创和有创血流动力学测量）
射血分数保留的心力衰竭（HFpEF）	LVEF ≥ 50%，自发性或可激发性左心室充盈压力增加的证据（如钠尿肽升高，无创和有创血流动力学测量）

表 25–2　NYHA 心功能分级

分级	症　状
Ⅰ	活动不受限。日常体力活动不引起明显的气促、疲乏或心悸
Ⅱ	活动轻度受限。休息时无症状，日常活动可引起明显的气促、疲乏或心悸
Ⅲ	活动明显受限。休息时可无症状，轻度日常活动即引起明显的气促、疲乏、心悸
Ⅳ	休息时也有症状，任何体力活动均会引起不适。Ⅳa 级：无须静脉给药，可在室内或床边活动；Ⅳb 级：不能下床并须静脉给药支持

慢性心力衰竭的原因主要为心肌病、冠心病（心肌梗死和心肌缺血）、长期压力负荷过重（高血压、梗阻型瓣膜病）、长期容量过负荷（反流性瓣膜病、腔内分流、心脏外分流）、非缺血性扩张型心肌病、长期心率和节律异常、肺源性心脏病、高输出状态、代谢紊乱和血流需求过量（体循环动静脉分流、慢性贫血）等。上述病因存在时，心肌受到损害，继而发生适应性的代偿来维持心脏做功，机体通过神经 – 体液 – 细胞因子的相互作用，使心脏代偿维持机体血液循环。同时，由于神经 – 体液 – 细胞因子过度激活，使心室重构从适应性代偿到失代偿，最终发生心力衰竭。心力衰竭是各种心脏疾病的严重表现或晚期阶段，死亡率和再住院率居高不下。

心力衰竭治疗的关键在于识别和纠正导致心肌结构和（或）功能异常的原因。慢性心力衰竭治疗的主要目标是减轻症状、延长寿命、提高生活质量和防止病情恶化。治疗措施主要取决于患者的疾病分期（表 25–2），包括减少危险因素，治疗高血压病、糖尿病、血脂异常，使用 ACEI 类药物、β 受体阻滞剂、利尿剂，血运重建，二尖瓣手术，醛固酮受体拮抗剂等。终末期心力衰竭则可能需要正性肌力药物、心室辅助装置支持，甚至心脏移植。

尽管失代偿性心力衰竭的症状和体征意味着患者围术期具有极高的风险，但严重降低的左心室射血分数（LVEF ＜ 30%）本身是围术期不良结局的一个独立影响因素，也是心力衰竭患者在接受高风险非心脏手术时死亡的长期风险因素。LVEF ＜ 30% 的患者，手术后的生存率明显低于LVEF≥30%的患者。然而，关于是否保留LVEF的心力衰竭患者的围术期风险，研究结果并不一致。在一项荟萃分析中，与降低 LVEF 的心力衰竭患者相比，保留 LVEF 的心力衰竭患者全因死亡率较低。然而，与无心力衰竭的患者相比，保留 LVEF 的心力衰竭患者的绝对死亡率仍然较高，这强调了心力衰竭在非心脏手术患者中的高风险性。

（二）室壁瘤的发生与其对心脏功能的影响

室壁瘤分为真性室壁瘤和假性室壁瘤。其中真性室壁瘤按病程又分为急性和慢性，心肌梗死 15 天以后的室壁瘤为慢性室壁瘤。真性室壁瘤是急性心肌梗死时，梗死心肌组织坏死、室壁变薄、收缩力丧失，心肌在愈合过程中被结缔组织替代，形成薄弱的瘢痕区，心脏收缩时此区呈反向运动，膨出呈袋状、囊状或不规则状，腔内无肌小梁，与周围正常心肌组织界限清楚。若在心脏收缩期与舒张期均见膨出，则称解剖性真性室壁瘤；如梗死区心肌不是完全性坏死，愈合过程中仅局限性纤维化，与周围正常心肌组织界限不清，腔内可见肌小梁结构，这种膨出只在收缩期出现，则称功能性真性室壁瘤。假性室壁瘤是心肌破裂、室壁破裂以后，血液由破口处流入心包，由于附近心包粘连、血流无法扩散而形成的包裹性血肿，约占全部心肌梗死的0.1%。外科手术也可造成医源性的假性室壁瘤。诊断明确后应积极手术。假性室壁瘤与真性室壁瘤的本质区别是心脏破裂与否。真性室壁瘤破裂者少见，急性的真性室壁瘤破裂风险高。假性室壁瘤有 30% ～ 45% 发生破裂。真性室壁瘤要抗凝，假性室壁瘤禁忌抗凝。患者的早期诊断、准确判断室壁瘤大小，以及评估室壁瘤对血流动力学的影响，对制订治疗方案甚为重要。假性室壁瘤因死亡率高，应尽早手术。

室壁瘤形成后对心脏的影响分为 3 个方面。①室壁瘤会加重心力衰竭：这主要取决于梗死面积、心功能和瘤体大小。如果梗死面积小，基础心功能尚可，并且瘤体直径较小，那么对心功能的影响不大。反之，体积大的室壁瘤对心功能影响巨大，会导致心脏进一步扩大，心功能进一步下降，心力衰竭进一步加重。②室壁瘤会造成血栓的形成：由于瘤体不具备收缩能力，血液在不收缩或不运动的腔隙中会很快凝固形成血栓，因此室壁瘤的瘤体内壁经常会形成血栓，这种血栓有脱落后随血流堵塞全身任何动脉的风险。③室壁瘤常会诱发各种室性心律失常：如室性期前收缩、室性心动过速，甚至室颤，有时可致命。

Sui 等比较了 2011 ～ 2013 年在北京阜外医院接受治疗的 183 名左心室真性室壁瘤患者，其中 51 名接受冠状动脉旁路移植（CABG）+ 左心室切除，65 名接受药物治疗，67 名接受经皮冠状动脉介入治疗（PCI）。研究结果表明，除对于特定患者可以考虑保守治疗外，推荐将冠状动脉旁路移植+左心室切除作为室壁瘤的首选治疗方法。尽管统计学上差异不显著，但 CABG 结合左心室切除与 PCI 或药物治疗相比，有更好的左心室舒张末内径（LVEDD）和左心室射血分数（LVEF）结果，以及更高的生存率和无复发率。

（三）心力衰竭患者的术前评估和管理

心力衰竭是已知的增加术后死亡率的风险因素。改良心脏危险指数（RCRI）和 NSQIP 外科风险计算器都将心力衰竭纳入其中。围术期体液超负荷、心率和血压控制不佳、缺血、传导异常、电解质异常、疼痛、贫血、发热和感染等因素都可能导致心血管系统压力增加和心力衰竭症状恶化。

对于心力衰竭（HF）患者的评估和管理建议是基于患者是否有新发或已经诊断的心力衰竭，以及患者是否有心力衰竭的症状予以判断。在紧急或急诊手术中，心内科或者心脏外科医师主要是提供围术期医疗管理的建议，使心血管风险最小化并协助监测心血管事件，通常不进行额外的检查以免手术延迟。对于择期的非心脏手术，美国心脏病学会 / 美国心脏协会和欧洲心胸麻醉学会 / 欧洲心脏学会的指南建议，推迟 3 个月对新近诊断心力衰竭的患者行非心脏手术，以便进行最佳治疗并改善心功能。对于已诊断心力衰竭的患者的评估主要集中在症状、体征、心力衰竭标志物、活动耐量、其他合并症、手术本身的风险等方面（图 25–2）。活动耐量小于 4 个代谢当量的患者围术期并发症的风险增加。实验室测试应包括血常规，电解质以排除贫血、电解质紊乱，以及进行肝肾功能、甲状腺功能的测试。胸部 X 线检查或肺部 CT 可能提示心脏过大、胸腔积液、上腔静脉扩张和肺水肿。心脏超声检查可以评估患者心脏的大小，心脏内有无血栓，以及瓣膜的情况，估算肺动脉压力。除非结果会影响患者管理，否则不一定需要进行侵入性术前心脏检查。有严重心血管疾病的患者应在非心脏手术前接受心脏病专家的评估和治疗，以优化患者心功能。心力衰竭患者可以持续使用 β 受体阻滞剂、ACEI 或 ARB 类降压药至手术日，当然这也可能增加麻醉期间发生低血压的风险。

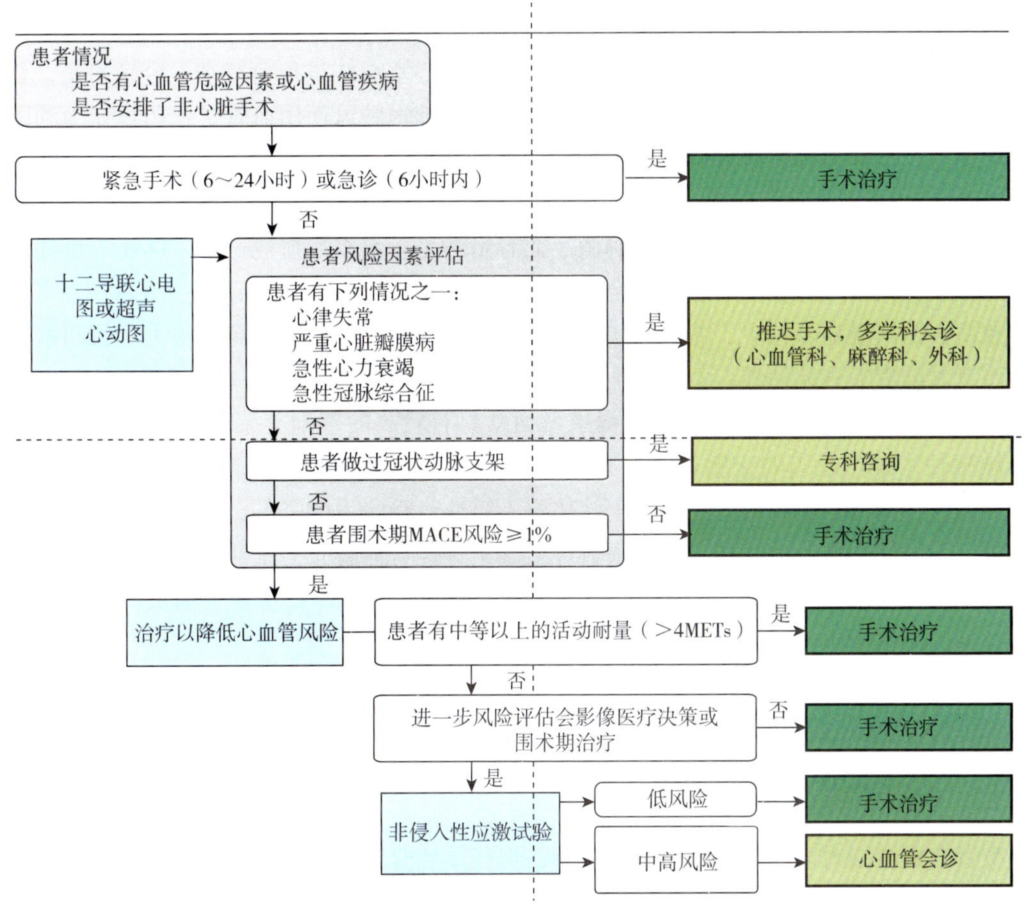

图 25–2　心脏病患者非心脏手术评估流程

Perioperative cardiovascular risk assessment and management for noncardiac surgery，JAMA，2020

术前钠尿肽水平可以独立预测血管手术后 30 天内的心血管事件，并且显著提高修订心脏风险指数（RCRI）的预测性能。测量生物标志物，特别是钠尿肽，可能有助于评估心力衰竭患者，并且在高危非心脏手术患者术后诊断心力衰竭中具有价值。

（四）心力衰竭患者麻醉管理要点

围术期麻醉管理的目标是在手术过程中保持血流动力学的稳定，减少心力衰竭患者心血管系统的压力。全身麻醉和区域麻醉的选择需要根据患者手术方式和患者的情况具体分析。

1. *监测* 在非心脏手术中，大多数情况下需要监测动脉血压，动脉血气分析可以得知血氧和代谢参数，在心力衰竭患者中进行中高风险的非心脏手术时尤其重要。此外，动脉压力波形的动态变量（心输出量、脉压变化、每搏输出量变化）对于指导目标导向治疗非常有用。中心静脉置管可以进行动态的中心静脉压力的监测，并可通过中心静脉应用血管活性药物。还可以根据患者个体情况考虑使用侵入性的监测手段，包括右心导管或经食管超声心动图检查。

2. *液体管理* 心力衰竭患者围术期应特别注意液体平衡。一方面，患者术前通常使用利尿剂，禁食禁水会导致液体量不足。另一方面，手术有可能伴随大出血和大量输液。心室的充盈依赖于一定的液体量，而心力衰竭患者对于左心室液体过负荷特别不容易耐受，并且液体过量会引起或加重肺淤血。重度液体过剩引起的肺水肿可使用血管扩张药物作为利尿剂的辅助治疗，多选择以扩张静脉为主的药物，如硝酸甘油。

3. *避免心动过速和维持窦性节律* 心动过速会显著缩短心脏舒张期，减少心肌灌注时间。应积极治疗和预防由插管、手术刺激、血容量不足、高碳酸血症、术后疼痛等事件引发的心动过速。很多心力衰竭的患者可合并心房颤动。心房颤动会减少心房主动泵入心室的血量，致使心输出量显著减少，尤其在快室率心房颤动的情况下，麻醉风险很大。长间歇心房颤动患者术前应安置起搏器。

4. *避免抑制心肌收缩力* 心力衰竭患者通常具有较高的基础交感神经张力和改变的 β 受体敏感性，维持适当的交感神经张力对于患者非常重要。全身麻醉诱导和维持期间的药物或多或少会降低心肌收缩力，再加上液体量不足，血管张力的降低，患者会出现低血压，这时可以考虑使用血管活性药，例如去氧肾上腺素等提升血管张力来纠正低血压。将血压维持在基线值的 10% ～ 20% 是合理的。若重度左心室收缩功能障碍患者在前负荷充足和血管张力提升的前提下出现低心输出量综合征（低血压或终末器官灌注不足的证据），应使用正性肌力药，如米力农、多巴酚丁胺。这些患者的血压需要通过优化容量、血管张力、心肌收缩力去维持。严重的泵功能不全患者可能需要心脏机械辅助支持，如 IABP、ECMO 等。

七、病例小结

患者有慢性心力衰竭合并左心室室壁瘤，拟行单侧肾输尿管切除术。围术期有急性心力衰竭、恶性心律失常、急性心肌梗死风险。放射科、心内科、麻醉科、泌尿外科、重症监护室多学科合作，在术前充分评估和改善患者一般状态，术中严密监测，术后重症监护室治疗，最终患者手术顺利安全出院。

参考文献

中华医学会心血管病学分会，中国医师协会心血管内科医师分会，中国医师协会心力衰竭专业委员会，等，2024. 中国心力衰竭诊断和治疗指南 2024[J]. 中华心血管病杂志，52(3): 235–275.

Bisoyi S, Dash A K, Nayak D, et al., 2016. Left ventricular pseudoaneurysm versus aneurysm a diagnosis dilemma[J]. Ann Card Anaesth, 19(1): 169–172.

Bossone E, Cademartiri F, AlSergani H, et al., 2021. Preoperative assessment and management of cardiovascular risk in patients undergoing non–cardiac surgery: implementing a systematic stepwise approach during the COVID–19 pandemic era[J]. J Cardiovasc Dev Dis, 8(10): 126.

Ganesh R, Kebede E, Mueller M, et al., 2021. Perioperative cardiac risk reduction in noncardiac surgery[J]. Mayo Clin Proc, 96(8): 2260–2276.

Gorlin R, Klein M D, Sullivan J M, 1967. Prospective correlative study of ventricular aneurysm Mechanistic concept and clinical recognition[J]. Am J Med, 42(4): 512–531.

Halvorsen S, Mehilli J, Cassese S, et al., 2022.2022 ESC Guidelines on cardiovascular assessment and management of patients undergoing non–cardiac surgery[J]. Eur Heart J, 43(39): 3826–3924.

Heidenreich P A, Bozkurt B, Aguilar D, et al., 2022.2022 AHA/ACC/HFSA Guideline for the Management of Heart Failure: A Report of the American College of Cardiology/American Heart Association Joint Committee on Clinical Practice Guidelines[J]. Circulation, 145(18): e895–e1032.

Karthikeyan G, Moncur R A, Levine O, et al., 2009. Is a pre–operative brain natriuretic peptide or N–terminal pro – B–type natriuretic peptide measurement an independent predictor of adverse cardiovascular outcomes within 30 days of noncardiac surgery? A systematic review and meta–analysis of observational studies[J]. J Am Coll Cardiol, 54(17): 1599–1606.

Lerman B J, Popat R A, Assimes T L, et al., 2019. Association of left ventricular ejection fraction and symptoms with mortality after elective noncardiac surgery among patients with heart failure[J]. JAMA, 321(6): 572–579.

Singh A, Mehta Y, 2018. Heart failure with preserved ejection fraction (HFpEF): Implications for the anesthesiologists[J]. J Anaesthesiol Clin Pharmacol, 34(2): 161–165.

Sui Y, Teng S, Qian J, et al., 2019. Treatment outcomes and therapeutic evaluations of patients with left ventricular aneurysm[J]. J Int Med Res, 47(1): 244–251.

Wei H, Chai S, Liu C, et al., 2019. Left ventricular aneurysm repair: off–pump linear plication versus on–pump patch plasty[J]. Braz J Cardiovasc Surg, 34(2): 187–193.

Wijeysundera D N, Duncan D, Nkonde–Price C, et al., 2014. Perioperative beta blockade in noncardiac surgery: a systematic review for the 2014 ACC/AHA guideline on perioperative cardiovascular evaluation and management of patients undergoing noncardiac surgery A report of the American college of cardiology/American heart association task force on practice guidelines[J]. Circulation, 130(24): 2246–2264.

第 26 章

主动脉肠瘘修补术

一、病例简介

【一般情况】患者，男性，74 岁，身高 162cm，体重 55kg。

【主诉】反复呕血、黑便 1 周。

【现病史】患者入院 1 周前无明显诱因突发呕血 3 次，呈鲜红色，伴黑便、恶心、腹胀。遂前往当地医院就诊，当地医院考虑消化道出血，给予抑酸护胃、止血、补液等治疗，期间大便转为黄色，好转后出院。2 天前患者再发呕血，量少，伴黑便，仍感持续性腹部隐痛，为求进一步诊治，遂入院急诊。2023 年 8 月 20 日急诊腹部 CT+ 增强示腹盆腔内小肠积液扩张，腹膜后间隙渗出性改变。左肾下极实质萎缩伴灌注减低，左侧髂动脉瘤支架置入术后，造影剂外渗至支架外管壁内间隙。急诊给予生长抑素静脉滴注，去甲肾上腺素口服止血，头孢曲松抗感染，抑酸、护胃、补液等对症支持治疗。为进一步专科治疗，拟以“消化道出血”转入消化内科。患者神清，精神软，睡眠一般，胃纳差，大便如上，小便无殊，体重无明显增减。

【既往史】既往高血压病史 10 年（口服缬沙坦、氢氯噻嗪片降压），6 年前脑梗死病史（口服阿托伐他汀、氯吡格雷片），慢性阻塞性肺部疾病（噻托溴铵喷雾剂）、髂动脉瘤腹主动脉支架置入术后 1 年。

【体格检查】生命体征：体温 36.5℃，脉搏 78 次 / 分，呼吸 18 次 / 分，血压 110/57mmHg。神志清，精神软，皮肤巩膜苍白，浅表淋巴结未触及明显肿大，两肺呼吸音清，未闻及明显干湿啰音，心律齐，未闻及明显心脏杂音，腹软，压痛伴反跳痛，未触及包块，肝脾肋下未触及，双下肢无水肿，四肢肌力、肌张力尚可，双侧巴氏征未引出。

【辅助检查和检验结果】

1. 无痛胃镜　慢性胃炎。

2. 全腹增强 CT　腹盆腔内小肠积液扩张，腹膜后间隙渗出性改变。左肾下极实质萎缩伴灌注减低。左侧髂动脉瘤支架置入术后，造影剂外渗至支架外管壁内间隙，直肠内致密影。肝多发血管瘤，多发囊肿。左肾小囊肿。前列腺增大伴结石。

3. 心电图　窦性心律，偶发房性期前收缩，ST 段、T 波改变。

4. 胸部 CT　慢性支气管炎、肺气肿，两侧胸膜下多发肺大疱形成，两肺胸膜下间质性改变。两肺上叶陈旧性病变伴两侧胸膜增厚。两侧胸腔少许积液。

5. 实验室检查　血红蛋白 72g/L，血细胞比容 21.3%，肝肾功能、电解质、凝血功能等无明显异常。大便常规（+），隐血试验（+++）。

【术前诊断】消化道出血，腹主动脉瘤，未提及破裂（支架置入术后），髂动脉瘤（支架置入术后），感染，高血压病，低蛋白血症，脑梗死病史。

二、MDT 会诊意见

从急诊室转入消化内科后，予以生长抑素止血，抑酸、护胃、补液，头孢曲松抗感染，美托洛尔控制心率，氨氯地平控制血压等对症治疗。鉴于患者病情复杂，请血管外科、神经内科会诊以决定下一步诊疗措施。

1. 血管外科　患者目前消化道出血，建议停用抗血小板药物，待消化道出血控制后再予以恢复。

2. 神经内科　患者既往脑梗死病史，口服氯吡格雷 + 阿司匹林双抗血小板治疗，目前患者消化道出血，暂予停用，停用期间有脑梗死风险，待消化道出血控制后酌情选用吲哚布芬口服，必要时复查头颅 MRI。

根据会诊意见，入院第 5 日患者行胶囊内镜检查，可见小肠内积血，出血部位不明确。

入院第 8 日上午 9：40 患者突发大汗淋漓，面色苍白，主诉恶心、呕吐等不适，呕出 100ml 左右食物残渣，后出现上腹部胀痛，呕出 500ml 鲜红色伴血凝块胃内容物，血压 74/48mmHg，急查血常规提示血红蛋白 66g/L，予以平衡液快速滴注，生长抑素止血，多巴胺、间羟胺维持血压及输血等治疗，考虑消化道出血，患者生命体征不稳定，请胃肠外科、麻醉科急会诊。

3. 胃肠外科　考虑患者消化道活动性出血并发出血性休克，有急诊手术指征，建议行急诊手术探查。

4. 麻醉科　患者消化道活动性出血、失血性休克，既往有脑梗死病史，围术期循环衰竭、脑梗死进一步加重、多脏器功能衰竭风险极大。术中须行有创动静脉穿刺，严格管理液体平衡，维持循环稳定，必要时输血或血浆及泵注血管活性药物，保证脏器灌注。患者反流误吸风险较大，麻醉诱导前须置入胃管并充分吸引，备好吸引装置。麻醉诱导采用高流量吸氧快速诱导插管（不进行正压通气）。术中须行目标体温管理，避免低体温。麻醉方案选择全身麻醉复合神经阻滞，完善围术期镇痛，麻醉药物选择对循环抑制较轻的药物。

术中请血管外科会诊。

5. 血管外科　术中探查发现原腹主动脉支架侵入腹主动脉壁，形成腹主动脉瘘并破溃入十二指肠水平部，血管外科医师台上会诊建议超声下穿刺腹主动脉并置入鞘管，注射造影剂定位瘘口，造影下可见瘤腔内 2 型内瘘，遂行瘤体栓塞 + 主动脉内瘘修补，修补后未见瘘口再次出血。十二指肠瘘口处修补，瘘口远端空肠与胃大弯行旁路吻合，避免十二指肠瘘口再次破溃。

三、麻醉及手术经过

1. 患者入室后生命体征　血压 111/57mmHg，心率 62 次 / 分，吸空气状态下脉搏血氧饱和度 96%。

2. 麻醉方式　气管插管全身麻醉复合神经阻滞。

3. 麻醉监护　患者入室后常规监测无创血压、脉搏血氧饱和度、心电监护。同时于超声引导下行桡动脉穿刺，监测动脉血压，颈内静脉穿刺。

4. 麻醉诱导　麻醉诱导后行超声引导下双侧腹横筋膜阻滞，麻醉诱导方案为咪达唑仑 2mg，舒芬太尼 30μg，依托咪酯 20mg，罗库溴铵 40mg。

5. 麻醉维持　采用丙泊酚、瑞芬太尼、七氟烷静吸复合麻醉方案，持续泵注去甲肾上腺素（泵速随血压调整）。术中持续监测体温并采用加温毯行目标体温管理。

6. 手术过程　腹腔镜探查发现小肠积血，未见出血点，转为开腹手术。发现小肠粘连，十二指肠降部与水平部有隆起病变，破溃出血（图 26–1）。行胃空肠吻合术、腹主动脉瘤修补术和肠粘连松解术。发现腹主动脉支架侵出，形成腹主动脉瘘，破入十二指肠。切除病变十二指肠，血管外科台上会诊，发现主动脉肠瘘，使用纤维蛋白原黏合剂栓塞瘤体，修补瘘口，大网膜覆盖。修补十二指肠，行胃空肠吻合。手术过程顺利，术后转入 ICU。术中输入乳酸钠林格液 2000ml，去白悬浮红细胞 250ml，新鲜冰冻血浆 270ml，尿量 900ml，出血量约 200ml。

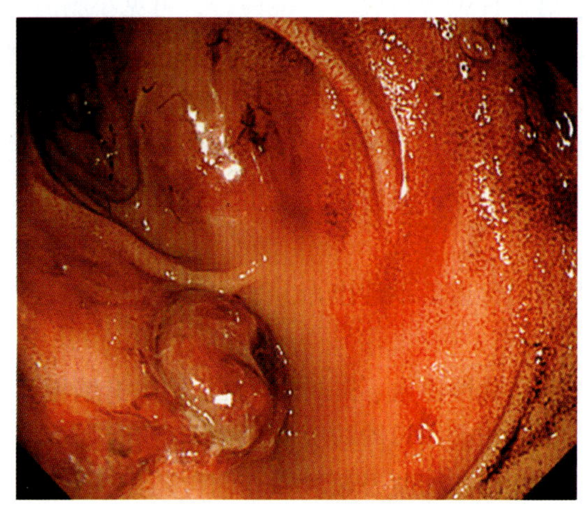

图 26–1　术中胃镜影像

十二指肠球部可见陈旧性血迹，十二指肠降部黏膜未见异常，近水平部可见一直径约 1.8cm 肿块，表面充血、糜烂伴新鲜血迹

四、转归

患者入 ICU 后予以头孢呋辛钠预防感染，余辅以化痰、护胃、维持电解质平衡、维持血流动力学稳定、营养支持等对症治疗，经呼吸锻炼后次日拔除气管插管，转至专科病房进一步治疗，术后患者恢复良好，予以办理出院。

五、病例解析要点

（一）主动脉肠瘘

主动脉肠瘘是指主动脉与相邻胃肠道之间形成的瘘管，是腹主动脉瘤少见但严重的并发症，常引起致命性消化道出血。根据病因可分为原发性主动脉肠瘘与继发性主动脉肠瘘，其中 80% 位于十二指肠，亦可见于空肠、回肠、乙状结肠和胃。

1. 主动脉肠瘘的病因及分类 原发性主动脉肠瘘是由于动脉本身病变所导致的动脉壁与邻近肠管发生的侵蚀交通，患者本身无主动脉手术史。继发性主动脉肠瘘是指主动脉重建后血管移植物侵蚀毗邻肠道所形成的交通性病变。

原发性主动脉肠瘘的病因尚不确定，目前主流观点是绝大多数原发性主动脉肠瘘与瘤样扩张的主动脉相关，扩张的主动脉搏动对邻近的肠壁产生压迫，造成肠壁慢性冲击伤，引发局部肠壁受压、缺血、完整性受损、腐蚀，最终形成主动脉肠瘘。

继发性主动脉肠瘘的病因主要包括血管移植物感染引发局部炎症，侵蚀周围血管壁；顺应性较差的血管移植物将搏动力传导至相邻肠道，引发肠壁局部缺血坏死；技术问题，包括术中人工血管吻合欠妥、术中肠管医源性损伤、术前未预防性应用抗生素或术中无菌处理欠佳等，均会增加继发性主动脉肠瘘的发生率。

2. 主动脉肠瘘的临床表现 典型的三联征为消化道出血、腹部波动性肿块、感染。一般无论是原发或继发性主动脉肠瘘，均会出现“先兆出血”。先兆出血呈少量、自限性、反复发生等特点。先兆出血主要来自肠管的慢性机械性损伤，肠壁感染引发肠壁血管破裂－血管痉挛－血栓形成。由于局部肠管的搏动性冲击伤病因没有消除，细菌沿着损伤的肠管蔓延，引起血管移植物或吻合口处感染，若吻合口假性动脉瘤破裂并冲破肠壁，可引发致死性出血。

3. 主动脉肠瘘的诊断 对于主动脉肠瘘的诊断须结合患者就诊时的血流动力学而定。对于血流动力学不稳定的消化道大出血患者，结合既往主动脉手术史，应高度怀疑主动脉肠瘘，这类患者通常通过急诊手术剖腹探查确诊。对于血流动力学稳定的患者，通过选择 CTA、消化内镜及血管造影予以确诊。目前主张首选 CTA 检查，因为其相对于其他检查更微创，并且医源性继发血栓脱落的风险低。CTA 检查可见主动脉周围脂肪分界消失及软组织增厚，邻近肠袢向主动脉移植物集中，少数可见造影剂进入肠腔受累。消化内镜是诊断急性肠道出血的工具，但不能绝对排除主动脉肠瘘，仅有助于确认出血的其他病因，主动脉肠瘘在内镜下可见移植物溃疡、血管黏附或外压性搏动。血管造影对于鉴别吻合口相关性动脉瘤及了解动脉解剖情况有帮助，一般用于血流动力学稳定的患者，但由于血栓堵塞瘘管，造影直接探及主动脉肠瘘征象的机会较小。

（二）主动脉肠瘘患者的治疗方式

主动脉肠瘘一旦确诊应采取外科手段治疗。外科处理应个体化，须结合是否合并大出血、严重感染，原发性还是继发性，动脉瘤或动脉瘤阻塞性病变的部位，患者的营养情况等。对于出血导致循环不稳定的患者应尽快手术干预。先兆性出血过后的稳定患者应进一步评估，尽早手术。

对于消化道大出血的患者，应进行中心静脉置管，尽快容量复苏，应用广谱抗生素抗感染，急诊剖腹探查止血，以及处理原发病因。

对于病情稳定的患者，相对有时间进行全面评估，做完善的术前准备，制订相应术式。

针对原发性主动脉肠瘘的手术方式，取决于主动脉周围组织是否已经感染。轻度感染者，病灶切除后局部清创，原位重建并长期抗菌治疗。对明显腹膜后污染者，争取动脉瘤切除，网膜形成包裹，广泛腹膜后清创。继发性主动脉肠瘘的术式包括单纯移植物切除、原位重建、移植切除＋自体静脉重建、解剖外旁路术＋移植物切除、腔内修复＋终身服用抗生素（高危患者）。若明确移植物及后腹膜广泛污染，应切除所有感染的移植物。感染的血管组织应清创或清除，切口端必须是健康组织。周围及后腹膜充分引流，防止切口端破裂和假性动脉瘤形成。

（三）主动脉肠瘘患者围术期的管理要点

1. *反流误吸* 主动脉肠瘘多累及十二指肠，主动脉破溃出血涌入肠道，因此患者常伴随有呕血症状。此类患者反流误吸风险极高，麻醉前应置入粗大胃管并充分吸引胃内容物。麻醉诱导采用快速诱导方案，选择快速起效的麻醉药物。正压通气可能导致气体进入食管引起胃内压升高，增加反流风险，尽量避免。可选择高流量窒息通气，此方案不仅可避免胃内压升高，并且能维持患者窒息期间氧合稳定。若患者能够配合，密切关注生命体征情况下，可采用侧卧位气管插管，这样即使胃内容物流出，也可通过体位干预使胃内容物滞留于一侧口腔，避免误吸。

2. *失血性休克* 急诊主动脉肠瘘的患者常由于出血量大、血流动力学不稳定而行急诊手术止血。对于此类患者麻醉诱导应缓慢多次给药，避免注射过量麻醉药物致使循环崩溃。术中建立有创动脉血压、中心静脉压监测，条件允许可监测每搏量变异度，通过心排血量等有创血流动力学参数或置入食管超声心动图指导补液及血管活性药物的应用。在失血尚未得以控制时，可选择允许性低血压的液体复苏策略。对于发生失血性休克的患者，应首先使用等渗晶体液进行液体治疗，可选择平衡电解质溶液或 0.9% 氯化钠溶液，但应避免过量晶体液输入导致组织水肿，肠道组织水肿可增加术后吻合口瘘的风险，肺水肿可增加术后肺部感染、呼吸衰竭的风险。考虑胶体溶液对肾功能、凝血功能存在影响，并且可能诱发过敏反应，不适用于脓毒症患者或有急性肾损伤风险的患者，应限制胶体液的输入。

3. *脓毒症* 也可以是主动脉肠瘘患者就诊的主要原因。术前应对呼吸与氧合，循环和组织灌注状态，是否存在肺损伤及肾脏、肝脏等重要器官是否受损等进行快速评估。一旦患者被诊断或高度怀疑为脓毒症，应积极地进行干预，包括液体治疗、抗生素使用、循环和组织灌注监测及血管活性药物的准备和应用。

4. *大量输血的治疗* 大量输血方案实施的初始阶段，推荐血浆、血小板和红细胞比例控制在 1 ∶ 1 ∶ 1 与 1 ∶ 1 ∶ 2 之间。一旦接受血制品输注应注意钙离子的补充，维持钙离子浓度 ≥ 1.00mmol/L，并且应尽早过渡到依据血栓弹力图、血常规、凝血功能、生化等检验结果制订的目标导向性输血方案。在充分液体复苏的同时，应合理使用血管活性药物，对于危及生命的失血性休克，使用血管加压药维持循环稳定，避免组织缺血致多器官功能衰竭、心肌梗死、脑梗死，首选药物为去甲肾上腺素。

5. *体温管理* 体温过低（核心体温 ＜ 35℃）与严重失血性休克患者并发酸中毒、低血压和凝血障碍（死亡三角）密切相关，最终导致患者并发症率及病死率的增高。低温严重影响血小板功能、凝血功能，应将核心温度作为体温管理的量化标准。建议早期应用保温、复温措施，如输血输液加温、加温毯保温，除非有低温脑保护的要求，否则应将复温目标设置为正常体温（36 ～ 37℃）。

6. *内环境紊乱* 患者因出血过多导致组织灌注不足，进而发生乳酸增高、酸中毒等。术中须频繁测定动脉血气，参考血气结果指导用药方案。严重代谢性酸中毒，pH ＜ 7.1，可导致机体对血管活性药物敏感性降低。必要时应静脉输注碳酸氢钠，但禁忌矫枉过正，碱中毒不利于组织对氧的利用，会加重组织缺氧。大量输血时，库存血中破坏的红细胞会释放钾离子，引起高钾血症，可导致心脏疲软、心律失常，严重时会导致心搏骤停。库存血中的枸橼酸钠可螯合血液中的钙离子导致低钙血症，致使心肌收缩力减弱及凝血功能障碍。因此术中应根据血气结果纠正电解质紊乱。

7. 主动脉阻断　对于血管移植物导致的主动脉肠瘘，须术中阻断移植物远端动脉，取出移植物并进行血管重建。根据病变部位的不同，腹主动脉的阻断水平可能在肾上或肾下主动脉水平。阻断前须肝素化。肾下水平的主动脉阻断对于左心室功能良好的患者，血流动力学波动常不明显，但主动脉开放后患者常出现低血压。主动脉开放后，后负荷突然降低、术野出血和远端缺血肢体释放大量酸性代谢产物，可诱发严重低血压和高钾血症。加快补液或缓慢开放阻断钳有助于避免严重低血压的发生，必要时可使用小剂量血管收缩药。

六、病例小结

主动脉肠瘘的患者通常发病凶险，常伴随致死性的大出血或感染性休克，对于该类患者及时准确的诊断，以及急诊手术止血、清创是治疗的关键。围术期麻醉医师应重点关注反流误吸、大出血、严重感染、主动脉的阻断与释放等风险。麻醉采用快速诱导方案，选择对循环影响较小的药物，诱导前备好吸引装置等。做好大量输血输液准备，术中监测有创动脉血压、中心静脉压、血气分析等，指导输血输液及血管活性药物应用。做好体温保护，避免严重低温加重凝血功能障碍。密切关注手术进程，及时处理主动脉阻断与释放造成的循环波动与内环境紊乱。术后患者转入监护室进一步监护治疗，维持呼吸循环稳定，控制感染，避免多脏器功能衰竭是治疗的重点。

参考文献

陈翔宇，刘红升，向强，2023. 创伤失血性休克中国急诊专家共识（2023）[J]. 临床急诊杂志，24(12): 609-623.

覃凌娜，税典奎，张志杰，等，2024. 腹主动脉假性动脉瘤破裂并肠瘘大出血 1 例 [J]. 浙江医学，46(5): 524-526.

魏亚玲，陈方志，丁金囡，等，2021. 主动脉空肠瘘致消化道大出血成功救治 1 例 [J]. 浙江医学，43(16): 1790-1792.

Chenu C, Marcheix B, Barcelo C, et al,.2009. Aorto-enteric fistula after endovascular abdominal aortic aneurysm repair: case report and review[J]. Eur J Vasc Endovasc Surg, 37(4): 401-406.

Luo J, Tang W, Wang M, et al., 2021. Case series of aortoenteric fistulas: a rare cause of gastrointestinal bleeding[J]. BMC Gastroenterol, 21(1): 49.

Spanos K, Kouvelos G, Karathanos C, et al., 2017. Current status of endovascular treatment of aortoenteric fistula[J]. Semin Vasc Surg, 30(2-3): 80-84.

Yagi M, Aiboshi J, Kojima M, et al., 2022. Life-saving case of cardiopulmonary arrest by secondary aortoenteric fistula formed in the anastomotic site between the inferior mesenteric artery and aortic graft[J]. Acute Med Surg, 9(1): e2744.